临床输血管理与技术

主　编　伊正君　官旭俊

副主编　李　猛　孙福廷　杨春晴　张培森

编　者　（以姓氏笔画为序）

王立萍（潍坊市人民医院）　　　王海霞（潍坊医学院附属医院）

仇建林（潍坊市中心血站）　　　伊正君（潍坊医学院）

刘文东（潍坊医学院附属医院）　刘金英（潍坊医学院附属医院）

刘胜男（潍坊医学院附属医院）　闫宏伟（潍坊医学院附属医院）

孙　丽（潍坊医学院附属医院）　孙福廷（潍坊市人民医院）

李　猛（潍坊医学院）　　　　　李廷孝（潍坊市人民医院）

李雪梅（潍坊市中心血站）　　　李新菊（潍坊市人民医院）

杨传玉（潍坊医学院附属医院）　杨春晴（潍坊市中心血站）

张晓敏（潍坊医学院附属医院）　张培森（潍坊医学院附属医院）

官旭俊（潍坊医学院附属医院）　高昆山（潍坊医学院附属医院）

宿　军（潍坊市中心血站）　　　温志红（潍坊医学院）

科　学　出　版　社

北　京

内 容 简 介

为适应新形势下我国医学检验技术专业高等教育教学改革和学科发展的需要，体现最新的临床输血技术进展，突出医学检验技术专业应用型特色，由工作在临床一线的山东省"临床检验重点专科"临床专家引领、多位教学专家参与，构成的编委会编写了本教材。

本教材知识体系涉及输血管理和输血技术两个领域，分别包括临床输血管理与技术、中心血站采储供血管理与技术。内容编排上便于课堂教学，形式和内容较为多样，旨在与临床实践紧密联系，提升学生的理论自学兴趣和临床实践能力，达到知识教学、临床实践的思想性、科学性、先进性、启发性、适用性的有机结合与统一。

本教材为高等医药院校医学检验技术专业临床输血方向的本科教材，也是临床输血机构以及全国各级血站工作人员的专业技术指导用书。

图书在版编目(CIP)数据

临床输血管理与技术 / 伊正君，官旭俊主编. —北京：科学出版社，2017.10

　ISBN 978-7-03-054863-4

Ⅰ. ①临… Ⅱ. ①伊… ②官… Ⅲ. ①输血–基本知识 Ⅳ. ①R457.1

中国版本图书馆 CIP 数据核字(2017)第 250916 号

责任编辑：王　超　胡治国 ／责任校对：郭瑞芝
责任印制：赵　博 ／封面设计：陈　敬

科学出版社 出版
北京东黄城根北街 16 号
邮政编码：100717
http://www.sciencep.com

北京华宇信诺印刷有限公司印刷
科学出版社发行　各地新华书店经销
*

2017 年 10 月第 一 版　开本：787×1092　1/16
2024 年 8 月第六次印刷　印张：12 1/2
字数：340 000
定价：98.00 元
（如有印装质量问题，我社负责调换）

前　言

近年来，随着临床输血科在二级以上医院独立成科，临床输血在医疗领域中的地位迅速提升，输血管理、输血伦理、输血服务等知识领域被广泛引入，临床输血管理体系建设迫在眉睫。同时，输血医学围绕献血、储血、临床用血到输血后护理关怀环节，在研究、开发、应用相关储血、输血等技术方面有多项重大突破。为更好地适应新形势下的教学和学科发展需求，体现最新的教学理念，突出医学检验的特色，尤其是输血专业被国家卫生和计划生育委员会（国家卫计委）列为二级学科后，为了更好适应当前输血专业发展教育的需求，不可避免地要求教材及时更新，以适应新形势下的教学和临床实践要求。

在认真、广泛调研的基础上，潍坊医学院医学检验系于 2013 年开始预见性地设立了临床输血专业方向，并组织了包括中心血站和教学医院及本院系的数十位专家进行针对性授课。本次编写的这套教材总结了参编人员三年来的输血医学教学经验，编者由省级临床检验重点学科教授引领，副教授及以上职称的老师占 70%，临床输血工作经验达 20 年以上的老师占 85%。在教材编写过程中，全体参编人员进行了充分的研讨，各主编及参编人员付出了辛勤的劳动，确保了本套教材的编写质量。

本教材以血型系统、血型检测、血液成分的制备与保存、临床输血及临床输血实验室质量控制等"三基"（基础理论、基本知识、基本技能）内容为基础，针对中心血站采供血技术及其管理体系和临床用血技术及其管理体系进行了"更新、更深、更精"的编排，尤其在理论与实践的联系上，更注重培养学生的拓展思维和实践能力，从内容上力求便于教学，形式上采用多样化，保留了参编人员的个性和特色，以培养学生的临床实践能力和理论自学能力，适应新的教学计划、教学理念，与临床实践联系更加紧密，从而达到思想性、科学性、先进性、启发性、适用性相统一。

本教材结构严谨、概念准确、简明实用，每章开头列出"目的要求"，每章末附有本章小结，以培养实用型人才为目标，不仅是高等医药院校医学检验专业输血方向的本科教材，还可作为输血科及全国各级血站工作人员的专业指导用书。

本教材的编写过程中大量参阅了国际、国内专业机构新近颁布的各种输血指南及发表的相关文献，包括了免疫血液学的新进展、输血新技术的应用及临床输血的新观念等，力求反映当前我国输血医学发展的最新动态和新理论与新技术。

由于编者水平所限，本教材中难免存在不足之处，敬请各位专家和广大读者批评指正。

伊正君　官旭俊

2017 年 4 月

目　　录

第一篇　临床输血管理

第一章　临床输血伦理与血液代用品

目的要求

1. 掌握输血医学的伦理原则。
2. 熟悉医学伦理学的基本原则。
3. 了解血浆代用品的种类及作用机制。

第一节　生命伦理学在医患关系中的作用

输血医学伦理学是生命伦理学的一个分支学科。生命伦理学探讨的是生命科学技术和医疗卫生政策中的伦理问题，即应该做什么和应该怎么做的问题，为在这些领域行动的合理性提供论证。据报道，澳大利亚 33 岁的女子柯克蕾(Tamara Coakley)因车祸重伤而严重失血，医师要为她进行紧急输血时，柯克蕾却因为"耶和华见证人"(Jehovah's Witnesses)拒绝给予和接受血液、疫苗、内脏移植的教义，坚持不愿意接受传统输血。无奈之下，医院只好动用牛血浆制作成的 HBOC-201 人造血来为她进行急救，最终成功地将柯克蕾从"鬼门关"前救了回来。生命伦理学的主要理论和基本原则为我们提供了评价行动的伦理框架，以判定我们的行动是否是应该做的，或者是可以做也可以不做的。

一、生命伦理学的主要理论

影响生命伦理学的主要理论包括：后果论、义务论(道义论)。

(一)后果论

后果论认为判断人的行动在伦理上对错的标准是该行动的后果，即一个行动在伦理上是否正确，要看它的后果的好坏如何。后果论追求"最大多数的最大幸福"。在实际工作中人们广泛应用后果论来评价行动方针，成本或效益分析、风险评估等的发展和应用都体现了这一点。

但后果论也有它的局限性：有时后果或效用难以定量和计算，也难以预测；有可能导致社会不公正。如果我们选择一个我们认为能导致"最大多数的最大幸福"的行动，那么对没有从这种行动中得益的处于弱势地位的少数人就是不公正的。在这种情况下我们必须兼顾公正原则，对这些少数人应给予必要的补偿。

(二)义务论

义务论认为对一个行动对错的评价不能根据行动的后果，而是应看该行动是否履行了义务。义务来自事物的性质或人际关系。例如，分配公正、履行合同等都是应该做的义务，不管效用如何。医疗卫生是公共品，政府就不能把它完全推向市场；公立医院具有公益性，即非营利性，公立医院就不能以赢利为它的工作目标。在医患关系中双方互有义务，这些义务来自特定的人际关系，并非来自效用或后果。义务论也可能是我们过去行动造成的，如一个人签了约，他就有义务践约，不管后果如何；如果一个人伤害了他人，后者就应该得到赔偿，不管后果如何。

义务论也有它的局限性。我们有许多义务，这些义务之间有时会相互冲突，这时我们就不得不也要考虑行动的后果。例如，在临床经常发生有益于患者的义务与尊重患者意愿义务之间的冲突，那么我们这时就不得不根据"两害相较取其轻"的原则行事，而这个原则就是考虑后果的。

后果论和义务论各有其特点，在具体情境的应用中起到互相补充的作用。

二、医学伦理学基本原则

医学伦理学是狭义的生命伦理学，是运用一般伦理学原则解决医疗卫生实践与医学发展过程中的医学道德问题和医学道德现象的学科，它是医学的一个重要组成部分，又是伦理学的一个分支。医学伦理学是运用伦理学的理论、方法研究医学领域中人与人、人与社会、人与自然关系的道德问题的一门学问。

医学伦理学原则是在一定条件下针对实践中遇到的一些问题提出和形成的，是评价我们行动是非对错的框架。伦理学原则是解决伦理问题的指南，为伦理问题的解决办法提供伦理辩护。

(一)尊重人原则

尊重人包括尊重他人的自主性、自我决定权、贯彻知情同意、保护隐私、保密等内容。尊重人也包括尊重人或人类生命的尊严，尊严是基于人或人类生命的内在价值或对其的认同，人不能被无辜杀死、被伤害、被凌辱、被歧视、被打骂、被利用、被当作工具、被买卖、被制造等。换言之，人具有主体性，不仅仅是客体，不能当作工具、手段对待。

尊重人首先是尊重其自主性，自主性是一个人按照自己选择的计划决定其行动方针的一种理性能力。自主的人不仅是能够思考和选择这些计划，并且是能够根据这些计划考虑采取行动的人。一个人的自主性就是其独立性和独立做出决定的能力。一个人的自主性受内在和外在的限制。例如，未成年人、精神病患者、患痴呆症的老人、智力低下的人受内在限制；监狱里的犯人则受外在限制。所以，自主性意味着一个人不受自身心理、身体上局限或外部环境的限制。自主性又称自我决定权。

但是人的自主性不是绝对的。有些人由于年幼、有残疾、无知、被迫或处于被人利用的地位，不能自主地采取行动。失去理性的自残就是一例。对这种非理性的行动应该加以阻止以便保护行动者不受他们自己行动造成的伤害。维护自主性的人承认这种干预是正当的，因为他们认为这种失去理性的行动不是自主的行动。所以自主性原则只适用于能够做出理性决定的人。如果当事人无行为能力自主做决定，就要由与他没有利益冲突的代理人做决定。

尊重患者的知情同意权。坚持知情同意的目的：①促进个人的自主性；②保护患者/受试者；③避免欺骗和强迫；④鼓励医务人员自律；⑤促进做出合乎理性的决策。在患者与医务人员的关系中，由于赋予患者做出影响自己生命或健康的决定的权利而保护了他们的自主性和利益。

知情同意有两个要素，也就是实行知情同意的四个必要条件。

1. 知情的要素 包括信息的告知和信息的理解。

(1)信息的告知：是指医务人员提供给患者有关的信息。应该告知什么样的信息或告知多少信息，即所谓"知情"取决于三条标准：①应该提供医务人员认为有益于患者最佳利益的信息；②应该提供一个理智的人要知道的信息；③应该提供一个患者想要知道的信息。总之，应该提供一个人做出最有益于自身的决定所需要的信息。

（2）信息的理解：有效的知情同意不仅需要提供足够的信息，而且需要患者对信息适当理解。

2. 同意的要素 包括自由的同意和同意的能力。

（1）自由的同意：是指一个人做出决定时不受其他人不正当的影响或强迫。不正当的影响是指用利诱等手段诱使一个人做出本来不会做出的决定。

（2）同意的能力：是实行知情同意的前提。能力是理解信息和自愿采取行动的先决条件。

尊重患者的保密权、隐私权。在医患关系中患者的病情以及与此有关的个人信息应属于保密范围，这是没有争议的。《希波克拉底誓言》中写道："我在治疗过程中看到和听到的……无论如何不可散布，我将坚守秘密。"中国医家也强调不能把患者的秘密告诉他人，甚至告诉给自己的妻子。保守患者的秘密，就是尊重他的自主性。没有这种尊重，他们之间重要的信任关系就会受到严重影响。

患者的保密权利常在两种情况下遭到侵犯：①专业人员有意或者无意泄露秘密，辜负了当事人对他的信任；②由于外部的压力，被迫泄露患者的秘密。这两种情况都会损害医患关系或研究人员与受试者的关系。

担当保密的义务并不是绝对的，当继续为患者保守秘密会给患者带来不利或危害时，医务人员可以并应该泄密，如患者告诉医务人员他要自杀。当继续为患者保守秘密会给他人带来不利或危害时，医务人员可以并应该不保守秘密。例如，一个患者为 HIV 阳性，这种消息应该让其性伴侣知晓。当为患者保守秘密会给社会带来不利或危害时，医务人员可以并应该泄密。例如，发现列车信号员色盲、飞机驾驶员有心脏病等。

（二）不伤害或有益原则

伤害主要指身体上的伤害，包括疼痛和痛苦、残疾和死亡、精神上的伤害以及经济上的损失等其他损害。医学伦理学原则不仅要求我们不伤害人，而且要求我们促进他们的健康和福利。有益原则比不伤害原则更广泛，它要求所采取的行动能够预防伤害、消除伤害和确有助益。有益原则包括确有助益和权衡利害两个要求。

（三）公正原则

公正这个概念与"应得赏罚"有联系，我们这里谈的公正包括"分配公正"、"回报公正"和"程序公正"。公正原则包括公正的形式原则和公正的实质原则。公正的形式原则是指在有关的方面相同的人同样对待，不同的人不同对待。形式的公正原则就是形式的平等原则。它是形式的，因为它没有说在哪些有关方面应该对相同的人同样对待。它只是说，不管在什么方面，在有关方面相同的人，应该同样地对待他们；在有关方面不同的人，应该不同地对待他们。但是公正的形式原则没有说有关方面是什么，而且有时"平等"分配并不是公正的。公正的实质原则规定一些有关的方面，然后根据这些方面来分配负担和收益，如有献血证的患者可以优先获得用血的权利。

三、医 患 关 系

（一）医患关系的特点

医务人员在医患关系概念模型下指导和组织自己的医疗实践。不同的医患关系反映不同的卫生保健原则以及什么是好医师和好患者的不同评价标准，也凝聚着对医学的看法，对医务人员的作用及对医学伦理学原则的看法。

在已经形成的医患关系中，医学家长主义关系在医疗中有很长的历史。医学中的家长主义视医患关系为家长与子女式的关系。为了子女的利益可不考虑子女的决定或者代子女做决定，由医师决定患者的医疗问题。家长主义的基础是"有益"的伦理原则。医患关系的重点在于医务人员的知识和权威。患者的生命和健康靠医务人员的医学知识、技能和良知来保证。家长主义的医患关系的决策过程集中于医务人员的权力和控制。医务人员的经验和价值不能受质疑，医患之间的讨论非常有限。决策最终是医务人员的责任，患者是被动从属的。20世纪中期，我们的社会和医学都已经改变，医学家长主义在应用于这个瞬息万变的时代时不断受到挑战。人们认识到，我们生活在多元的价值观时代，不同的文化、民族、种族、信仰与精神、社会经济地位以及个人和集体认同的其他方面形成了患者以及医师在个人层面上的不同的价值观。价值和优先权的多样性使得自我决定权几乎成为社会的一项普遍信念，因此对医学家长主义的批评也越来越多。认为家长主义破坏了对患者自主权的尊重和对患者的价值观的考虑，忽略了患者"境遇"在伦理决策中的作用，要么把患者所有的价值特别是生活价值取向全都包含在医疗价值之内，要么就是以医师的价值观取代了患者的价值观。结果可能是：治愈了患者，但患者最珍视的价值、生活计划或生活方式及与别人的关系等可能都会遭到破坏。

针对家长主义式的医患关系的弊端，人们提出了契约医患关系。契约医患关系认为：医患是平等的合伙人，患者是自主的，能够对自己的想法和行动做出独立判断，并将其付诸行动。契约医患关系是用契约的形式把医患双方的要求明确起来。医务人员是具有权威力量的人，这种力量培植了医疗中的家长主义作风。为克服它，要把患者看做一个自主的实体，也就是以契约的形式来缩小拥有力量的医务人员与脆弱的患者之间的差距。契约式强调医患关系以患者为中心和患者的自主性。患者的优先考虑和目标是医疗决策时首先要考虑的；患者的经验和价值是主要的。契约式医患关系承认患者的独立权和控制权，因此有时又称为患者独立选择关系。

不过，契约式医患关系有两个重大缺陷。第一个缺陷是它忽视了一个事实：需要帮助的、处于担忧焦虑的患者实际上不可能与拥有知识和技能的医师处于平等地位，医患之间确实存在知识拥有上的不平等。这种不平等使得一个患者实际上不可能完全通过协商谈判与医师达成一个契约。患病、疼痛、痛苦、药物治疗和患者的情绪状态更增加了患者的脆弱性和医患之间事实上的不平等。这种关系的第二个缺陷是它忽视了"信任"在医患关系中的作用，缩小了医患双方的伦理学要求，限于用法律来规定双方义务，甚至陷入了法律的"条文主义"。单纯强调法律的程序甚至使得程序正义超越了实体正义，而忽视了程序正义恰恰是为了维护实体正义。结果就有可能出现这样的悖论：为了实现保护患者最佳利益(实体正义)而坚持某种程序(程序主义)，其结果恰恰是极大损害了患者的利益。所以需要指出的是，在抢救危重患者的生命时，医学家长主义仍然是有效的，有时甚至是唯一有效的模式。

医师是掌握医学知识和技能的专业人员。当患者前去求医时，就与医师进入一种特定的专业关系。这种关系与其他关系(比方说商品交换关系)不同。患者求医、医师向患者提供医疗服务不是两个陌生人之间的关系。医患关系具有如下的特点：

(1)在医患关系中患者处于脆弱和依赖的特殊地位。大多数患者在大多数情况下并不拥有使他们恢复健康的知识和技能。他们不得不依赖医师的专业知识和技能，并且不能判断医师所提供的医疗服务的质量。在这个意义上，患者与医师之间确实存在着事实上的、知识拥有上的不平等。医学是一门专业性很强的技术。不经过多年严格的、有指导的训练是难以掌握的。正是由于这种事实上的即医学知识上的不平等，使患者处于脆弱的不利地位。这种地位使得患者不得不依赖医师：不得不假定给我治病的医师是能够胜任的，是为我的健康着想的，他对我说的一切是完全可靠的，是能够治好我的病的。正是患者的这种脆弱和依赖地位，要求医务人员具有崇高的美德和知识；正是患者的这种脆弱和依赖的地位，使患者拥有若干正当权利，医务人员有若干正当的义务。患者有权得到医务人员提供的合适的医疗服务，医务人员则有义务提供必要的医疗服务。

(2)当患者求医时即将自己的健康甚至生命交付于医务人员。为了有益治疗，患者常常需要把自己的一些隐秘私事告诉给医师或护士。这就使得患者与医务人员之间形成比较密切的关系，这种密切的关系也使患者拥有若干正当权利，如要求医务人员和医院保护他的隐私，保守他的秘密；同时也使医务人员负有为患者保密的正当义务。

(3)患者的求医行为隐含着对医师的信任。患者向医师求助，这意味着患者相信医师会把涉及他健康和生命的利益，而不是医师本人的利益或其他人的利益放在优先的地位。因此，他把自己的健康、生命托付给了医师，这使医务人员肩负许多正当的义务和重大的责任。反之，也使患者拥有许多正当的权利。要求医务人员在品格和行为上真正值得患者去信任和托付。

(二)新型医患关系——信托、契约与同责

根据医患关系的特点，患者处于脆弱和依赖的特殊的地位，医患关系是一种比较亲密或亲近的关系，患者的求医行为不言而喻地隐含着对医师的信任。因此，医患关系被视为一种"信托关系"——信任和托付。信托关系有两个基本性质：一个是医患关系的"行仁性"，行仁性强调"医本仁术"；另一个是医患关系的"契约性"，契约性强调医患双方平等。这里的契约性是指医患关系带有契约的性质，只是类似一种契约关系，医患关系与一般的契约关系有所不同。医患关系一般不是从明确地协商定立某种契约开始，也不是一种在契约生效期间的"短期行为"，而是一种应该努力培养的长期稳定的对患者全面负责的关系。契约是一个法律概念，不是伦理概念，而医患关系中的契约概念包含深刻的伦理学含义，双方具有独立人格，但医疗决策能力有差别；双方具有不同的价值、信念、利益和目标；双方关系是自愿建立、可随双方意愿中断的。如果只认识到或只强调其行仁性，而没有认识到其契约性，可能导致医疗中的家长主义(行仁——医高于患)，如果只认识到或只强调其契约性而没有认识到行仁性，只会将医学降低到法律条文主义和其最低纲领。

在信托关系中，医疗决策过程涉及患者与医务人员的相互信任。患者出于对医师的信任而把自己的健康和生命托付给医师。患者一旦进入医患关系，便赋予医师诊治他的独特权利。医患关系的不对称性，患者的脆弱、无权地位决定了医师对患者的特殊责任和信托义务，照管他的健康、生命。信托关系也强调患者(非医务人员的)的目标、价值和愿望，但医师是利用自己的知识、经验和智慧，作为患者的指导者而积极参与并积极主动地指导医疗决策的。信托关系既承认患者的决策能力，也承认患者的脆弱性，因此要提高患者的理解力，其方法包括医务人员与患者公开的交换信息和富有价值的对话，医务人员个人对患者安康的承诺。这种关系中，患者与医务人员将共同承担结局的责任。

伦理学上胜任的医务人员能够值得患者信任来采取行动，为了维护患者的利益而工作，以促进委托进行医疗的患者的最佳利益。医务人员对患者的"他性"(与自己不同的地方)持开放态度，对他所遇到的种种"境遇"具有敏感性，而不仅仅是拥有医学专业知识。一个智慧的行医者能够认识并采用最好的方法来达到某个目的。医师应该使用他们的权力负责任地关怀他们

的患者，对医疗工作中可能面临着的种种道德的不确定性给予合理的关注。这就是医师的诚信。美国医学专家委员会这样描述医师的能力："医师应该拥有医学知识、判断力、专业精神和临床与交流的技能，为患者提供优质的医疗。对患者的医疗包括促进健康，预防疾病，诊断、治疗和处理病情，对患者及其家属的同情尊重。医师应该通过毕生的学习和不断的实践来培养并维持这种能力"。

（三）医学专业内涵

专业（profession）与职业（occupation）不同。职业是指作为人们常规谋生手段的一项活动，某种行当。专业（profession）源自拉丁文"profession"，意思是对公众承诺的声明。"profession"是指一群对公众所期待的社会责任有公开承诺的执业团体。他们与委托人之间的利益关系被界定为信托关系。在传统意义上，西方社会接纳四种职业为专业：医师、律师、教师、神职人员。通常是需要严格训练和专门学习的职业。社会学家认为，专业是这样一种能自我调控的职业：它要求通过系统的、有既定目标或学院式的训练，使执业者拥有专业技能知识，从而提供有伦理准则约束的、规范的服务，而这种服务远比利益需求的定位要高。专业具有对内和对外两种社会学功能：对内，是一种自存自卫的本能——专业共同体，通过严格的自省自律，采取集体行动来维护专业的垄断权（执照行医）及在公众心目中不可替代的地位（公众的社会期待），如设定和强制实施高水平的行业标准、严格的专业准入制度等，从而保持专业的诚信；对外，体现服务社会的责任。它要求个体和专业共同体的行为能增加社会福利，推动社会进步，从而强化这种不可替代的社会地位。专业精神要强调本身对于社会的责任，根据社会契约论的观点，权利和义务是一种类似契约的平衡关系。而专业所以要强调对于社会的责任，是因为在行业领域中，专业拥有排他性的垄断特权以及由此获得的社会尊重与信任。专业对社会贡献的高品质服务也是建立在社会给予的尊重信任和垄断特权基础之上的。支撑和引导专业来实现它内在的高品质社会服务功能的是伦理法则。正是基于信托关系的伦理法则内在规定了专业对于社会所肩负的责任。在传统上，医学一直高度强调并践行专业精神。李杲（1180—1251）说："汝来学觅钱医人乎？学传道医人乎？"赵学敏说："医本期以济世。"徐大椿说："救人心，做不得谋生计。"Frederic W. Hafferty 给出阐述："医学界是一个道德共同体，医学实践是一项道德事业，而专业精神则是一种道德承诺。从希波克拉底誓言以来，医师专业精神一直是医学专业的核心内涵。"

第二节　输血医学的伦理学

一、输血医学的原则

包括供血和输血在内的输血医学是整个医学中一个组成部分，输血医学的伦理原则是评价输血医学领域内需要采取行动的伦理框架。

输血医学伦理学原则包括以下九个方面。

（一）献血的自愿原则

献血的自愿原则是献血的根本原则之一。献血自愿原则是在输血医学领域内尊重他人的自主性，贯彻知情同意原则。供者献血是供者自愿行动，不受任何外来的强制或不正当的引诱。个人出于其自主意愿捐出其血液、血浆或细胞成分，而不是以金钱或者其他形式的报酬为目的，不接受任何报酬，包括不论是金钱还是可以折算成金钱的其他形式的报酬。

（二）献血的无偿原则

献血的无偿原则也是献血的一条根本原则。作为人体内的一部分组织的血液，虽然在每一个人体内，但它不是这个人的私有财产，是不可以买卖的。流淌在个人血管里的血液，不像自己劳动所得的物品那样，有价格、可买卖。每个人的血液来自人类，又应归于人类。献血的无偿原则，反映了献血是一项崇高的利他主义行动，是为了救治他人生命，不是为自己谋利。而献血会给自己带来一些不便损失，或在献血过程中可能遇到一些不适或风险，这种利他的精神值得表扬和发扬。

（三）献血和输血的安全原则

安全原则是落实伦理学中的不伤害原则。这条原则要求在献血、输血时采取一切必要措施将在献血、输血过程中可能产生的风险最小化，尽可能避免本来可以避免的风险，将不可避免的风险缩小到最小。

目前在安全方面最多的问题是发生在输血环节，但源头却在供血环节。例如，一些患者通过输血感染了肝炎或艾滋病病毒。因此，如何防止血液中污染病原体是一个十分重要的问题。当肝炎或艾滋病病毒的传播从核心人群向一般人群转移时，献血者中间的肝炎或艾滋病病毒感染者就有可能比以前增多，而且肝炎或艾滋病病毒检出仍然有窗口期，因此肝炎或艾滋病病毒的污染不可避免，虽然概率并不高。因此，我们必须采取措施防止血液的病毒污染，并将其造成的伤害缩小到最小。除了因非法采集血液引起肝炎或艾滋病病毒污染按《中华人民共和国献血法》处理外，对因无过错输血污染给患者造成的伤害，也应制订办法，加以补偿。

（四）献血和输血的风险或伤害告知原则

风险或伤害告知原则是贯彻知情同意原则的知情部分。血液是维持人体生命健康的必要成分，因此不仅是输血要承担很大的风险，献血也可能会引起一些风险。该原则要求血站工作人员及时告知献血和输血可能产生的风险与伤害，使有意愿献血/输血者做出合乎理性的决定。风险或伤害的告知有两方面：一是在献血和输血前告知献血者和患者献血、输血过程中以及之后可能发生的风险或伤害；二是在伤害已经产生后如实告知献血者或患者。

同时，这条原则要求在献血、输血时采取现有的一切必要措施将现在献血、输血过程中可能产生的风险最小化，尽可能避免本来可以避免的风险，将不可避免的风险降到最低程度。此最低风险通常是指常规医疗的风险。

（五）知情选择原则

知情选择原则是贯彻知情同意原则的同意部分。献血者和患者在告知相关信息情况下是否献血、是否受血是由他们自主做出的选择。但选择的前提是相关信息的告知和理解，在获知和理解信息后由献血者和患者自主、自由地决定是否献血或受血。但在输血的情况下，应考虑到患者由于非理性的决定或坚守某种信仰拒绝受血，而拒绝受血可能导致死亡时，对医务人员提出了一个伦理难题。首先努力说服他们，讲清利害，希望患者改变决定，接受输血。如患者仍然坚决拒绝受血，尊重患者自主性是符合伦理的选择。

（六）保密和尊重隐私的原则

除了特定情形以外，必须保证受血者和献血者之间的匿名性，必须保证献血者信息的保密性。

保密是尊重自主性的表现，也防止因泄密而对当事人造成伤害，尤其是社会上的伤害，如受到污名化和歧视。有献血者姓名等可识别身份的信息数据应妥善保管或以保密形式销毁。但保密是有限制的：如根据国家法规上报某些传染病。如果个人疾病信息属于目前正在流行的传染病信息，则应报告给公共卫生机构，但也应尽量避免给患者造成伤害，如可采用匿名或编码制，而尽量避免采用实名制。另外，如果继续保密可能给他人或社会造成重大伤害，就可免除保密义务。

(七)血液公共资源原则

血液公共资源原则是指人体血液虽然存在于各人体内，但不是个人财产，不是私有品，而是公共品，因为个体的血液来自人类。因此，人类中任何一位成员由于疾病需要输血时可通过互助从其他成员那里获得血液。

(八)无歧视原则

无歧视原则体现了公正原则。不管献血还是输血，都不应因种族、民族、性别、年龄、性取向、经济状况、社会地位不同而受到歧视。

(九)非商品化和商业化原则

非商品化和商业化原则是指人体血液不应当作商品对待，进行买卖，献血和输血不应商业化。这首先是由人体血液性质决定的，即人体血液本身不应该视为个人的私有财产。同时，将它们商业化容易增加对献血管理的困难，可能会隐瞒他们患有某种疾病的信息，从而不能保证血液质量。献血是公益事业，体现人类或社会成员之间的互助团结，以恢复患者的健康甚至挽救患者的生命。血站是公益机构，不应该以赚钱为目的，不应该以赚钱多少作为考评其业绩的指标。

二、献血和输血的伦理管理

(一)制订准则(规范)

为了对献血和输血进行有效管理，必须根据国际相应规范和我国国情，制订本国的准则或规范。这种规范可以是法律(如我国的献血法)，也可以是政府的条例或部门规章。血站根据《血站管理办法》应该制订血站工作条例和行为准则。

(二)成立(医院)输血伦理委员会

伦理委员会的职责可分为两类，一类关注输血医学中的伦理问题，是作为政策性咨询机构提出伦理建议，供输血医学实践中伦理决策参考。委员会的另一类职责是对血液中心开展的涉及人作为受试者的输血医学研究项目进行伦理审查和批准。我国卫生部于2007年1月颁发《涉及人的生物医学研究伦理审查办法(试行)的通如》，为引导和规范涉及人的生物医学研究，保护受试者和推动生物医学研究健康发展，对伦理委员会的制度化建设和能力建设提出了明确要求。

(三)实施监督和考核

对血液中心和血站的相关工作进行专业考察、评价、监督时，应该包括对伦理知识理论、实践及制度的考核。

三、献血和输血的伦理规范

本规范的目的是确定输血医学领域应遵循的伦理原则和规范。

血站：献血者和献血

(1)在任何情况下，献血(包括捐献用于移植的造血组织)应遵从自愿、无偿的原则，不应强制献血者献血。自愿无偿献血是指基于个人自主意愿捐出血液、血浆或细胞成分，且不接受任何报酬，但给予献血者小纪念品、点心和报销直接交通费用是符合自愿无偿献血原则的。另外，献血者捐献血液或血液成分和输血服务机构合法使用其血液均应征得献血者的知情同意。

(2)血液服务机构的建立和运行不应以营利为目的。

(3)应向献血者说明与献血过程相关的风险，必须保护献血者的健康和安全。为了提高血液某种成分的浓度而给献血者使用任何药物或其他物质时，其程序必须符合国际公认的标准。

(4)除了特定情形以外，必须保证受血者和献血者之间的匿名性，必须保证献血者信息的保密性。

(5)献血者应懂得，捐献具有传染性的血液会给受血者带来危险，应承担对受血者的道德责任。

(6)能否献血应以经过定期评审的医学选择标准为依据，不应有任何形式的歧视，如性别、种族、国籍或宗教歧视。不论是献血者或是潜在受血者，都没有权力要求采取其中任何一种歧视性的做法。

(7)血液采集必须在具有适当资质的经过注册的临床执业医师全面负责的情况下进行。

(8)与全血捐献和血液成分采集相关的所有事宜应符合规定适当的且为国际公认的标准。

(9)献血者和受血者如果受到伤害，应被告知。

(10)血液属于公共资源，其可及性不应受到限制。

(11)为维护所有潜在受血者和献血者的利益，应避免浪费血液。

医院：患者

(12)应将输血的已知风险和好处以及输血的替代治疗方案告知患者。患者有权接受或拒绝输血。应尊重患者任何有效的事先指令。

(13)在患者未能给予事先知情同意的情况下，用输血进行治疗的根据是使患者的利益最大化。

(14)输血治疗必须在经过注册的临床执业医师全面负责的情况下进行。

(15)真正的临床需要应该是输血治疗的唯一依据。

(16)开具输血处方应该不受经济利益的驱动。

(17)只要可能，患者应只输注临床真正需要的和安全性最高的特定的血液成分(血细胞、血浆和血浆制品)。

(18)任何国家或国际的卫生部门以及其他有法定资格和授权的机构所建立的临床输血常规均应符合本伦理规范的要求。世界卫生组织(WHO)已经采纳本规范，并提供了详尽的技术支持[2000年7月12日国际输血协会(ISBT)会员大会上通过，2006年9月5日ISBT会员大会上修订]。

第三节　血液代用品

目前医学界利用生物科技来制造血液已经成为趋势。全球"血荒"现象相当严重，但每 30

个人当中只有 1 个人愿意捐血。临床以血液代用品(人造血)输血成功例子的经验,将有助于解决全球血液供应不足的问题。血液代用品(人造血)的开发和应用有利于减少输血传播的传染病,解决血液供应的不足、防止输血不良反应、节约输血费用与全面质量管理等。解决临床面对因某种信仰拒绝受血可能导致死亡,是对医务人员提出的一个伦理难题。现实情况是,在代血浆的开发和应用方面已经取得了重要的进展,许多情况下可以用晶体液和人工合成的胶体液代替血浆输注,以维持血容量。另外,在红细胞、血小板代用品方面的研究和开发也取得了许多重要的成果,一些较成熟的红细胞代用品作为具备携氧能力的制品已进入临床研究阶段。

一、血浆代用品

血浆代用品主要用于大量失血及大面积烧伤等导致的血容量降低进而引起的休克等紧急情况,以扩充血容量,改善微循环,在提高危急患者的生存率中起着非常重要的作用。理想的血浆代用品应具有稳定的理化性质,能够快速补充血容量,增加组织灌注并在血管内有足够的停留时间,同时对凝血功能和肾功能无明显的影响,无过敏反应和组织毒性,能改善氧供和器官功能并且在人体内容易被代谢和排除。临床常用的血浆代用品有:右旋糖酐类、羟乙基淀粉类、明胶制剂类。

(一)右旋糖酐类

右旋糖酐是一种由葡萄糖醛聚合成的多糖高分子物质。

1. 分类 根据聚合的葡萄糖分子数目不同,可分为:

(1)中等相对分子质量右旋糖酐(如右旋糖酐 70,平均分子质量为 70kDa)。

(2)较低相对分子质量右旋糖酐(如右旋糖酐 40,平均分子质量为 40kDa)。

(3)较小相对分子质量右旋糖酐(如右旋糖酐 20,平均分子质量为 10kDa)。

2. 作用机制

(1)扩充血容量使血液稀释,降低血液黏滞性,改善微循环作用。

(2)抑制血小板功能使出血时间延长,抑制手术和(或)创伤所致血小板黏附和聚集力的增强,也可减少血小板因子Ⅲ的释放。

(3)覆盖红细胞表面,增加表面电荷,使红细胞相互排斥,避免发生聚集。

(4)增加红细胞变形能力,使其易于通过狭窄的毛细血管。

(5)在循环中停留时间短,易于排出,多作为微循环灌流的辅助治疗药物。

右旋糖酐 10 和右旋糖酐 40 具有扩容、改善微循环和渗透性利尿的作用;右旋糖酐 70 在血液中存留时间相对较长,排泄较慢,只有扩容作用,无改善微循环和渗透性利尿的作用。

3. 适应证

(1)扩充血浆容量:中分子右旋糖酐与低分子右旋糖酐用于低容量性休克的治疗,可扩充血浆容量,改善血流动力学参数。前者作用时间较为持久,后者改善微循环作用较佳。

(2)改善微循环:低分子右旋糖酐可稀释血液以及覆盖在毛细血管内皮与血细胞表面,能防止红细胞聚集、避免血细胞沉积与降低血液黏滞性,适用于休克与血液黏滞性升高患者围手术后深静脉血栓形成、血栓闭塞性脉管炎、脑血栓形成、心肌梗死等;中分子右旋糖酐也含有一定数量"低分子",仍具有一定的改善微循环的作用。

(3)其他:治疗性血浆置换术的置换液等。

4. 不良反应 过敏反应、肾衰竭、出血倾向等,以及干扰血型血清学检查结果。

（二）羟乙基淀粉类

羟乙基淀粉类为复方制剂，每 100ml 组分含羟乙基淀粉 130/0.4 6g 和氯化钠 0.9g。

1. 分类

（1）根据相对分子质量分类

1）较低相对分子质量羟乙基淀粉。

2）中等相对分子质量羟乙基淀粉。

3）较高相对分子质量羟乙基淀粉。

（2）按取代程度分类

1）低取代级羟乙基淀粉（0.30～0.60）。

2）高取代级羟乙基淀粉（≥0.70）。

2. 作用机制　　中等相对分子质量羟乙基淀粉，有较强的容量扩充效应和较长的维持时间，防止和堵塞毛细血管漏；在毛细血管通透性增加的情况下使用，可减少白蛋白渗漏，减轻组织水肿与减少炎症介质产生。较低相对分子质量羟乙基淀粉扩容强度小。

3. 适应证

（1）扩充血浆容量，可用于各种原因所致的低容量性休克。

（2）可作为治疗性血浆置换术的置换液等。

4. 不良反应　　羟乙基淀粉是血容量扩容剂，临床上主要用于失血性、创伤性、感染性和中毒性休克等治疗。然而，自 20 世纪 60 年代上市以来，羟乙基淀粉就因其疗效和安全性问题而备受争议。羟乙基淀粉对凝血机制影响表现在出血时间的延长，个别有出血并发症，也可引起过敏反应、血清淀粉酶升高等。国家食品药品监督管理总局（CFDA）的官方网站显示，2005 年的药品不良反应信息通报里，当时的国家食品药品监督管理局（SFDA）曾发过关于羟乙基淀粉 40 氯化钠注射液、羟乙基淀粉 20 氯化钠注射液对肾功能损害的通报，1988 年至 2005 年 3 月，国家药品不良反应监测中心病例报告数据库中，有关"706 代血浆"、羟乙基淀粉 40 氯化钠注射液、羟乙基淀粉 20 氯化钠注射液的病例报告共 84 例，其中肾衰竭 1 例。国家食品药品监督管理局结论称，羟乙基淀粉 40 氯化钠注射液、羟乙基淀粉 20 氯化钠注射液可导致肾损伤，建议医务人员应严格掌握适应证，避免长期大量、大剂量使用。2013 年 6 月 24 日，食品药品监督管理局（FDA）在官网上发布声明指出，由于羟乙基淀粉可以增加死亡率和出血风险并造成严重的肾脏损伤，FDA 将对羟乙基淀粉发出黑框警告。

FDA 给医师提出以下建议：不要给成人危重患者使用羟乙基淀粉（HES），这包括败血症和 ICU 患者；肾功能不全的患者避免使用；患者一旦出现肾功能不全，应停用 HES。

已有相关病例显示，使用羟乙基淀粉之后 90 天，仍然存在需要肾脏替代治疗的可能性，因此对于使用羟乙基淀粉的所有患者，均应持续监测患者的肾功能至少 90 天。

体外循环的开胸手术患者应避免使用羟乙基淀粉；一旦出现凝血功能障碍，应立即停用羟乙基淀粉。

（三）明胶制剂类

明胶是一种蛋白质，可从动物皮胶、骨骼、肌腱中的胶原经水解后提取，其中含有大量羟脯氨酸。其胶体渗透压与人血浆白蛋白相近。但其扩容作用较右旋糖酐和羟乙基淀粉弱。

1. 分类　　临床常用的有脲联明胶和琥珀酰明胶（血定安）两种溶液。

2. 作用机制　人造胶体是多分散性胶体，所含的分子大小不等。较大的分子能停留在循环中，可有效维持血浆的胶体渗透压，改善静脉回流和心排血量；较小的分子迅速改善微循环，增加血液的运氧能力，还能减轻组织水肿，有利于组织对氧的利用。经肾脏排泄产生渗透性利尿，但容易被误解为血容量已补足及肾功能改善，实际上可进一步加重脱水，易导致急性肾衰竭，应予以重视。

3. 适应证

(1)扩充血浆容量，可用于各种原因所致低血容量性休克。

(2)治疗性血浆置换术的置换液及体外循环的预充液等。

(3)糖尿病治疗时，脲联明胶可用作胰岛素的载体溶液。

4. 不良反应　主要是类过敏反应、过敏反应等。

二、红细胞代用品

红细胞代用品研发主要起源于：血液供需存在着巨大缺口，只能满足 40% 的需求量；输血存在风险：包括经血传播传染病、免疫性疾病、血型鉴定错误等；在特殊情况下，如创伤性失血性休克的院前急救、战争及突发事件，大量伤员需要同时输血治疗时，难以及时组织足量血液满足需要；红细胞寿命有限，目前 4℃ 保存红细胞有效期最长只有 35 天，无法大量长时间储存等。理想红细胞代用品应具有无需红细胞血型配型，在室温下至少存放 1 年以上，无传播传染病的风险等特点。

(一)红细胞代用品分类与作用机制

1. 以血红蛋白为基础的红细胞代用品　必须通过修饰调整血红蛋白的有效分子半径，同时对黏滞度和氧结合及释放平衡等进行优化，才能制备有效安全的代用品。现以血红蛋白为基础的红细胞代用品有：

(1)戊二醛交联的牛血红蛋白多聚体、戊二醛交联的人血红蛋白多聚体临床试验效果不理想。

(2)聚乙二醇(PEG)修饰的人血红蛋白(MP4)为新一代红细胞代用品。PEG 与水相互作用力较强，使血红蛋白表面形成一层水"防护膜"，能够消除免疫源性、增加有效分子半径、延长体内半衰期和提供与血液相似的黏滞度，防止血管收缩，保持正常运送和释放氧气的能力。实验证实 MP4 在毛细血管前能够有效地保留氧，在毛细血管床释放氧气，选择性地向氧分压低的组织释放氧气。

(3)表面聚氧乙烯结合的人血红蛋白(PHP)能够减少血管活性药物的使用，适应证是败血症休克。

(4)美国 Hemohiotech 公司的 Hemotech(牛血红蛋白与磷酸腺苷和 O-腺苷交联的产物)的动物实验结果令人鼓舞，但还没有开始临床研究。加拿大 Hemosol 公司的 Hemolink(O-棉子糖结合人血红蛋白，O-R-polyH)只处于实验室试验阶段。

2. 以氟碳化合物为基础的红细胞代用品　以氟碳化合物为基础的红细胞代用品优于库存血，携带和储运非常方便；其不是生物制品，完全杜绝了致病因子的风险。但也有它的不足之处：如通过浓度梯度溶解与释放氧气，氧结合特性为线性，生理性氧分压范围较窄；使用时需要高纯度氧；很难溶于水，使用前需要乳化，并难以运送水溶性的代谢产物；体内半衰期很短，需单核-吞噬细胞系统清除等。

目前，美国 Alliance 和 Sanguine 公司正在研发氟碳化合物类代用品，只有 Alliance 公司的 Oxygent 进入了临床研究。

（1）Oxygent 是含有氟碳化合物、水、氯化钠和表面活性剂的纳米乳剂，能有效地分散并增加其利用率。Ⅱ期临床研究效果很好，适应证是一般手术，可以快速扩充血容量，减少输血需求。研究已经证实，Orygent 能够促进组织和器官的氧供应，显著缩短大手术后第一次肠蠕动的时间。

（2）Alliance 公司在Ⅲ期临床研究时却将适应证改为冠状动脉手术，但心肌梗死发生率升高并且出现 1 例死亡，因此研究被终止。Alliance 公司实施以防止大手术后肠梗阻为适应证的Ⅱ期临床研究。在大手术中由于缺氧，向腹部的血流减少以保障心脏和脑等重要器官，结果消化道供氧减少导致术后肠功能受损。

（二）存在问题

红细胞代用品目前存在的主要问题是其疗效难以确定、成本较高、生产规模有限等。

小　结

生命伦理学的主要理论是后果论和义务（或道义）论，后果论认为判断人行动对错的标准是该行动的后果，而义务论则认为应该看该行动是否履行了义务。生命伦理学的基本原则包括：尊重人原则，不伤害/有益原则和公正原则。医务人员在医患关系模型下指导和组织自己的医疗实践。例如，医学家长主义模型、契约模型和信托模型。其中，信托模型以信托、契约、同责为特点，是一种新型的医患关系模型。输血医学伦理学是生命伦理学的一个分支，其原则包括：自愿、无偿、安全、风险告知、知情选择、保密、无歧视、公共资源和非商品（业）化原则。输血和献血的伦理规范为输血医学领域内相关工作明确了伦理界限。血浆代用品主要用于各种原因导致的患者血容量降低进而导致休克的紧急情况，以达到扩充血容量，改善微循环的作用。其包括右旋糖酐类、羟乙基淀粉类和明胶制剂类。这些血浆代用品各有自己的适应证和不良反应，临床使用时应根据病情选择最佳的血浆代用品。由于血液资源持续紧张，且输血必须承担一定的伦理风险和传播疾病、死亡风险，红细胞代用品应运而生。目前主要有以血红蛋白为基础的红细胞代用品和以氟碳化合物为基础的红细胞代用品两种。其中，MP4 的临床试验效果最佳，其他红细胞代用品尚未或刚刚进入临床研究阶段。

（官旭俊　杨传玉）

第二章　输血实验室质量与安全管理

📚 **目 的 要 求**

1. 掌握输血实验室技术人员职责；实验室消毒安全处理的规程；质量监控的方法；血液、血浆储存与运输的操作规程。
2. 熟悉实验室质量职责；输血实验室遇见特殊危险因素的辨识；血液和血浆储存的温度范围。
3. 了解冷链的重要性。

第一节　输血实验室安全

在我国，对医学输血实验室技术人员的从业无需向政府或卫计委注册；虽设有多层级的专业学会，但其目标和功能主要侧重于学术方面；为了实验室自身质量安全和人员安全，各医学输血实验室不同程度地建立了自己的技术人员的从业规范。

一、输血实验室技术人员的职责

输血实验室技术人员的职责是开展一系列诊断和筛选检验以帮助医务人员诊断、治疗和监护患者。工作人员的责任根据输血实验室的规模及所开展的项目而定，具体包括收集标本、配备基本试剂、保存数据记录、进行手工或自动化检验，以及其培训的其他人员。这些责任的确定取决于工作人员的经验和资历。然而不论做何种工作，技术人员都有责任确保：

（1）发出准确的检验结果。
（2）结果与对应的标本相符。
（3）保存准确完整的记录。
（4）高标准地开展工作。

技术人员未经培训或考核，不能从事相应的工作，只能做些规定的检验，并根据检验结果提供信息。技术人员应对结果的准确性及其他任何妨碍、影响结果的因素做出评注。尽管有时很难区分根据检测结果分析判断和诊断的界线，但技术人员也不应试图去做诊断。诊断是医师的职责。

然而，有时医务人员不能确定一些检测结果的含义以及这些结果对患者而言究竟意味着什么，如原生动物感染的病例可发现并鉴别单个寄生虫，这就需要技术人员参与诊断。在这种情况下，技术人员也只能提供检验的目的、结果、影响因素、正常范围和可能导致不正常结果的条件因素等信息。如果不能确诊，医师应从其他医务人员而非技术人员那里寻求帮助。

（一）技术人员和医师的关系职责

血液是具有潜在危险的物质，因此只有具有执业资格的医务人员或医师指定的人员才能出具输血处方，并需依照规定的程序执行，以保证受血者的安全。

有时会出现医师和输血实验室人员间的摩擦，特别是在医师未填写用血申请单而要求用血或技术人员没有充足时间来准备安全血液时；另一方面，当紧急情况发生急需血液或检测结果时，技术人员并不总是能认识到医师所面临的问题。在这种情况下，保持礼貌态度和尽力配合就显得尤为重要。但是，对于医师不递交用血申请单而又没有充足的理由，并继续违反制度时，应向输血主管医师汇报，因为由他(她)处理这类问题可能更容易。如果没有负责输血工作的医师，应向医院医疗主管汇报，并建议医院考虑指定一名官员负责输血工作。

如果医师未填写用血申请单而要求用血，应立即和他(她)联系，声明必须收到正确填写的、完整的用血申请单才能发血。提醒医师这道程序对于避免配血试验上的差错、保证输血安全十分重要。如果用便条申请用血，应向医师询问原因。

有时医师并不十分清楚所需的用血申请手续及其重要性，对于这种情况，可以准备一份简单的材料，介绍输血实验室提供服务的细节、工作时间、发血前所需的标本和申请单等。

(二)保密职责

无论在输血工作中担当何种职责，在任何情况下都有责任保守机密。作为日常工作的一部分，将收到和处理大量的有关献血者、患者及其家庭和朋友的个人信息。这些信息只能用于协助工作，不得向其他任何人透露。无论是谁的检验结果，也不论实际结果如何，都应作为机密严加保守。

正常情况下，只有医务人员才可以告知献血者或患者检验结果。但是，在有些情况下，只要高级技术人员接受过关于咨询的培训，也可由他直接将结果告知当事人。

所有临床和输血实验室记录的保密工作应做到以下方面：

(1)只允许专门人员进入保存机密资料的临床科室、输血实验室或办公室。

(2)确保每次只能获得最低限度的资料。

(3)任何时候记录都应保存在安全的地方，以防止非授权人员接触。

(4)临床科室、输血实验室或办公室无人看管时，应确保记录安全。

(三)着装标准和行为职责

输血实验室工作事关重大，因此输血检验技术人员必须专业化，且有强烈的事业心。

任何时候，全体输血检验技术人员的行为都应符合最高的标准。作为日常工作的一部分，输血检验技术人员很可能与许多人有密切联系，如普通公众、献血者、患者及其亲属，以及其他专业群体如医护、辅助和管理人员等。面对那些烦躁、发怒、不耐烦或粗暴的人时，输血检验技术人员难免会态度生硬，但即使在最困难的时候，也要切记保持冷静和礼貌。因为工作人员的行为不仅代表个人，同时也代表所从事的职业。

着装标准是维护输血检验技术人员形象的重要环节。人们通常会对整洁的外表形象产生好感，患者及其亲属总是希望面对的是穿着整齐、训练有素的工作人员。技术人员除了常规的防护服外，通常没有特定的制服，但任何时候制服都应干净得体，整洁的外表就显得尤为重要，在言行、衣着和处理所有的人际关系时都应表现出专业水准。

(四)专业行为规范职责

如同医师、护理人员都由国家专业组织管理，由该组织对其资格进行注册，并对专业工作提供指导一样，许多国家还建立了针对医学输血实验室技术人员的国家专业组织，经过培训的技术人员需获得正式承认方可在医学输血实验室工作，并应向政府或卫计委注册。

　　许多国家还建立了针对医学输血实验室技术人员的从业规范，从业规范概括了对特定行业中各类从业人员的专业要求。

　　在我国，对医学输血实验室技术人员的从业无需向政府或卫计委注册，但各医学输血实验室不同程度地建立了自己的技术人员的从业规范。

　　所有成员应遵循：

　　(1)锻炼专业的判断力、技能，谨慎从事以发挥其最佳才能。

　　(2)完整地履行职责，以避免错误行为对患者、单位或同事造成伤害。

　　(3)力求保护患者和其他人员，特别是与健康、安全有关的人员。

　　(4)谨慎处理所有机密的和其他要求保密的资料，避免向未经许可的人员泄露任何调查结果、个人资料或工作中获得的机密。

　　(5)对于有工作关系的人员应诚实，以身作则，维护职业声誉。

　　(6)努力保持、提高、更新自己的专业知识和技能。

　　(7)促进医学实验科学的研究和发展，以及医学实验人员的教育和培训。

二、实验室规程

　　所有输血实验室员工或进入输血实验室的人员应强化安全意识，且必须遵循实验室规程。

(一)安全职责

　　输血实验室应配备专人全面负责安全，并且输血实验室的安全实际上取决于每一位工作人员。采取负责的态度以避免危及自己或他人的安全，是每个工作人员的责任。

　　主管部门负责人有责任确保所有工作人员都接受过与其工作任务有关的培训，使他了解各种潜在的安全危险因素。即使工作人员知道如何开展工作，但如果没有人告知他正确的安全规程，也会导致事故发生。

(二)危及安全的潜在因素

　　所有输血实验室都有潜在危险的场所，因为那里通常放有许多不同的化学药品，包括有毒物品和易燃溶剂，还有电器设备和明火。

　　在输血实验室里，待检测的标本中存在着许多传染物，工作人员将面临更大的危险。在许多情况下，这比潜在的物理伤害因素更严重。这是因为即使没有明显的液体溅出等情况发生，有些传染物仍极易引起感染，如可通过移液管吸液或离心产生的气雾传播。另外，也可通过少量的液体溅出引起伤口感染。输血实验室中，50%以上的检测标本具有潜在的传染性。

　　示例：实验安全准则

　　(1)严禁在输血实验室内饮食、吸烟和使用化妆品。

　　(2)严禁用口吸液。

　　(3)输血实验室人员在任何时候都应以安全、负责的方式开展工作。

　　(4)进入输血实验室应穿防护服并尽可能戴手套。

　　(5)输血实验室应保持整洁，只能放置开展工作必需的物品。

　　(6)工作结束后或发生泄漏时，应对环境表面进行正确的消毒。

　　(7)离开输血实验室时，所有的工作人员必须洗手。

　　(8)必须避免气雾溢出或液体溅出。

(三)工作服和防护装置

所有输血实验室员工或进入输血实验室的人员应备有并且穿着符合要求的防护工作服。防护工作服应由十分厚的、吸水的白色棉制品制成，并附有一层防护材料，以防液体溅出伤及身体，但不能完全依赖于防护工作服。防护工作服必须合身完好，即没有破洞、脱线。服装应定期清洗，并修补破损的地方。每个员工应至少有一套(最好二套)备用防护工作服以便替换。

除防护工作服外，在处理某些危险物质或设备时，输血实验室还需要其他的防护装置，如应戴手套、防护镜、遮盖整个面部的防护面罩或其他保护面部和眼睛的装置。为了自己的安全，无论何时都要正确、充分地使用防护工作服和设备。

(四)血样本的发送(运输)

如果需要将血液、血清标本或其他输血标本送至其他医院的输血实验室或国家参比输血实验室做进一步的检测，也许能使用医院或专用的运输工具，但有时不得不使用公共运输工具或邮政物流服务。无论何种方法，标本必须经过安全、正确地包装。

WHO 与国际航空和邮政组织共同起草了《标本包装国际准则》，概括了下列安全发送标本的基本规程。

(1)使用坚固、防水、并配有密封旋盖的标本容器，最好使用塑料容器。

(2)清楚地贴上标签。

(3)用足够的吸水材料包裹住容器，一旦发生泄漏时可以吸干。

(4)将这个容器包装在另一个防水容器内，或密封放入防漏的塑料袋中。在没有专用设备的情况下，热合密封是最好的方法。也可使用密封袋或束紧的塑料袋。

(5)将附随的书面材料密封在一个防护袋中，贴在第二个容器或塑料袋的外面。

(6)将上述物品再放入外包装中，该外包装在运输途中应对物理损坏具有防护作用。

(7)在外包装上贴好标签，标明其装有输血性物质，并注明输血实验室的名称、地址及所寄往的参比输血实验室的名称和地址。

装有输血标本的包装只能在输血实验室中由指定的人员打开。有时样品在运输途中会发生泄漏，如果没有违反安全准则，泄漏物应局限在包装材料内而不外流。如果已漏出并污染了其他标本的外表面，那么应对其余的容器进行消毒，使检测可安全进行。泄漏的标本应正确处理，然后对标本运载容器进行消毒，并在下次使用前用清洁剂清洗。

(五)输血实验室废弃物的安全处理

废弃物的安全处理是输血实验室工作最重要的方面之一。如果不能正确地处理废弃物，输血实验室工作人员、医院的其他人员或公众都可能面临传染物的威胁并引起感染。因此，从每个人的利益出发，应制订严格的处理废弃物的规程，并在任何时候都必须切实执行。

某些输血实验室废弃物不具有传染性，如产品包装材料和废纸，可与传染性废弃物区分开来而作为普通废弃物处理。这样做可降低需特殊处理的废弃物的数量，特别是在处理传染性废弃物的设备数量有限的情况下十分必要。

所有的传染性废弃物在处理前需经高压消毒。待消毒物品应放置在安全的容器内，至少在121℃的条件下高压消毒30分钟，然后进行焚烧处理。焚烧必须符合地方有关法规，并经相关部门许可。

高压消毒和焚烧是最终处理废弃物的理想方法，但若无法进行则必须采用其他合适的方法，如用漂白剂或 10%次氯酸钠溶液进行消毒。这些方法也应经卫生部门的管理和批准。

有时只能选择掩埋的方法来处理废弃物。在这种情况下，掩埋前应尽力降低传染的风险。少量的传染性废弃物需至少在 10%次氯酸钠溶液中浸泡 12 小时，然后放入坑中掩埋。大量的废弃物需放入含有 10%次氯酸钠液的土坑中，并立即掩埋。

许多国家面临着如何安全处理具有传染性的血液的问题。理想的方法是先在规定的时间内进行流体循环高压消毒，然后焚烧。如果不能焚烧，将经高压消毒后的废弃物掩埋，这样做也是安全的，因为传染性物质经高压消毒已经灭活。

如果不能进行高压消毒，则装有传染性血液的血袋应被焚烧。但是，应十分小心确保血袋在焚烧炉中不会破裂，以免危害操作人员。用医院锅炉房的焚烧炉来处理传染物可以达到安全的目的。

如果不能进行焚烧，那么在传染性血袋的处理上存在着相当的潜在危险。在此情况下，可采用下列三种方法进一步处理。

（1）将废弃物妥善包裹，运至附近适当的设施进行处理。

（2）将废弃物妥善包裹后掩埋。如果这是唯一的方法，应格外小心，要将血袋牢固深埋以防被动物挖出。在某些情况下，有的传染物如乙型肝炎病毒，可在密封的血袋中存活很长时间。

（3）在深坑内放入强消毒剂如高浓度次氯酸钠，打开血袋将具有传染性的血液倒入坑内掩埋，然后立即将血袋烧毁。在打开和处理血袋时，应特别小心，并且确保土坑没有接近水源，以防污染。

在没有确认安全前，不得焚烧或高压消毒化学物品。除非已知道不会发生化学反应，否则不得将废弃化学物品进行混合。这一点很重要，可以预防意外和危险的化学反应，而这些化学反应常常危及输血实验室人员的安全。始终如一地遵守关于处理化学废弃物的地方准则，并防止对地面和水源的污染。

（六）消毒管理

输血实验室在每天工作结束后或发生泄漏时，应按正确的规程进行消毒，以确保被污染表面的洁净安全。不能进行高压消毒的设备和非一次性使用的物品应进行消毒处理以备再次使用。如在运输途中发生了血袋或标本泄漏，应对其他的血袋或标本及冷藏箱或标本容器进行消毒。

在任何情况下，使用清洁剂清洗之前，必须先进行消毒。可供使用的消毒剂很多而且作用方法各不相同。因此，为了达到最佳效果选择合适的消毒剂十分重要。众所周知，所有的消毒剂都有"接触时间"，即消毒剂需和传染物接触一段时间后以确保使传染物完全灭活。但是，一些消毒剂遇到有机物就会失效。在某些情况下，如处理传染性血液的大量泄漏时，应使用浓度高、作用时间长的消毒剂。

消毒后，可以用常规的清洁剂清洗，并用水冲洗灭活的物质和消毒剂。尽管已进行了正确的消毒，但是所有产生的废弃物都应被安全地处理，最好通过高压消毒。

在使用含氯消毒剂时，应十分小心。与一些化学物质混合后，如漂白剂与酸混合后，含氯元素的溶液中极易释放出有毒的氯气。如果对含传染物质的溢出混合物的成分有所疑问，在加入漂白剂或次氯酸钠之前，可加入少量的饱和碳酸氢钠进行中和。

第二节　临床用血质量保证

质量保证是质量管理的一部分，通过建立和实施质量标准、规程和有效的管理体系以确保质量要求得到满足的信任，是确保所完成的工作符合质量需要的一个维持体系。其包括质量概念、质量保证、质量控制、质量监督、质量管理体系、质量的需要、标准操作规程（SOP）、记录和记录保存、质量审核、质量职责。

一、质 量 概 念

定义：一组固有特性满足要求的程度。质量的广义性：产品、过程和体系质量；质量的时效性：质量要求的变化；质量的相对性：不同顾客的不同要求。

二、质 量 保 证

质量保证是确保所有工作都达到规定质量要求的质量体系的维持活动，致力于通过建立和实施质量标准，规程和有效的管理体系以确保质量要求得到满足。

因此，质量保证使完成的工作必须一贯地精确和正确，符合所确定的标准。更精确地说，质量保证意味着患者接受血液符合要求，差错得到检测和纠正。

三、质 量 控 制

质量控制是质量保证的一部分，包括回顾性检查和其他措施，在按规定程序进入下一步前，必须完成这些检查和措施并取得满意结果。质量控制证实遵守了某些规定的限制和标准，致力于满足质量要求。

因此，质量控制是一个检测系统，用以确保标准得到满足，错误不会发生。它包括一些特殊的步骤，遵守这些步骤以监督完成的工作和质量保证体系的有效性。

四、质 量 监 督

质量监督是质量控制的一部分。良好的职业训练，SOP 的应用和记录的全面保存构成了质量保证体系的基础，但是许多方面都需要常规的监督以确认一个完整质量体系的有效运行。

质量监督用于发现与标准或规范不符之处。它可分为两个主要方面，即结果监督和设备监督。

（一）结果监督

在输血实验室里结果监督要比在献血部门监督方便，这是因为基本上所有输血实验室检测都使用质控材料或样本，包括阳性和阴性对照。质控结果用于确保检测结果的正确。

对检测的监督可以证实检验完成过程中是否有任何偏差或者不同批号的试剂之间是否有批间差异。

（二）设备监督

输血实验室使用的设备，在复杂程度及水准上有相当大的不同。人通常认为较复杂的设备需要较少的关心。不幸的是，常常反过来才是正确的。有两个方面需要监督：一个是常规保养，另一个是校验。

所有的设备需要定期保养来尽可能确保工作的有效性及可靠性，虽然一年只保养某些项目一次，但是许多设备还需要定期校验以确保准确。培养箱及水浴箱经常校验很重要，此外较显著的例子还有用于测量采血量的秤、移液器、天平及自动取样或分配器。

另外，培养箱、水浴箱、冰箱及冷冻箱应每天检查，还应确认可接受的温度波动范围。

所有的保养及校验应做记录，包括那些随后采取的必要措施，因为这也是质量体系的组成部分。

五、质量管理体系

(1)定义：在质量方面指挥和控制组织建立方针及目标并实现这些目标的体系。

(2)建立质量管理体系的四个基本步骤。

1)评估达到质量的必要条件。

2)制订行动计划，并确定实施计划的最佳方案。

3)执行需要的改进措施，包括建立监督和控制体系。

4)对质量体系进行监控以评估该体系的运行情况是否良好并确定为确保质量需做进一步的改进措施。

质量保证和质量控制不仅对于那些大型的采供血机构，而且对每一所血站和医院血库的有效工作都是极其重要的。不管采血量多少和检验项目的多少，每个机构都应建立和保持一套适宜的质量体系，以确保"产品"——经过检验的安全血液，对每个有关的人都尽可能安全。

六、质量的需要

输血系统中必须强调质量，因为在血液的采集、运输、检验、储存和发放过程中，发生质量差错会对患者造成非常严重的甚至是致命的后果。例如，可以设想在输血实验室里发生以下质量差错就会对患者造成潜在的危险。

(1)患者样本容器标签混淆。

(2)患者检验结果差错。

(3)患者间结果报告的混淆。

(4)患者标本的异常结果未能检出。

(5)在配血试验中漏检具有重要临床意义的弱抗体。

(6)没有正确配制和标记试剂，导致表面正确，实际是错误的结果。

然而，如果能设计合适的质量体系，并保证该体系得到实施和监控，那么是可以避免不安全血液的发放的。

七、标准操作规程

(一)标准操作规程的意义

标准操作规程(SOP)是质量保证体系中的一个重要组成部分，SOP 就是关于在特定工作场所完成特定任务的方法的书面文件，每个输血实验室应该有覆盖全部工作程序的 SOP，SOP 还应涉及员工培训，健康和安全及设备使用维修等方面。

SOP 不是简单的帮助工作人员完成特定任务的指南，而是所有员工在任何时候全部工作都需符合特定标准的书面指令。这些标准是必需的，并应以这种方式来实施。

(1)SOP 能够在工作场所内协助管理，因为 SOP 如果被正确执行，所有工作人员将以一个几乎相同的方法来完成特定的工作。这样就能减少只给工作人员口头指令而可能造成的工作偏差和错误。

(2)因为 SOP 规定了各阶段应达到的标准，客观地监督各方面工作的完成情况。

(3)SOP 为建立必要的记录和其他文件提供了基础。

(4)SOP 使工作人员的培训简单化和标准化。

(5)SOP 可以降低当工作人员发生调动和缺勤所带来的负面影响。

(6)如果血站发生质量问题而引起法律诉讼时，SOP 有助于解决具有争议的问题。

如果对 SOP 不熟悉，这也许相当复杂，但要记住 SOP 能使所有工作人员更有效地进行工作，即使在工作中尚未引用 SOP，但是弄明白为何采用 SOP 也是重要的。

(二)如何制订标准操作规程

SOP 的制订是一个群体的工作，初稿应由负责具体工作的人员起草，终稿由采血科或输血实验室的负责人来完成。颁布以前需由一名负责此项工作的人员进行校对。为了保证 SOP 正确制订，应向工作人员提供一套总的指南以便让工作人员正确理解 SOP 草案应包括什么及如何制订。

SOP 的内容当然取决于国家和地方政策以及涉及的特定程序。但是 SOP 总体应包括：

(1)清晰明了的主题和一个唯一的 SOP 标识。

(2)SOP 的制订日期。

(3)SOP 起草制订者的姓名。

(4)操作规程的目的及所涉及的科学原理的简单描述。

(5)对执行操作规程的工作人员的要求。

(6)完成操作规程所需的设备和试剂的详细资料。

(7)前后对照一下包括特定相关规程的其他 SOP。

(8)健康和安全指南并合理参照其他 SOP，如关于输血样品的处理和废弃物的安全处置。

(9)清楚叙述出工作流程中的每一步准确、具体的步骤，包括所有质控规程。

(10)分析和报告结果的程序以及出现问题能及时改进的程序。

(11)附录包括许多附加相关的文件，如所有标准表格，规程中所应使用的标签，设备和试剂生产商推荐的方法和操作指令。

(三)标准操作规程的培训

仅仅制订 SOP 不能保证质量，SOP 实施前应当进行培训以确保。有关操作人员必须正确理解并熟知 SOP 要求，最好让所有工作人员在相应的 SOP 上签名，表示他已经熟知并已理解。另外，还应当确保在任何工作场所都能得到相关的 SOP，并按照规定要求进行操作。

(四)标准操作规程的审核与修改

SOP 应定期审核，最好每年一次，需要的话应及时更新，因为随着情况的变化有些修改是必要的。

(1)规程直接更改，如厂商的操作说明的变更，国家和地方法规重新修订。

(2)规程间接更改，如某些有关步骤的变更可能影响 SOP 某些部分。

八、记录和记录保存

(一)记录的意义

由于记录可以证实特定标准已被采用,因此记录成为质量保证体系中最重要的组成部分之一。记录应包括血液的采集到使用的整个过程,包括献血者的筛选、血液的采集及测试、储存、配血及分发或行必要的销毁。记录可以使每单位血液的历史从患者追溯到献血者,以检查是否存在错误或遗漏。记录也能显示在整个过程中哪个工作人员做了哪些工作。

(二)实验检测记录的种类

虽然输血实验室的检测性质和范围有差别,但所有的检测通常包括:①传染病病原体的筛选;②血型鉴定;③交叉配血试验;④抗体检测。

尽管这些方面的检测是截然不同的,但产生的信息类型是相近的,对于实际完成检测的许多方面书面记录是必需的,包括:①完成的各项检测;②试剂的来源、批号及所用的方法;③得出的结果;④质量控制和质控样本检测结果;⑤已检测血的用途:即是用于输血还是报废;⑥设备的校验及保养记录。

(三)记录的保存

记录通常应规定保存期限并仔细、安全适当地保存。保存的记录应建立易于查找的方法,以便需要时快速容易地找到有关记录。例如,结果的准确性有疑问或输血实验室的原始记录被遗失时。

不同国家记录的保存时间是不同的,这取决于法律法规和相关政策的要求。

为保证记录的完整和易于理解,应有一个监督体系以列出所有保存的记录、存放位置及销毁的日期。

因记录包含个人资料,任何时候都应保密。记录应以确保安全的方法存放并能让被授权者查阅记录。记录应受到保护以防止物理因素的危害,如潮湿、热火、阳光、虫害及化学品。另外,也要防止盗窃,故意篡改及其他行为以确保记录的安全。但是当被授权者需要查找时,记录应易于查找。若因参考或研究目的的记录需暂时移动时,监督体系应做记录并确认已被送回保存。这种记录应显示:

(1)谁借用记录。

(2)为什么要使用。

(3)借用的时间。

(4)归还的时间。

最好还有第二次复核以确认记录已归还。

(四)记录的销毁

当记录被销毁时,非授权者是不能接触记录内的保密信息的。记录应立即销毁,最好是焚毁或扯碎。记录在销毁前不应乱扔乱丢,否则任何人都能看到记录,同样应设置监督体系以监督销毁处理的日期及销毁的细节,有可能的话,应由另一人做第二次复核,以确认这些记录确实被销毁。

九、质量审核

质量体系内容庞大，最重要的一点当然是体系怎样有效运转，质量审核是监督质量保证体系的管理手段，是对包含在保证质量过程中那些发现问题并解决问题的所有因素的正式评审。一个计划周全的综合性的质量审核应覆盖血站的所有活动并且是能评估血站各部门相互关系的方法，不过审核还应集中在指定区域。比如，在检查每个检验结果的同时能对检验方法本身的有效性进行检查，如检查质控品的实际及预期的结果，检查质控样品及通过其他检测监督体系。

质量审核通常在内部由高级职员进行，也可以由在此领域受过特殊训练的外来人员执行。很重要一点是不要因质量审核而担心，因为无论体系运行得多好，总有可改进之处。在有效的审核中可以学到许多东西。但是若意识到有任何问题，应在进行审核之前就采取行动来纠正问题。

如果发现任何问题，都必须尽快解决。必须确定有效的改变及在认可的合理时间内完成改变。随后经常进行审核以确认已作了改变且目前状况有所改进。

追踪审核有时是审核工作的一部分。追踪审核就是追踪一袋血由接收至输注给患者所有环节。由此可以检查所有必要的检测是否得到正确完成以及所有记录是否准确且完整。这证实了此袋血通过检查可用于分发。

十、质量职责

谁对质量负责？答案是：所有员工都对质量负责。不管是何种工作，输血实验室技术员必须互相配合形成一个集体以建立并保持适合的质量体系，应鼓励每个人认识其工作岗位的重要性。对质量及保证方法应包括在对所有员工的早期培训中。

高级职员有责任确保任何时候质量都得到保证，当现行的工作方式被建议做任何改变时，应考虑其对质量可能产生的不良影响。所有的质量问题应立即报告给相应负责的高级职员。高级职员应立即处理这种状况并要复核发生质量问题体系的某一部分以确认是否需要改动。

第三节 血液和血浆的安全储存

捐献的血液是用来拯救生命的，它非常宝贵。因此，有责任确保任何时候质量都得到保证，有责任按照这些方法来储存红细胞和血浆，以保持其有效特性；即红细胞血液必须始终储存在2～6℃；红细胞和全血切勿冰冻；新鲜冰冻血浆应储存在-20℃或更低的温度下，而且必须一直是冰冻的固体；冷链最重要的部分是负责从采血到血液使用的所有阶段的人；血液在运输时其温度必须保持在2～6℃。如果有任何变质的迹象，应考虑其对质量可能产生的不良影响。

一、血液安全储存的重要性

(一)含有红细胞的血液必须始终保存在2～6℃的温度范围内。

实施红细胞输注的主要原因是为了恢复或帮助维持机体的携氧能力及维持机体的血液循环量。如果血液不是储存在2～6℃，它的携氧能力会大大降低。

血袋中的抗凝液能防止血液凝固，同时也含有血液在保存期内所需的营养。红细胞能否携带和输送氧气取决于其是否存活，也就是说，他是否保持着和正常的机体循环时相同的组成成分。

保持红细胞存活力最重要的物质是葡萄糖和腺苷三磷酸（ATP），同时必须在 ATP、葡萄糖和 pH 之间保持平衡。有一种最常用的抗凝剂，即柠檬酸盐-磷酸盐-葡萄糖-腺嘌呤（CPDA-1）。它含有的葡萄糖和腺嘌呤能帮助红细胞在保存期内维持 ATP 的含量，而柠檬酸盐则能防止血液凝固。红细胞在 2～6℃ 的环境内可以保持最低的基础代谢率，这对降低的葡萄糖消耗速度是至关重要的。

将血液中任何细菌的生长抑制到最低程度是在这个温度范围内保存血液的另一个重要原因。如果血液储存在 +8℃ 以上，那么在采集过程中由于客观因素而进入血液的细菌可能会繁殖到一定程度，从而导致输血细菌感染不良事件发生。血液储存 +2℃ 的下限同样非常重要，这是因为红细胞对冰冻非常敏感，如果血液被冰冻，红细胞膜会破裂释放出血红蛋白，即红细胞溶血。如果用于输注的话，必然引起非免疫性输血不良反应，甚至会有致命的危险。

尽管红细胞代谢速度取决于保存温度，但如果能将温度降低至红细胞代谢接近停止，则可以降低红细胞能量的消耗，避免有毒代谢产物堆积，也可以达到长期保存红细胞的目的。低温生物学研究表明，通过添加合适的低温保护剂方法，影响细胞内外水分的转移，阻止胞内冰晶形成，可减轻细胞低温保存损伤，达到长期保存的目的，是血液保存方法上的重大突破。

（二）血浆

100ml 新鲜冰冻血浆（FFP）是在采血后 6～8 小时内从一个单位的全血中分离出来、并在 –20℃ 或更低的温度下快速冰冻保存的血浆。输注新鲜冰冻血浆可以恢复或者维持患者的凝血因子。维持血容量时建议使用晶体或胶体代替血浆，只有在晶体或胶体不能得到或急救时才应使用血浆。

血浆含有水、电解质、凝血因子和蛋白质，主要是白蛋白。除了因子Ⅷ和因子Ⅴ外，大多数凝血因子在冷藏温度下都是稳定的，而因子Ⅷ和因子Ⅴ对凝血机制是至关重要的。如果血浆不是保存在 –20℃ 或更低温度下，因子Ⅷ和因子Ⅴ的活力会衰减导致数量大大减少。而如果因子Ⅷ和因子Ⅴ没有或者仅有极少数量，那么血浆的凝集力将会大大降低。如果血浆中不含有因子Ⅷ或者因子Ⅴ，那么给患者输注血浆以期增加凝血因子是没有意义的。

血浆必须始终是冰冻固体。冰冻血浆的保存温度没有下限，只要温度保持在 –20℃ 或 –20℃ 以下，具体有多低并不重要。

（三）血小板

低温（4℃）保存血小板可诱发储备的血小板微管发生解离，周围带环消失，使血小板结构受到损伤，ATP 丧失，血小板收缩蛋白损耗，最终引起血小板盘状形状不可逆的丧失，8 小时后即容易产生聚集和破坏，输入体内后寿命缩短。若保存大于 24 小时，则血小板明显不能输用。血小板储存温度以 20～24℃ 为宜，且在通透性良好的血小板聚乙烯烃塑料袋中水平振荡保存可达 5～7 天。血小板溶解或气球样变在 20～24℃ 振荡保存 24 小时有 3%～5% 发生；而保存 5 天，增至 5%～10%。当血小板保存时间超过 5 天时，细菌污染危险性增加。

二、冷　　链

冷链是一套用于血液和血浆储存和运输的系统，它采用尽可能安全的方法以维持血液的各项功能。

冷链的两个要素是：

(1)组织和管理血液、血浆的储存和运输的人员。

(2)安全储存和运输血液、血浆的设备。

冷链通常被认为只是冰箱或冷冻箱的集合，但是工作人员的重要性未能得到充分的重视。如果工作人员处置血液不当，那么即使拥有最好、最先进的设备和运输工具，冷链也将不起作用。

三、含有红细胞的血液的储存

(一)血液储存的要点

(1)血液的保存温度为2～6℃。

(2)红细胞或者全血绝不允许被冷冻。

血液必须被储存在特殊设计的冰箱内，也就是说，此种冰箱应能保持温度在2～6℃。最好使用专用储血冰箱，如果没有也可以使用家用冰箱，只要符合上述提出的要求即可。

如果储存区域有独立的、做好标记的空间，血液也可以和试剂、标本一起储存。如果只有一台冰箱，那么必须有做好标记的分隔区域，以区分已被检测和未被检测、已配型和未配型的血液。

除上述之外血液储存还应注意以下几点：

(1)只有当必须取出或放进血液时才能打开冰箱门。

(2)合理地放置血液，使得冰箱内有冷空气的流通空间。血液应被竖直放置在冰箱的篮子内或平放在架子上，不能紧密地堆积在一起而使得冷空气无法流通。

(3)若使用家用冰箱，切勿把血液存放在冰箱的门上，通常那里的温度要高于冰箱内的温度。

(4)若使用家用冰箱，切勿把血液存放在冰箱内靠近冷冻室的部分。

(5)储血冰箱内不能存其他物品。

(二)温度监控

在血液储存期间必须使用一些方法以监测和记录冰箱、冷冻箱的温度，同时还应有一套警报系统。血液储存设备内的温度每天必须至少检查和记录两次。

使用温度计检查冰箱的温度是最安全和最简单的方法。一些冰箱有自动监测系统，可以用图表形式连续地记录温度。不过，即使使用这种自动监测系统，仍应使用温度计来检查温度。

理想的温度计是一种最高/最低留底温度计，可以显示出温度所达到的最高值和最低值。当然，包含着血液储存温度范围的所有温度计都可以使用。温度计若第一天放置在冰箱内架子的上层，第二天就应放置在下层，从而测量出冰箱内温度的变化情况。

温度测量应该每天不少于两次，包括早晨和每天工作结束时。如果前一天晚上外界温度较低，即使机器运转正常，第一次温度测量值仍有可能较低。在工作结束时，温度值通常较高，特别是当经常不必要地打开冰箱门以后。如果多次地打开冰箱门或者使门敞开，不仅会影响温度而且会导致冰在蒸发器上凝结起来。这意味着冰箱不能再有效地运转，并需要更加经常地除霜。

温度必须记录下来，最好用表格形式或写在记录本上，同时记录测定日期、测定时间和温度计的位置。如果温度不在2～6℃，还应该记录可能的原因和采取的措施。

在家用冰箱内，某些区域有时候比其他部位更热或者更冷。例如，底部架子上的温度通常比上层的温度低，靠近冰箱背面的温度通常也较低。可以在不同的时间检查不同部位的温度，以查找冰箱是否有"热点"或"冷点"。如果这些地方的温度稳定在 2～6℃，则血液应是安全的。如果某个区域的温度一直超出这个范围，应把血液转移到别的安全区域，而在该区域内保存试剂。

四、血液的运输

在血液或者血浆从血库运至医院的不同部门以前，通常应该检查是否有以下变质迹象。

（1）悬浮红细胞上层血浆中的溶血现象，表明血液已被污染，或者曾经被冰冻保存，或者是保存温度过高。

（2）在红细胞和血浆的分层线上的溶血现象。如果怀疑有溶血，可轻轻混合并使其静置下来后再观察，若无溶血现象才能发送。

（3）是否有被污染的迹象，如红细胞颜色的变化。当血液被污染后，红细胞通常看上去会变深或呈紫黑色。

（4）是否有血液凝块，这可能是因为在采血时，血液和抗凝剂没有正确地混匀。

（5）是否有血袋渗漏迹象或血袋是否已被打开。

每次从冰箱中取出血液时及在运输血液前后，检查上述内容都是十分重要的。可以将这份检查项目表贴在冰箱附近的墙上，提醒每个人在发血前要进行检查。

血液从冰箱中取出后，在从一个地方运送到另一个地方的过程中，温度必须始终保持在 2～6℃。

在冰箱外，血液可使用冷藏箱或某种隔热容器加以保存，从而保证温度在合适的范围内。血液应装在周围包有冰袋的冷藏箱里，冰袋是在血浆冷冻室中冰冻待用的。将冰袋包于血浆的周围，而不是"上面"或"下面"，这点非常重要。切勿使血液与冰袋接触。如果冷藏箱没有隔层，应将冰袋用多层纸包起来。如果是在高温天气长途运送血液，冰袋的数量应该与血袋的数量相当。

只要温度保持在 2～6℃，可以使用任何坚硬、隔热的箱子运送血液。箱子一到达，就应该立即测量温度。

如果发现在运输过程中，血液储存温度不在 2～6℃，很可能是以下这些原因。

（1）容器不完全隔热，需要换个箱子。

（2）没有足够的冰袋。

（3）冰袋冰冻不完全，需要检查一下冷冻箱。

五、血库内血液的接受

当血液、血浆从血站或其他医院运抵血库时，应立即采取以下措施：

（1）记录运抵时间。

（2）测量并记录容器的温度。

如果发现到达血库时，血液的温度已超过 10℃，必须决定是否废弃这些血液。这要取决于血液达到时的温度及它离开冰箱的时间长短。如果血液离开冰箱的时间少于 2 小时，并且没有任何溶血现象，这些血液仍可以使用。如果全血、红细胞有溶血或被污染的迹象，必须废弃这份血液。

如果因为溶血或受污染而必须废弃全血或者红细胞时，找出问题产生的原因是非常重要的。如果血液是从血站或者另外一个医院运来的，必须尽快通知他们改善血液的运输系统。通常应告诉他们血液到达的时间和到达时容器内的温度。

如果血液是在自己的血库里采集和保存的，应尝试跟循一袋血一直追溯到采集阶段，查看一下是否每个环节都按规定正确操作，以及问题出在何处。

当发现在运输过程中，血液、血浆没有被保存在正确的温度范围内时，可以采取以下三条主要措施来防止今后再发生类似的情况。

(1)找一个更好的冷藏箱。

(2)检查包装后的冷藏箱内，冰袋是否冰冻完全。

(3)增加冰袋量，特别是当天气炎热或血液、血浆必须经过长途运输时。

六、含有红细胞的血液在血库或医院内的运输

血库发送血液时，必须记录发出的时间。如果周围环境温度(血库的温度)高于25℃，或者血液不是立即用于输注，必须用冷藏箱或隔热容器运送，从而保持温度在8℃以下。

通常情况下，应确保在即将要用于输注时才能将血液拿到冰箱外。护士和医师可能会告诉血液在输注前需要预热，这需要一段时间。一份血液达到10℃平均只需要30分钟，而且除非患者需要在短时间内输入大量血液，否则血液不必进行预热。

血液是否需要预热，最后必须由医师决定。如果必须的话，通常在输血实验室外进行预热，同时保证预热时的安全是非常重要的。如果没有自动血液加热器，应在30~37℃的水浴缓缓加热。血袋应保持垂直状态以保证导管和采血、输血出口不接触水面。必须用温度计测量水浴温度。血液切勿接触温度超过37℃的水浴，因为这可能导致红细胞的溶血，如果用于输注，将有致命的危险。

如果一份血液被退回血库，按照以下的内容检查，决定应返回库存还是废弃。

(1)检查隔热容器内的冰块，冰块应仍为固体。

(2)把血袋折叠在温度计周围检查温度。

(3)即使退回血液的人报告没有打开过这份血液，仍应该轻轻地挤压血袋，在输血出口处进行检查。如果使用的是瓶子，查看橡皮塞上是否有血液和针头痕迹。

(4)检查血液发出的时间。

(5)轻轻地混合血液后，放在冰箱内使其静置，检查红细胞和血浆是否有溶血或其他变质的迹象。

如有可能，通常应同资深员工商讨后才能决定废弃一份血液。如果决定废弃一份血液，必须记录废弃日期和原因，同时必须安全地处理废弃的血液。

七、血浆的储存和运输

新鲜冰冻血浆应储存在-20℃或温度更低的冷冻箱内，而且必须冰冻成固体。如果没有冰冻成固体、感觉有些软的话，血浆应被废弃。如果有可能，血浆应储存在纸盒中，因为在冰冻状态下"辫子"导管非常容易断裂。

运输新鲜冰冻血浆时，温度应保持在-20℃或更低。冷藏箱里冰的数量应至少与血浆的量相当。在运输过程中保护好冰冻血浆是非常重要的。如有可能，在冰冻前把血浆装在纸板箱里，从而保护"辫子"导管。

血浆冷冻箱的温度每天必须至少检查两次，一次在早晨，一次在下午晚些时候。必须记录温度和测量的时间，以及温度高于−20℃时所采取的措施。融化和复冻过的新鲜冰冻血浆也应废弃。

八、新鲜冰冻血浆的融化

使用前，新鲜冰冻血浆必须在30～37℃的水浴中融化。必须用温度计测量水浴的温度。切勿猜想水温是多少，因为加热血浆的温度不能超过37℃，这一点是非常重要的。温度超过37℃会破坏所有凝血因子和蛋白质。

血浆应垂直放置，如有可能，可在外面另套一个塑料袋，防止水接触输血出口。

血浆一旦被融化，应保存在2～6℃的冰箱内，而且必须在24小时内用于输注。因此，要弄清是否确实需要使用血浆，否则不要进行融化，这一点非常重要。

小　　结

技术人员不能诊疗疾病，他的任务是开展一系列的诊断或筛选检测，帮助医务人员对患者进行诊断、治疗和监护；实验技术人员任何时候都应保守机密；所有的人员都应执行严格的行为和着装标准；输血实验室的每位员工都负有安全责任；所有的输血实验室都存在潜在的危险，实验室从业规范是由专业组织制订的，所有人员都应遵照执行。因此，应始终认真执行安全准则，如穿合适的防护工作服，遵守国际包装准则，确保血液、血清标本或其他输血标本的安全运输；所有具有传染性的废弃物都应进行高压消毒或焚烧等安全处理。处理具有传染性的血液更应格外谨慎。质量是符合特定标准的服务和产品的特性的总和，包括符合性和可靠性，是输血工作各方面中确保献血者、患者及职工安全的最基本因素；质量保证是确保所有工作都达到规定质量要求的质量体系的维持，质量控制是监控质量保证体系有效性的一种检验方式；标准操作规程是书面介绍如何完成特定的任务，所有员工在任何时候都应执行；准确而完整的记录是质量体系的基本部分；对检验结果及设备的操作应定期监测；质量审核是对质量保证所涉及的所有因素的正式评审，开展质量审核是为了明确问题和寻找解决的方法；每个职员都应对保证质量有职责心。捐献的血液是用来拯救生命的，它非常宝贵。因此，每位员工有责任按照这些方法来储存红细胞和血浆，以保持其有效特性；血液必须始终储存在2～6℃；红细胞和全血切勿冰冻；新鲜冰冻血浆应储存在−20℃或更低的温度下，而且必须一直是冰冻的固体；冷链最重要的部分是负责从采血到血液使用的所有阶段的人；血液在运输时其温度必须保持在2～6℃；血液和血浆在运输前、到达血库时和发血前，应该检查是否有溶血、污染或其他变质迹象。如果有任何变质的迹象，这份血液或血浆必须废弃。

（仇建林　张晓敏）

第三章 临床输血质量管理体系

📚 **目的要求**

1. 掌握质量的概念、PDCA 循环的概念及特点、质量安全管理体系的概念、八项质量管理原则的内容；过程的概念，掌握临床输血过程控制的四条主线（管理者执行输血的过程，医师执行输血的过程，输血科(血库)技术人员执行输血的过程和护士执行输血的过程)所面临的风险及控制措施；精准医学的概念。

2. 熟悉质量管理的发展阶段及各阶段的优缺点；质量管理体系建设的依据及标准、ISO 9000 族核心标准的内容。

3. 了解质量安全管理体系怎样建立；精准医学的发展史、前景、与循证医学的关系及其在临床输血中的应用。

临床输血过程复杂，涉及多个环节和部门，是输血科(血库)技术人员、临床医师和护士三方共同完成的一项治疗任务，其中任何环节出现差错均有可能导致严重的不良后果。据统计，临床输血出现的差错和事故 70%是由于疏于管理的人为因素所致。因此，加强临床输血的质量管理，提高医务人员质量管理意识，建立并实施临床输血质量管理体系是保证临床输血安全有效的重要前提。临床输血的管理范围涉及从采供血机构将血液输送到医疗机构进行交接开始到患者输血后治疗效果评估的全过程。整个输血过程的管理应在以分管院长为首的临床输血管理委员会的领导下，质量主管部门、业务主管部门、医疗、护理、输血科(血库)人员共同参与，建立一套行之有效的质量管理体系并认真贯彻落实，才能保证临床输血安全有效，参与输血的各方人员了解并掌握质量管理的基本知识很有必要。

第一节 概 述

一、质 量 概 念

通俗的质量是反映实体满足明确需要和隐含需要的能力的特性总和。这里所指的"实体"包括产品、服务、人员、活动等；"明确需要"是指产品或服务必须符合国家法律法规、标准的要求；"隐含需要"是指顾客对产品或服务等的期望，就是产品或者服务等的好与坏。实际上，质量具有丰富的内涵，它不仅包括产品与服务质量，还包括人员、活动或过程等各种质量，已发展为"大质量"的概念。质量另一个重要的内涵，即质量不是一个想要达到的目标，而是一个持续不断的活动，永无终点。如临床上常用的悬浮红细胞是采供血机构提供的产品，有适应证的患者需要输注时必须及时满足。所提供的悬浮红细胞必须来自无偿献血者，满足"全血及成分血质量要求"，输入患者体内能使血红蛋白升高，贫血症状得到改善，未导致输血不良反应的发生和经血传播的疾病的感染。这既满足了"明确需要"，也满足了"隐含需要"。一般认为主要依据符合要求的程度来判断质量的优劣，对质量的评价可分为：①符合标准质量；②符合使用质量；③符合需求质量。

二、质量管理

现代质量管理是综合性的，是对确定和达到质量要求所必需的全部职能和活动的管理，是在质量管理体系中确定质量方针、目标和职责，并通过质量策划、质量控制、质量保证和质量改进等方式实施的全部管理职能的所有活动。质量管理的发展可分为三个阶段。

(1)质量检验阶段：第一、二次世界大战以前，人们对质量管理的理解还只限于质量的检验，产品质量主要依赖生产者的技术和经验来把关检验。实质上就是从成品中剔除废品，虽然一定程度上确实可以保证产品的质量，但却有其固有的三大缺点：①缺乏系统的观念，责任不明，一旦出现质量问题容易扯皮、推诿；②在生产过程中缺乏预防，一旦发现废品，就是"既成事实"，一般难以补救；③全数检验成本高、耗时长。

(2)统计质量管理阶段：出现在 20 世纪 40~50 年代。此阶段由"事后检验"转变为"过程控制"，由"全数检验"转变为"抽样检验"。这一阶段质量管理的手段是利用数学统计原理，预防产生废品并检验成品的质量。质量管理的职能在方式上由专职检验人员转交给专业的统计技术人员。不足之处是易被误认为质量管理只是统计部门的事，不需要全员参与到全过程的质量管理。

(3)全面质量管理阶段：起源于 20 世纪 60 年代。随着生产发展和社会进步，人们对质量的要求越来越高，促使质量管理进入了全面质量管理的新阶段。质量不再仅是产品或服务的质量，而是整个组织运行管理的质量。所谓全面质量管理是指一个组织以质量为中心，以全员参与为基础，目的在于通过让顾客满意和本组织所有成员及社会受益而达到长期成功的管理途径。全面质量管理已经从过去的事后检验，以"把关"为主，转变为以"预防、改进"为主；用管理学的管理方法和程序，使生产经营所有活动均处于受控制状态之中。全面质量管理有以下一些特点。

1)质量的含义是全面的，不仅包括产品和服务质量，而且还包括工作质量，用工作质量保证产品或服务质量；不仅要对物进行管理，而且要对人进行管理。

2)质量管理是全过程的质量管理，不仅要管理生产制造过程，而且要管理采购、设计、生产、储存、销售、售后服务直至产品使用寿命结束为止的全过程。

3)全面质量管理需要全员参与，产品质量不仅是质量管理部门或检验部门的事，也是全组织中所有人员的事，因为所有人员的工作质量都直接或间接地影响着产品质量和销售服务的质量。因此，全面质量管理要求组织的全体人员都来参与质量管理工作。

三、质量管理的工作方法

PDCA 循环又称为质量环，是管理学中的一个通用模型，最早由休哈特于 1930 年构想，后来被美国质量管理专家戴明博士于 1950 年再度挖掘出来，并加以广泛宣传和运用于持续改善产品质量的过程，因此又称为戴明环。

1. PDCA 循环分为四个阶段

(1)P(计划，plan)阶段，分四个步骤：①分析现状，找出问题；②分析各种影响因素或原因；③找出主要影响因素或原因；④针对主要因素或原因制订措施，提出改进计划。

(2)D(实施，do)阶段，即执行、实施计划。

(3)C(检查，check)阶段，即检查计划执行情况。

（4）A（总结改进，action）阶段，分两个步骤：①根据检查结果进行总结，把成功的经验纳入质量管理体系文件，巩固已取得的成绩；②把没有解决或新出现的问题转入下一个 PDCA 循环去解决。

2. PDCA 循环的特点

（1）大环套小环：如果把一个组织的工作看作一个大的循环，那么各部门还有各自小的循环，就像一个行星系一样，大环带动小环，一级带一级，有机地构成一个运转的系统。

（2）阶梯式上升：PDCA 循环不是在同一水平上循环，每循环一次，就解决一部分问题，取得一部分成果，工作就前进一步，水平就提高一步，到了下一次循环，又有了新的目标和内容，更上一层楼。

（3）推动 PDCA 循环的关键在于 A 阶段。

PDCA 循环的过程就是发现问题、解决问题的过程，总结经验教训，提出新的问题进行新的循环，这就是 PDCA 循环之所以能持续提高的关键。

四、临床输血质量管理体系

质量管理体系是在质量方面指挥和控制一个组织建立质量方针和质量目标并实现这些质量目标体系。一个组织的质量管理体系包括该组织的质量方针和质量目标、组织结构和资源、管理、运行的全过程和持续改进过程等。

（一）临床输血质量管理体系建设的依据及标准

2006 年，我国卫生部先后颁布了《血站管理办法》《血站质量管理规范》《血站实验室质量管理规范》等，各地采供血机构都建立了质量管理体系，为我国血液的质量提供了有力的保证。然而，医疗机构对临床输血的管理还相对滞后，普遍缺乏标准化、系统化的质量管理体系。虽然我国尚未颁布医疗机构临床输血质量管理规范性文件，但应根据《医疗机构临床用血管理办法（试行）》和《临床输血技术规范》等法规文件，采用国际通用的质量管理体系标准，即 ISO 9000 族标准建立临床输血质量管理体系，规范医疗、护理和输血科（血库）技术人员在临床输血中的行为，控制整个临床输血过程，使临床输血逐步步入规范化管理。

（二）临床输血质量管理体系的建立和实施

1. 临床输血质量管理体系的策划和准备阶段

（1）统一认识、落实责任。

（2）制订工作计划。

（3）设计临床输血质量管理体系方案。

（4）临床输血教育培训。

（5）制订临床输血质量方针和质量目标。

（6）合理配置资源。

2. 临床输血质量管理体系文件编制阶段

（1）组建编写队伍。

（2）清理原有的文件。

（3）重点编制临床输血质量手册。

(4) 按照标准要求和实际需要编制程序文件。

(5) 编制具有可操作性的规程类文件(作业指导书)。

(6) 合理确定质量记录的项目和内容。

(7) 科学规范临床输血质量管理体系文件的编号和格式。

3. 临床输血质量管理体系运行阶段

(1) 临床输血质量管理体系文件的教育培训。

(2) 严格按照文件运行并重视运行的检查。

(3) 内审员教育培训。

(4) 内部审核。

(5) 管理评审。

(6) 持续改进。

(三)ISO 质量管理体系简介

1. 国际标准化组织(International Organization for Standardization,ISO) 成立于 1947 年,是由各国标准化团体(ISO 成员团体)组成的非政府性质的世界性联合会,现有 157 个成员即 157 个国家和地区。我国于 1978 年正式加入 ISO,成为正式成员国。ISO 按专业性质设立专业技术委员会(TC),TC 第 176 技术委员会又称为质量管理和质量保证委员会。

2. ISO 9000 族标准(简称 ISO 9000) ISO 9000 是一族标准的统称,是由 ISO/TC 176 制定的所有国际标准。这些标准可帮助组织实施并有效运行质量管理体系,是质量管理体系通用的要求或指南。它适用于各行各业不同类型和规模的组织,可以促进组织质量管理体系的改进和完善,在行业中提高竞争力。因此,ISO 9000 族标准一经诞生就形成了 ISO 9000 热和以 ISO 9000 为依据的质量管理体系认证与注册热。我国有不少采供血机构和少数医疗机构都曾以 ISO 9000 为依据建立质量管理体系。医疗机构的临床输血如果能以 ISO 9000 为依据建立质量管理体系,则可使医疗机构和患者都得到实惠,实现双赢。其理由是:①ISO 9000 融合了"全面质量管理"的理念,将会极大地提升临床输血质量管理水平;②ISO 9000 侧重于建立文件化的质量管理体系,有利于发生输血医疗纠纷时举证;③ISO 9000 包括了服务的内容,能更好地促进参与临床输血的医疗、护理和输血科(血库)三方人员改善服务态度,提高医疗质量,使受血者满意。

3. 现行 ISO 9000 族核心标准简介

(1) GB/T 19000–2008 idt ISO 9000:2005《质量管理体系基础和术语》:该标准表述的质量管理八项原则是 ISO 9000 族质量管理体系标准的理论基础,是组织改进业绩的框架。同时表述了质量管理体系 12 个方面的基础知识,并规定了质量管理体系术语。

(2) GB/T 19001–2008 idt ISO 9001:2008《质量管理体系要求》:该标准为各种类型、不同规模的组织规定了质量管理体系的通用要求,可用于内部和外部评价,以证实其提供的产品具有满足顾客和法律法规要求的能力,并通过质量管理体系持续改进,不断增强顾客满意。

(3) GB/T 19004–2000 idt ISO 9004 - 2000《质量管理体系业绩改进指南》:该标准提供了超出 ISO 9001 要求的指南和建议,不是 ISO 9001 实施指南不能用于认证和合同目的。它能帮助组织有效地识别并满足顾客和其他相关方的需求和期望,促进组织业绩改进和使顾客及相关方满意。

(4) GB/T 19011-2003 idt ISO 1911:2002《质量和(或)环境管理体系审核指南》:该标准为质量和环境管理体系审核的基本原则、审核方案的管理、审核的实施提供了指南,也对质量和环境管理体系审核员的能力要求提供了指南。其适用于需要实施质量和(或)环境管理体系运行的组织，指导其内审和外审的管理工作。

(四)八项质量管理原则及其在临床输血质量管理中的应用

ISO 9000–2000 提出的八项质量管理原则是 ISO 9000 族标准的理论基础，是当代质量管理最基本、最通用的规律，贯穿于 ISO 9000 的标准中。

1. 以顾客为关注焦点　组织依存于顾客，因此组织应理解顾客当前和未来的需求。满足顾客需求并争取超越顾客期望，作为医疗机构，输血科(血库)的顾客主要是临床输血相关科室和受血者。临床输血相关科室视中间顾客受血者是最终顾客。顾客希望血液(包括特殊血液品种)能满足临床输血需求并提供及时准确的输血技术服务，特别要注意输血安全问题。顾客希望输血能达到预期的治疗效果，同时又能保障其安全。血液由采供血机构提供并保证质量，输血科(血库)接收血液后，应对血液质量进行核查，保证用于临床的血液的质量符合规定要求。医疗机构应保证血液在输血过程中的安全性，一切以患者为中心，制订质量方针和质量目标，识别和确定整个临床输血过程，明确质量关键控制点和控制方法，并以文件形式做出相应规定，通过全过程质量控制，以确保输血安全有效。

2. 领导作用　领导确立组织统一的临床输血质量宗旨及发展方向。他们应当创造并保持使临床输血能充分参与实现组织目标的内部环境。

临床输血管理属于医疗机构管理中的一部分，临床输血的质量直接关系到整个医疗质量，因此医疗机构应高度重视临床输血管理，应按《医疗机构临床用血管理办法(试行)》和《临床输血技术规范》等要求，建立医疗机构临床输血管理委员会(由分管院长、质量主管部门、业务主管部门及临床输血相关科室负责人组成)，明确临床输血过程中各部门的岗位职责，提供数量适宜、经过培训且符合资质要求的工作人员，提供符合规定要求的设备及环境设施，建立完善的临床输血质量管理体系，认真落实，定期组织检查审核，确保质量管理体系有效运行和持续改进，将临床输血质量提高到新的水平。

3. 全员参与　各级人员都是组织之本，只有他们的充分参与才能使他们的才干为组织带来效益。临床输血的质量管理不仅需要最高管理者的正确领导，还有赖于全员参与。因此，要对员工进行质量意识、职业道德、以顾客为关注焦点的意识和敬业精神的教育，还要激发他们的积极性和责任感。此外，员工还应具备足够的知识、技能和经验，才能胜任工作，实现充分参与。"参与管理"是现代管理的重要特征，是一种高效的管理模式。临床输血包括输血前评估、血液成分的选择、输血前相容性检测、血液的储存与发放、血液输注与护理等过程，涉及的环节及人员较多，任何环节出现质量差错都可能产生严重甚至是致命的后果。因此，参与临床输血的医疗、护理和输血科(血库)三方人员应掌握必要的输血技术知识，有高度的责任心和质量意识，积极参与到临床输血质量管理中，才能保证输血安全。

4. 过程方法　过程是将输入转化为输出的相互关联或相互作用的一组活动。将活动和相关的资源作为过程进行管理，更高效地得到期望的结果。临床输血过程有输血前评估过程、血液贮存和发放过程、血液输注及监护过程等，还有质量管理体系建立、员工培训、内部审核等支持过程，每一个过程都有输入与输出，一个过程的输入通常是下一过程的输出。例如：医师根据患者病情评估决定给患者输血(输入)→正确填写"临床输血申请单"(输出)→告知谈话(输入)→签订"输血治疗同意书"(输出)；护士确认受血者身份(输入)→采到正确血标本(输出)→血标本及"临床输血申请单"送交输血科(血库)(输入)→输血科(血库)验收交接登记(输出)；

输血科(血库)收到血标本(输入)→鉴定血型/交叉配血(输出)→正确填写报告单(输入)→发出合格的血液(输出)。通过上述过程完成临床输血治疗。

过程方法是系统识别和管理组织所应用的过程,特别是这些过程之间的相互作用ISO 9000强调过程管理,要求组织建立以过程管理为基础的质量管理体系,包括管理职责、资源管理、产品实现和测量、分析与改进。换言之,任何一项工作都是一个过程,任何活动都能被程序化,医疗机构管理体系是由众多与临床输血质量有关的过程所构成,而建立临床输血质量管理体系,就是系统地识别这些相互关联和相互作用的过程,并用文件的方式予以描述。通过质量管理体系,以确保临床输血质量不断提高。

5. 管理的系统方法 把相互关联的过程作为系统加以识别、理解和管理,有助于组织提高实现目标的效率。临床输血质量管理过程控制是关键,找出各个过程的相互关系,明确影响过程管理的关键控制点,找出接口关系,确保质量活动在受控状态下进行。所谓关键控制点:一是对输血的安全性、有效性有直接影响的过程;二是容易发生差错的过程。所谓接口:是指上一个过程的输出和下一个过程的输入之间的连接处。

6. 持续改进 持续改进整体业绩应当是组织的永恒目标,满足现状的组织和管理者是不可能持续改进的,只有不断追求卓越才有持续改进的动力。持续改进是增强满足要求的循环活动。强调持续改进是指经PDCA循环后又开始更高一级的PDCA循环,如此循环不断,永无止境。ISO 9000不仅要求制造产品的过程要持续改进,还明确提出建立持续改进的质量管理体系。临床输血相关人员应从自身工作入手,通过不断分析改进自己的工作来实现质量的持续改进,提高输血安全性。

7. 基于实事的解决方法 有效决策建立在数据和信息分析的基础上。管理的关键是决策,决策的依据是信息。医疗机构的各级领导应以事实为依据,通过对临床输血调查、输血效果评估、日常工作中的不合格项,输血服务满意度调查及投诉、监督审核及输血不良反应、监控等信息的收集、汇总和分析正确的决策,不断提高临床输血质量管理水平。

8. 与供方的互利关系 组织与供方是相互依存的,互利的关系可增强双方创造价值的能力。医疗机构所用的血液来自采供血机构,采供血机构就是医疗机构的供方,采供血机构的血液来自于无偿献血者就成了采供血机构的供方。血液的最终顾客是患者。建立质量管理体系,提高临床管理水平,使得血液这一宝贵的人类资源得到合理应用,不仅降低了输血风险,而且也使得采供血机构、医疗机构和患者三方均得到实惠,无偿献血者所奉献的爱心能够得以充分体现,更能激发他们的献血热情,彼此形成良好的相互依存和互利关系。

八项管理原则之间的关系是:以顾客为关注焦点和持续改进为基本点,领导作用是关键,全员参与是基础,其他原则是手段和方法。

第二节 临床输血的过程管理

质量管理强调过程管理,临床输血是通过输血过程管理来实现的。医疗机构在实施临床输血质量管理工作中应注重输血过程管理,要明确实施输血过程的活动及其相应的职责、权限、程序和资源,确定彼此间的接口和关键控制点,并使之相互协调。

临床输血过程中有大过程和小过程,小过程又包含若干子过程。大过程是从采供血机构将符合国家标准的血液与医疗机构交接开始至患者输血后疗效评估等结束的整个过程。按工作岗位可以分为四条主线,即管理者执行输血的过程,医师执行输血的过程,输血科(血库)技术人员执行输血的过程和护士执行输血的过程,其中还有若干子过程,只有加强对小过程和子过程的管理才能实现对大过程的管理。每个过程之间有接口,接口往往是关键控制点,临床输血的过程管理应把关键控制点作为重点来管理。关键控制点可用流程图表示。

一、管理者执行输血的过程管理

(一)管理者执行输血的过程所面临的风险及控制措施

1. 风险 ①资源配资不能满足开展工作需求而导致的输血医疗纠纷;②技术培训、过程控制,监督管理及法规等执行不到位导致的输血医疗纠纷。

2. 控制措施 ①管理者应按照《中华人民共和国献血法》、《医疗机构临床用血管理办法(试行》和《临床输血技术规范》等法规要求,确定统一的质量方针和质量目标,建立完善的临床输血质量管理体系并持续改进;②管理者应建立临床输血管理委员会,建立输血科(血库),提供经过培训的人力资源,配备相应的设备设施,加强设备、物料的控制,加强输血过程方法控制及积极支持开展输血新技术。

(二)建立临床输血管理委员会

该委员会由管理者组织成立,成员主要由分管院长、质量主管部门负责人、业务主管部门负责人、临床输血相关科室主任或负责人组成。其主要作用为实施国家政策、指南并监控血液的使用,决定本单位在输血方面的政策和解决发生的问题。其职责为:①实施《临床输血技术规范》,制订本单位的临床用血管理性规程;②与相关部门协调解决特殊血液制品的供应;③委派专人与有关部门联络以确保晶体液、人工合成胶体液和其他血液替代品的供应;④指导制订本单位临床输血过程的所有步骤的规程类文件,包括管理性规程和技术性规程;⑤指导临床输血相关人员的培训工作;⑥监督、控制、检查本单位血液的使用;⑦调查和处理与输血相关的严重输血不良反应及相关性疾病。

(三)建立输血科(血库)

管理者应根据医疗机构临床输血需求,二级以上医疗机构应建立独立建制的输血科(血库),二级以下医疗机构可建立储血室。这是为临床输血科室提供服务的专业部门,其主要职能是负责医疗机构临床用血计划的申报,临床输血的技术指导和技术实施,确保储血、交叉配血和安全有效输血措施的执行。

(四)建立临床输血质量管理体系

输血过程的管理必须在以分管院长为首的临床输血管理委员会领导下,质量主管部门、业务主管部门、医疗、护理和输血科(血库)人员共同参与,建立完善的临床输血质量管理体系,定期进行内部审核和管理评审,确保临床输血质量管理体系的有效运行和持续改进。

(五)人力资源管理

输血全过程实施的具体执行者是医疗、护理和输血科(血库)技术人员,管理者应配备满足工作需求并经过培训的人力资源。一般受血者输血前评估必须由已经取得"执业医师证"资格的临床医师执行,采血人员应具有护理执业资格,须接受过血标本的采集与运送技能的培训,输血科(血库)技术人员应具备相应专业技术执业资格,经过输血科(血库)技术及相关法律法规的培训。通过培训确保与临床输血过程相关的人员在专业知识、质量意识、质量管理等方面能满足岗位要求。

(六)配备相应的设备设施

输血相关科室的设备、设施应能满足业务工作开展的需要,输血科(血库)应有专门储血冰箱、取血冰箱、血型血清学专用离心机、血浆解冻仪等专用设备;输血相关科室的工作环境应配备有消毒设施,保证工作环境符合卫生学要求;输血科(血库)实验室的温度和湿度要进行监测,要配备实验室安全设施,有空气及物体表面消毒设施;输血过程中产生的医疗废物由专人交医疗机构相关部门处理;输血科(血库)应具有安全有效的应急供电设施。

(七)加强设备、物料的控制

输血科(血库)的储血设备、实验仪器、实验试剂、基本耗材等及护理部门的采血器材、输血器、临床紧急抢救物品、器材均应进行规范化管理,确保输血过程中所使用的设备、物料符合各项质量要求及应急需要。对关键仪器设备在新进或大修后进行确认,确保关键仪器符合使用要求。输血相关科室应制定关键设备的标准操作规程,登记日常使用情况,制订仪器设备的维修、保养和校验制度。

(八)输血过程方法控制

输血过程方法是质量管理活动中的基本方法,明确过程之间的相互关系,找出关键控制点,并把关键控制点作为重点来管理。输血过程所采用的程序、规程、方法、技术标准等必须符合法律法规要求,各相关科室必须严格按照质量管理体系文件要求进行输血活动,从血液的预定、入库、储存、检测、发放、输注、监护、不良反应处理及疗效评估等全过程进行监控管理。过程控制主要体现在过程活动控制,具体分为谁负责、做什么、为什么做、何时做、何地做和怎么做。

(九)积极支持开展输血新技术

输血新技术是临床输血实践与现代科学技术有机结合的产物,可以明显地提高输血技术水平,保证输血质量。管理者应当积极支持开展输血新技术的应用和研究,这些输血新技术应用于输血过程中,成为提高各个过程管理的有效组成部分。如近年来应用于临床的微柱凝胶技术、凝聚胺技术等使输血科(血库)血型血清学技术水平有了明显的提高;应用自动化血型检测系统,不但提高了工作效率,而且实现了标准化、自动化,同时也减少了人为差错,还有如血细胞单采治疗技术、分子生物学技术、血液预警系统、患者身份识别技术、电子交叉配血等新技术的不断出现和发展,均对输血过程的质量管理有促进作用。

二、医师执行输血的过程管理

(一)医师执行输血的过程所面临的风险及过程控制措施

1. 风险 ①选择的血液不适用于患者;②因无 ABO 和 RhD 同型血液输注而延误治疗导致患者死亡;③选择输血可能导致患者发生输血不良反应和感染经血传播疾病,严重输血不良反应处理不当也可引起患者死亡。

2. 控制措施　①通过培训使各级临床医师熟悉《临床输血技术规范》附件中"成分输血指南"各项内容，尤其要熟悉各种血液成分的特点、作用及适应证；②制定并执行《紧急非同型血液输注管理规程》、《RhD 阴性及其他稀有血型的血液输注管理规程》和《特殊血液品种输注管理规程》；③制定并执行《输血不良反应及经血传播疾病管理程序》。

（二）输血前对患者的评估

申请输血的医师应根据患者临床表现及实验室检查结果，对患者仔细评估，决定是否需要输血及选择何种血液成分最适合患者。评估的原则是：在替代方法不能治疗或缓解患者病情，并且不输血可能危及患者生命或影响预后方可采取输血治疗。目前认为，输血目的不外乎两点：一是提高血液的携氧能力；二是纠正凝血功能障碍。除了这两个目的以外输血均为不合理输血。

（三）输血前告知患者接受输血治疗享有知情权

在决定输血治疗前，经治医师应向患者或其家属履行告知义务，说明输注同种异体血液有可能发生输血不良反应和经血传播的疾病，征得患者或其家属同意并在"输血治疗同意书"上签名后方可输血。无自主意识且无亲属签名患者的紧急输血，应以患者最大利益为原则，决定输血治疗方案，报业务主管部门批准后实施并记入病历。知情权应遵循的原则是：①输血是自愿的，患者有权拒绝输血；②患者有权知道输血的必要性、风险及可能的替代方法（如自体输血）。

（四）输血申请

1. 常规输血　一旦做出了输血决定，经治医师需逐项填写"临床输血申请单"（简称申请单）且申请单由主治医师核准并签名，连同受血者血标本于预定输血日期前送交输血科（血库）备血。凡申请少量血（50ml 或 100ml）、大量血（超过 2000ml）、保存期短（7 天内）的血和特殊血液品种如 RhD 阴性血或冰冻红细胞，至少于输血前 2～3 天送交申请单，以便向采供血机构预约（急诊例外）。申请单填写应完整、清晰。凡资料不全，特别是缺乏输血史、已婚女患者缺乏妊娠史或无主治医师以上签名的申请单应退回临床科室补充，不得迁就。

《医疗机构临床管理办法（试行）》第十一条规定：临床一次用血、备血量超过 1600ml 时履行报批手续，需经输血科（血库）医师会诊，由科室主任签名后报医务处（科）批准（急诊用血例外）。

受血者必须在输血前做谷丙转氨酶（ALT）、HBsAg、抗 HCV、抗 HIV、梅毒螺旋体抗体检查，结果贴病历中。发热患者需要输血时应将体温降至 38℃以下方能输血，原因是防止发生非溶血性发热反应而引起过高热，导致中枢神经系统损害。

2. 急诊输血　是指为抢救患者生命，赢得手术及其他治疗时间而必须施行的紧急输血。急诊输血应尽快建立静脉通路，最好静脉插管，同时采集配血用的血标本。有多名医务人员处理一批创伤患者时应指定一名医师负责血液申请并与输血科（血库）联络，每位患者的血标本及申请单应有唯一性编号（如 01 号、02 号……），防止忙碌中出现差错。在短时间内发出了另外一份针对同一名患者的申请单，应使用与第一份申请单和血标本上相同的标识编号。

急诊输血时应尽快将申请单及血标本送输血科（血库），并在申请单右上方标明"火急"或"紧急"字样，禁止口头医嘱申请用血。创伤引起的急诊输血患者应在输血前留取血标本做经血传播疾病指标的检测，准确记录采集血标本的日期及时间，申请单上注明"结果待报"，检验结果报告后入病历。急性失血患者应首先用液体复苏，补液扩容后收缩压如能维持在 10.66kPa（80mmHg）左右可暂时不输血。对于低血压、急需手术的患者应尽快送手术室，由手术室申请输血,因为手术室才是给创伤患者输血的理想场所。病情火急且又不知患者血型情况下,要求输血科(血库)在 10～15 分钟发出第 1 袋未经交叉配血的 O 型悬浮红细胞(O 型红细胞必须正反定型相符),并要求在血袋上标明发血时尚未完成交叉配血试验。此后,应尽快鉴定供者、受者血型并根据临床需要发出经交叉配血完全相合的血液;如病情紧急,要求输血科(血库)在 30 分钟内发出经血型鉴定及凝聚胺法主侧交叉配血试验相合的悬浮红细胞。

如 ABO 和 RhD 同型血液的储存量不能满足紧急输血的需要,根据《紧急非同型血液输注管理规程》制定的原则进行相容性输血。在相容性输血的同时,要求输血科(血库)及时与采供血机构联系,需尽快供应与患者同型相合的血液,以保证继续输血的需要。我国《临床输血技术规范》第十条规定:对于 RhD 阴性和其他稀有血型患者,应采用自体输血、同型输血或配合性输注。第十五条规定:急诊抢救患者紧急输血时 RhD 检查可除外。

所谓配合性输血是指供者、受者交叉配血相合,而不是血型完全相同。只要相合就说明受者体内没有针对供者红细胞的血型抗体,这种情况不会发生溶血性输血反应,但受者有可能被致敏。患者为 RhD 阴性,没有检测到抗 D,如需紧急输血又无同型血时,男性患者及无生育需求的女患者可输 RhD 阳性血(包括血小板)但应向患者亲属说明并征得同意。患者为 RhD 阴性,又是有生育能力的妇女(包括女童),但一时找不到 RhD 阴性血,不立即输血会危及患者生命,此时应本着抢救生命第一的原则施行配合性输血,即先输 RhD 阳性血抢救。RhD 阴性患者需要输注血浆及冷沉淀时,RhD 血型可以忽略。

(五)输血过程的监护

输血过程由护士监护。一旦出现输血不良反应,护士应立即减慢输血速度或停止输血,用静脉注射生理盐水维持静脉通路,报告经治医师或值班医师。医师应及时治疗和抢救,并查找原因,做好记录。疑为非溶血性发热反应时应停止输血,轻度过敏反应时应减慢输血速度,给予解热镇痛剂或抗组胺药物治疗,必要时静脉注射肾上腺皮质激素治疗;疑为非溶血性或细菌污染性输血反应时,应立即停止输血,并及时报告上级医师,在积极治疗抢救的同时,做以下核对检查:①核对申请单、血袋标签、交叉配血试验记录;②核对受血者及献血者 ABO 血型、RhD 血型、红细胞不规则抗体筛查筛选及交叉配血试验(包括盐水介质法试验和非盐水介质法试验);③如怀疑细菌污染性反应,抽取血袋中血液做细菌学检验;④尽早检测血常规、尿常规及尿血红蛋白;⑤必要时,溶血反应发生后 5～7 小时检测血清胆红素含量。

(六)输血后疗效评估

输血后由经治医师及时评估输血治疗效果,及时调整输血方案。如急性失血或慢性贫血患者输注红细胞后缺氧状态是否改善,血红蛋白是否达到预期的水平;凝血功能障碍的患者输注新鲜冰冻血浆和(或)冷沉淀后,出血是否停止或凝血指标是否改善等。对于未达到输血治疗效果的患者要查找原因,消除影响因素,积极治疗原发病。对于某个科室、某个时间段或某种特定的疾病,医师可以对输血治疗的效果进行整体评估,总结经验,不断提高临床输血水平。

三、输血科(血库)技术人员执行输血的过程管理

(一)技术人员执行输血过程所面临的风险及过程控制措施

1. 风险 ①临床输血相关科室送来的血标本不符合要求;②发错血,错定 ABO 和 RhD 血型;③漏检 ABO 以外的不规则抗体;④紧急情况下 ABO 和 RhD 同型血不能满足临床需求,

不输血又会危及患者生命；⑤紧急非同型血液输注(相容性输血)得不到患者亲属的认同。

2. 控制措施 ①制定并执行《血标本管理程序》；②制定并执行《血液的验收、储存与发放管理程序》；③制定并执行《紧急非同型血液输注管理规程》；④制定并执行《试管法鉴定ABO和RhD血型标准操作规程》、《交叉配血试验标准操作规程》和《红细胞不规则抗体筛选及鉴定标准操作规程》；⑤制定并执行《突发事件应急用血预案》。

(二)按计划预约用血

输血科(血库)应根据往年用血资料进行统计分析，制订全年用血计划，然后向采供血机构预定每月、每周用血量。建议血型比例按A：B：O：AB大约2.5：2.5：4：1储存(基本库存量)，要设定基本库存量警戒线，遇到突发事件用血量短时间激增时，要启动《突发事件应急用血预案》。

(三)血液库存管理

血液入库前要认真核对验收。核对验收内容包括运输条件、物理外观，血袋封口机包装是否合格，标签填写是否清楚齐全等。核对验收完毕后双方签名确认。入库的血液按A、B、O、AB血型分别储存于血库专用冰箱不同层或不同专用冰箱内，并有明显标识。储血冰箱内严禁存放其他物品，冰箱要定期消毒，并实施温度监控管理。

配血合格后，由医护人员持取血单和血液专用保温桶到输血科(血库)取血。发血时双方必须共同查对患者姓名、性别、病案号、门急诊/病房、床号、血型、拟发出血液的血袋标识码(唯一性)和血型，血液有效期及配血实验结果，以及保存血外观等，准确无误时，双方共同签字后将血液发出。血液发出后不得退回。

(四)输血前检查

1. 血标本管理

(1)由医护人员或经过培训授权的专门人员将受血者血标本与申请单送交输血科(血库)后双方进行逐项核对并签收。当发现血标本不符合接收条件时，必须重新采集血标本。血样符合要求后，输血科(血库)工作人员与送检人员逐项核对申请单和血标本标签，双方签名确认。

(2)受血者的血标本必须是输血前3天之内的，或者能够代表患者当前的免疫学状态。如果患者最近的红细胞输注发生在24小时之前，现在又要输注红细胞，最好重新采集1份血标本进交叉配血试验。重新采集血标本的原因是患者接受献血者红细胞后受到免疫刺激，可迅速产生针对献血者红细胞的抗体。因此，为确保患者始终接受配合的血液，采集新鲜的血标本非常必要。患者需要反复输血不必每天采集血标本，但应每隔3天进行一次红细胞不规则抗体筛选，随时了解是否有新的不规则抗体产生。

(3)献血者的血标本由输血科(血库)技术人员从与血袋相连的血液留样管中获得，必须保持血标本试管标识与血袋标识的一致性，防止取样时发生差错。

(4)输血科(血库)技术人员要按照不同检验项目对血标本分别进行离心处理。

(5)输血科(血库)技术人员对不能及时检测的血标本和已完成检测的血标本按要求进行保存，对检测完成且保存期满的血标本要正确地进行销毁处理。

2. 相容性检测 要坚持对受血者和献血者进行正反定型(反定型对ABO亚型的发现特别有帮助)，并常规检测受血者RhD血型。血型鉴定无误后方可进行交叉配血试验。交叉配血试验完全相合应在血袋上贴相容性标签，内容包括受血者姓名、床号、病案号、血型、交叉配血试验结果。其目的是防止输错血，尤其是前一袋血输完换后一袋血时将血拿错。

有观点认为红细胞不规则抗体筛选是检测红细胞不规则抗体最可靠、最敏感的方法。不做红细胞不规则抗体筛选，只做交叉配血试验是不允许的。并认为用受血者血清与献血者红细胞进行严格的交叉配血试验(抗人球蛋白法)并不能安全有效地检测出不相合的血液，强调红细胞不规则抗体筛选比交叉配血试验更为重要。血型鉴定要防止人为差错，如试剂失效或污染，操作中加错血标本或试剂，离心速度过慢或过快，细胞与血清比例不当等。血型鉴定和交叉配血试验从头到尾应由一个人操作；血型鉴定和交叉配血要求有复核制度；实验中由两人互相核对，一人当班时，操作完毕后自己复核(如配血时用凝聚胺法，复核时用盐水介质法再做一遍)。最好在报告单上盖上"已复核"印章、签名方可将报告发出。

3. 发血核对 医护人员到输血科(血库)取血，不得由患者亲属取血。发血者与取血者必须严格进行核对并双方签名确认，最为关键的是确认受血者血型与配血报告单上的血型是否相符。

4. 紧急非同型血液输注 紧急非同型血液输注时要坚持输注经交叉配血试验主侧配合的红细胞，不输全血，并向患者亲属说明相容性输血既有抢救成功的病例，也有充分的科学依据。

四、护士执行输血的过程管理

(一)护士执行输血过程所面临的风险及过程控制措施

1. 风险 ①未认真核对受血者身份(找错人)；②拿错血(同一病区在同一时间段有 2 名以上患者需要输血时)；③出现严重输血不良反应；④血液在室温下放置太久，导致细菌污染或血液某些成分丧失活性；⑤血液输注方法不当，使其疗效大为降低。

2. 控制措施 ①制定并执行《血标本管理程序》和《血液输注与护理管理程序》；②制定并执行《成分血输注护理标准操作规程》；③制定并执行《输血不良反应及经血传播疾病管理程序》。

(二)血标本采集

为防止血标本张冠李戴的最有效方法是给每位患者佩戴腕带(环)，腕带上有患者重要信息。采集血标本之前仔细核对申请单与患者腕带的资料是否一致，两者有矛盾时，不得采集血标本。采集血标本时呼唤患者姓名，仅核对床号和床头卡不足为据，国外强调核对患者出生日期(申请单上有出生日期这一项，而不是年龄)。采血后必须在离开患者床边之前在试管上贴上标签。如果采血前就在试管上贴上标签，则有可能将血标本注入错误的试管中(1 名护士同时采集 2 名以上患者血标本时最易发生)。

(三)血液输注与护理

1. 输血前核对 输血前由 2 名医护人员核对交叉配血报告单及血袋标签各项内容，检查血袋及血液颜色，准确无误后方可输血。输血时，由 2 名医护人员带病历到床旁核对患者资料确认与"交叉配血报告单"相符，再次核对血液，用符合标准的输血器进行输血。

2. 血液输注 取回的血液应尽快输注，不得自行储存。血液发出后原则上不能退回，如因故未能及时输注，应将血液储存在正确的保存条件下。血液离开输血科(血库)超过 30 分钟，有任何迹象表明血袋已被打开过或有任何溶血现象应当被报废。

输血前用生理盐水冲洗输血管道。连续进行血液输注时，同一输血器连续使用超过 5 小时应更换；输血速度应先慢后快，再根据病情和年龄调整输注速度，并严密观察受血者有无输血不良反应。如出现异常，执行《输血不良反应及经血传播疾病管理程序》。

3. 输血的时间限制 全血或红细胞应该在离开冰箱后 30 分钟内开始输注，一袋血要在 4 小时内输注完毕(室内温度过高要适当缩短时间)；血小板收到后尽快输注，1 个治疗量的单采血小板要在 20 分钟内输完；新鲜冰冻血浆和冷沉淀融化后尽快输注，要以患者可耐受的最快速度输注，一般 200ml 血浆在 20 分钟内输完，1U 冷沉淀在 10 分钟之内输完。

4. 血液加温问题 一般输血不需要加温。如输血量较大，可加温输血的肢体以消除静脉痉挛。需要加温的情况为：①大量快速输血，成人>50ml/(kg·h)，儿童>15ml/(kg·h)；②婴儿换血；③患者体内有高效价冷凝集素。血液加温应使用专用血液加温器，不得在装有热水的容器中加温。

第三节　精准医学在临床输血管理中的应用

精准医学是指以个人基因组信息为基础，结合蛋白质组、代谢组等相关内环境信息，为患者量身设计出最佳治疗方案，以期达到治疗效果最大化和不良反应最小化的一门定制医疗模式。精准医学作为新的前沿学科，在临床输血学中有指导作用。

一、精准医学的由来

2015 年，美国总统奥巴马在国情咨文中正式宣布了一个名为精准医学计划(precision medicine initiative)的项目。美国白宫官网也发布了精准医学计划相关细节。该计划将加快在基因组层面对疾病的认识，并将最新最好的技术、知识和治疗方法提供给临床医师，使医师能够准确了解病因，针对性用药，既避免不必要的浪费，也避免出现不良反应。近日，美国国家癌症研究院(NCI)宣布史上最大精准医学临床试验开始推进。精准医学作为医疗模式的革新可能对提高国民健康水平有重要意义。同年，习近平总书记批示科技部和国家卫计委，要求国家成立中国精准医学战略专家组，共 19 位专家组成了国家精准医学医疗战略专家委员会。2015 年 3 月 11 日，科技部召开国家首次精准医学战略专家会议。会议敲定，至 2030 年前，中国将对精准医学投入 600 亿元(中央财政支付 200 亿元，企业和地方财政配套 400 亿元)。中国精准医学计划在 2015 年下半年或 2016 年启动。

二、精准医学前景

21 世纪的今天，临床医学需要另一次理念的革命，超越循证医学，从分子生物学本质思考疾病，依据驱动因子将疾病重新分类，实现对疾病精准的诊断、分期、评估，以达到精准的预防及治疗，从而迈向精准医学的时代。精准医学计划推行后，将在投入增加、基因测序技术发展和国家政策推动下迎来黄金发展时期。基因谱测序技术的进步，成本的下降使基因测序商业化市场进一步打开。据估计，全球二代测序技术(NGS)应用市场规模将为 200 亿美元，药品研发和临床应用领域增速最快，肿瘤诊断和个体化用药是最有应用前景的领域。在我国肿瘤发病率和死亡率严峻的背景下，肿瘤诊断和个体化治疗的应用空间将非常巨大，精准医疗无疑将成为热门新兴朝阳产业。精准医学与个体化医疗不能混用，个体化医疗提出已有时日，精准医学刚被提出；个体化医疗是针对不同患者的量身定做的治疗，精准医学是更精准地针对特殊分子靶标进行治疗。

三、精准医学与临床输血学及循证医学的关系

临床输血学是临床医学的重要组成部分，已逐步发展成为一门综合性应用科学。输血是对患者

临床用血治疗的一种有效方法。临床输血学是以患者为对象，运用临床医学知识和技术手段研究血液及其成分如何安全有效地输注给患者，但输血可能产生各种不良反应，尤其是输血可传播疾病。循证医学(evidence-based medicine，EBM)重视理论与实践相结合，因此，EBM 的理论体系对临床输血学具有十分重要的作用。安全、有效、科学、合理用血是临床输血的根本。美国 Dana-Farber 癌症研究所 Barrett Rollins 用一个病例佐证了"精准医疗"的应用价值。该研究所一例晚期骨肉瘤患者，Rollins 对患者肿瘤基因组进行了测序。通过测序，在该患者血小板源性生长因子受体基因上发现了一个突变，伊马替尼(格列卫，诺华)可靶向该基因突变，格列卫是治疗慢性髓性白血病的常用药物，此前该药不曾用于骨肉瘤治疗。该患者接受格列卫治疗后，肿瘤得到抑制，数月后病情有所缓解。

四、精准医学在临床输血学的应用

临床输血应遵循安全、有效、准确、适时、适量的原则。要充分理解并掌握临床输血适应证，这不仅是为节约血液资源，也是临床输血合理性、安全性、有效性的要求。输血学应不断获取新信息，开展新研究，收集新证据，拓宽新领域。随着科学的进步，特别是分子生物学、生物免疫学及医学模式的改变，一些传统的输血理念也随时间推移，而发生根本性变化，如从输全血发展到成分输血；替补性输血发展到治疗性输血；人的血源性制品发展到生物技术制品；异体输血发展到自体输血等新理念都被重新认识和接受。当然也有对精准医疗大潮袭来的反对声音，有研究者认为，精准医疗容易给患者一些不切实际的期望，且可能花费了很多却得不到想要的，可能在糖尿病、阿尔茨海默病等疾病的预防方面，过分强调精准医疗而忽视公共健康问题会有失偏颇。反对者对奥巴马精准医疗项目经费分配公平性也持怀疑态度，有研究者将该计划比作医疗界的登月计划，认为健康生活方式的保持可能要比获取基因测序信息重要得多，且毕竟基因组信息只是个体数据信息的一方面，其他包括环境等方面的信息也不能忽视。英国早已提出十万人基因组计划，预期 2017 年获得十万人的全基因组数据。我国上海市胸科医院和上海市张江转化医学研发中心联合建设的我国首家"肺癌精准医学研究中心"项目在上海市胸科医院启动揭牌。该项目以推进我国"精准医学"建设为核心，聚焦双方的优势力量，进行精准医学的探索和实践。

总之，精准医学是在循证医学的理论基础上得以发展，并不断深化、创新，按照精准医学的要求，必须建立完善的临床输血质量体系和输血管理信息系统，这是做好输血工作的质量保证，也是不断提高输血技术水平的关键。现代化管理使精准医学有了更加科学、准确、快速的证据系统，为加强临床科室与输血科更好合作奠定了基础。因此，对临床输血学要求不断提高，更需要培养造就一批技术水平过硬的输血人才，确保临床输血安全、科学、合理、有效。

小　结

本章重点介绍质量的概念及含义、质量管理的工作方法 PDCA 循环、质量管理发展、质量管理体系的建立和实施、ISO 9000 标准及质量管理八项原则在输血管理中的应用等质量管理的基本知识，以管理者、医师、输血科(血库)技术人员及护士等 4 个岗位为例，对临床输血的过程管理做了简单介绍，并介绍了精准医学的相关概念。临床输血的质量管理是全过程的质量管理，质量管理的过程涉及从采供血机构将血液输送到医疗机构进行交接开始到患者输血后治疗效果评估的全过程，任何活动都能被程序化，对其关键点采取一定的措施进行质量控制，确保临床输血的安全有效。

(张培森　王海霞)

第四章 质 量 控 制

目 的 要 求

1. 掌握质量控制、室内质控、室间质评、质控物等基本概念；血液采集与制备的质量控制；质控图的绘制方法，以及质控规则的符号和定义；质控物性能的指标及具体内容。

2. 熟悉血液制品的原材料、仪器设备、工艺生产卫生的质量控制内容及指标；各种血液制品质量控制标准及其试验方法。

3. 了解 Levey-Jennings 质控图的发展史。

质量控制是质量管理的一部分，致力于满足质量要求，是指为达到质量要求所采取的作业技术和活动。质量控制不是检验，是一个确保生产出来的产品满足要求的过程质量控制，包括根据质量要求制定的标准、测量结果、判断是否达到了预期要求，对质量问题采取措施进行补救，预防类似问题再次发生的过程。血液制品的质量控制涉及从原辅材料、仪器设备、工艺卫生到各自血液制品需达到的质量标准，只有各个环节都能符合要求才能为临床提供安全有效的血液制品。

第一节 原辅材料、仪器设备、工艺卫生的质量控制

一、血液制品原辅材料质量控制

（一）标签

血液制品原辅材料质量控制参照国家卫计委颁发的《血站技术操作规程(2012 版)》。全血及血液成分的标签应包括下列各项。

(1) 全血或血液成分的名称。

(2) 血站的名称及生产许可证号。

(3) 采血日期或失效日期。

(4) 献血者姓名或献血编号。

(5) 采血者姓名或代号。

(6) 血型。

全血及血液成分、献血编号、血型、采血与失效日期等标签应有条形码。

（二）一次性使用血袋质量控制

一次性使用血袋为采血针、采血管、采血袋、转移袋、输血插口为一体的完整的密闭系统，能保证采集、分离、输注和储存血液时其内腔不与外界空气接触。有关要求、标准与检测方法如下。

1. 产品标记

(1) 血袋标记由产品名称后接形式代号、采血袋(无采血袋时按转移袋)公称容量和国家标准编号组成。

(2)血袋分为单袋(S)、双联袋(D)、三联袋(T)、四联袋(Q)和转移袋(Tr)五种形式。

(3)标记示例,如符合国家标准要求,采血袋公称容量为400ml的双联袋(D)的产品标记为:血袋 D-400 GB 14232。

2. 外观

(1)抽检每批随机抽取10袋(套)血袋,可用于外观检查。

(2)质量标准

1)血袋袋体应无色或微黄色,无明显杂质、斑点、气泡。

2)血袋外表面应平整,在灭菌和储存期内不应有粘连。

3)血袋热合线应透明、均匀。

4)采血管和转移管内外表面光洁,不应有明显条纹、扭结和扁瘪。

5)袋中的保存液及添加液应无色或微黄色、无混浊、无杂质、无沉淀。

(3)检测方法:光线明亮处,目测观察。

3. 标签

(1)抽检:用于外观检查的10袋(套)塑料袋可用于标签检查。

(2)质量标准:标签字迹清楚,项目齐全。

(3)标签内容:具体内容包括以下方面。

1)血液保存液的名称、配方和体积。

2)公称容量(采血量)。

3)灭菌方法和无菌有效期。

4)有"无菌"、"无热"、"一次性使用"、"用后销毁"等字样。

5)有使用说明和保存血液条件。

6)注意事项:发现泄漏、生霉、混浊等变质形象,禁止使用等。

7)产品名称、标记,生产厂家名称、地址、商标。

8)产品批号。

9)生产批准文号。

(4)标签应有以下栏目供使用者填写或留有适当空间供使用者贴签。

1)血型(ABO、Rh)。

2)采血日期与失效日期。

3)全血或血液成分名称。

4)献血者姓名或献血编号。

5)采血者姓名或代号。

(5)单包装应有下列标志。

1)产品名称和标记。

2)制造厂名称、地址和商标。

3)生产批准文号。

4)灭菌方法。

5)无菌有效期。

6)使用说明。

7)说明"开封 N 天后禁止使用"。

注:N 由制造厂规定。

4. 热原

(1)抽样：每批至少随机抽检 3 袋(套)用于热原检查。

(2)质量标准：应无致热原。

(3)检查方法：采用细菌内毒素检查法，方法见《中华人民共和国药典》(2000 版)"细菌内毒素检查法"。

5. 无菌试验

(1)抽样：可使用热原检查的塑料袋进行无菌试验。

(2)质量标准：应无菌生长。

(3)检查方法：血袋如装有保存液，可直接抽取袋内液体作为试供液。如未装保存液，则应按袋内表面积每 $10cm^2$ 加入无菌无热原的生理盐水 1ml，在 37℃下保存 72 小时，振摇，作为试供液。

方法见 GB/T 14233.2 中"无菌试验"方法。

6. 真菌

(1)质量标准：血袋表面应无真菌生长。

(2)检查方法：血袋在真菌培养箱内培养 14 天，观察血袋表面有无真菌生长。

(三)一次性医用注射器质量控制

1. 外观检查 一般每批注射器随机抽检 10 支。

(1)透明度：注射器外观必须有足够的透明度，使人能毫无困难地读出剂量。

(2)润滑：注射器应有良好的润滑性能。润滑剂应尽可能少，不得在注射器内表面发生凝聚。

(3)内表面：注射器与注射器接触部位的表面应清洁，无任何附着物。

(4)刻度标尺

1)分度线从零线至公称容量线之间，沿外套长轴均匀分隔。

2)标尺的分度线及计量数字印刷应完整，字迹清楚，线条清晰，粗细均匀，并垂直于外套轴线。

3)长分度线比短分度线约长 1/2。

4)当芯杆完全推入外套底端时，零度线应与活塞准线重合。

5)计量数字的排列顺序，应从外套封底端开始，活塞的基准线定为"0"线，"0"字省略。各种规格的注射器，所标的计量数字应符合规定。

(5)外套卷边检查：注射器外套的开口处必须卷边，卷边必须保证注射器在刻度朝上或放置于水平线成 10°夹角的平面上不会滚动。

2. 容量公差 用外观检查的 10 支注射器进行容量公差检查。

(1)质量标准：如表 4-1 所示。

表4-1 注射器容量公差标准

注射器公称容量(ml)	公差(%)	注射器公称容量(ml)	公差(%)
1	＜±5	20	＜±4
2	＜±5	30	＜±4
5	＜±4	50	＜±4
10	＜±4		

注：容量公差等于或大于公称容量的一半(参见 GB 15810-2001)。

（2）测定方法：取出单包装的注射器，称重。将注射器抽吸蒸馏水至标示容量，小心排出气泡，使水的凹液面与注射器芯头内面平齐，并再次将注射器称重记下水温。注射器吸水前后两次称重的差除以此水温下水的密度，计算出注射器的吸水容量。

3. 残留量

（1）质量标准：如表4-2所示。

表4-2　注射器残留量质量标准

注射器规格（ml）	残留量（ml）		
	优等品	一等品	合格品
1	≤0.06	≤0.07	≤0.08
2	≤0.07	≤0.08	≤0.09
5	≤0.07	≤0.08	≤0.10
10	≤0.10	≤0.15	≤0.30
20	≤0.15	≤0.30	≤0.50
30	≤0.17	≤0.40	≤0.65
50	≤0.20	≤0.50	≤0.90

（2）测定方法：将上述用于容量测定注射器芯杆完全推入，将水推出，擦干注射器外表面，吸水前与排水后两次称重的差除以此水温下水的密度，计算出残留水的体积。

4. 热原检查　每批至少抽检3支注射器。

（1）质量标准：应无致热原。

（2）测定方法：用注射器抽吸无致菌无致热原生理盐水至最大刻度，于37℃±1℃的环境中放置2小时，取出各注射器中的浸提液，混合备用。

用细菌内霉素测定法测定注射器所抽吸的蒸馏水的热原质。

5. 无菌试验　每批至少抽检3支注射器。

（1）质量标准：应无细菌生长。

（2）测定方法：使用抽检的注射器抽吸无菌无热原蒸馏水至最大刻度。抽吸的蒸馏水用于无菌试验。

6. 标示和包装

（1）注射器的外包装上应有生产批准文号。

（2）每个注射器的散包装上应有下列标志。

1）制造厂名称或商标。

2）产品名称及规格。

3）生产批号及有效期。

4）一次性使用。

5）包装如有破损禁止使用。

6）若带注射针，应注明规格。

（3）每支注射器在明显部位应有制造厂名称或注册商标。

7. 有效期　注射器经消毒后，在遵守储存有关规定的条件下从消毒之日起，有效期为两年。

二、仪器设备质量控制

仪器设备的质量控制应根据国家卫计委颁发的《血站技术操作规程(2012版)》并参见厂商说明。

(一)成分离心机质量控制

质控部门应每月对各台离心机的各种性能检查1次，检查项目质量标准与方法如下：

1. 离心时间检查

(1)质量标准：规定时间±20秒。

(2)检测方法：使用秒表对离心机的时间控制进行检查。把时间控制表调至规定时间，同时启动秒表，观察离心机时间从开始时到停止时秒表所用的时间，即为时间控制表的规定时间计时所用的真正时间。

2. 离心温度

(1)质量标准：规定温度±1℃。

(2)检测方法：把经计量部门标定的温差电偶温度计的探头放入离心室内，盖好离心机盖。10分钟后观察离心机显示的温度与温差电偶计显示温度的差值。

3. 离心转速

(1)质量标准：规定转速为±50r/min。

(2)检测方法：打开离心机前面板，在连接离心转头的转轴上贴一张反光标签，把转速控制调到规定转速值，然后启动离心机，待转速稳定后，用转速仪的光束照射反光标签，观察转速仪显示屏上的转速值。

(3)注意事项：转速仪的测量距离为20cm，检查人员要注意安全。

(二)储血设备质量控制

质控部门对储运血设备每周至少检查1次，检查项目、质量标准和检查方法如下：

1. 温度

(1)质量标准：储血设备的温度应在规定范围。

(2)检测方法：使用经计量部门标定的温差电偶温度计(精确度为0.1℃)测定储血设备的温度。

2. 温度自动记录仪

(1)质量标准：记录温度与实际温度允许误差为±1℃。

(2)检测方法：用温度计检测储血设备的温度，同时观察温度记录仪温度，确定两者之间的误差。

3. 电源故障报警系统

(1)质量标准：电源发生故障时，报警系统立即以声光方式发出警报。

(2)检查方法：切断储血设备的电源，模拟电源发生故障，此时报警系统应以声光方式发出报警。

4. 温度失控报警系统

(1)质量标准：当冷藏箱(库)的储存温度降至2℃或升至8℃，低温水箱的储存温度高于

–20℃时，报警系统均以声光方式发出警报。

（2）检查方法：用 10℃温水浸泡温度冷藏箱警报器的感温探头，当记录温度上升至 8℃时，报警系统应以声光方式发出警报。用冰水（0℃）浸泡温度报警器的感温探头，当记录温度下降至 2℃时，报警系统以声光方式发出警报。

用理发吹风器加热低温冰箱报警器的感温探头，当记录温度高于–20℃时，报警系统应以声光方式发出警报。

（三）压力蒸汽灭菌器质量控制

1. 工艺检测 灭菌工作室每次灭菌均应进行自查。质量控制部门每月至少检查 1 次。

（1）消毒物品的包装要求

1）为防止灭菌后再次污染，需灭菌的物品必须包装。

2）包装可用双层平纹细布或牛皮纸。

3）新棉材料布应洗涤去浆后使用，反复使用的包装材料应清洗后再使用。

4）不能使用破损的包装材料。

5）使用容器盛装时，应使用既可阻挡外界微生物侵入，又具有良好的蒸汽穿透性的灭菌专用储槽和灭菌盒。

6）不能使用市售铝板盒与搪瓷盒。

7）物品包装、捆扎以不致松动散开为度，不宜过紧。

8）最好用化学指示胶带粘封，也可用线绳捆扎，不能使用别针、大头针等封包。

9）包装的体积不应超过 30cm×30cm×25cm。

10）不符合要求的包装不能进行灭菌，须重新按规定包装。

（2）消毒物品的装放要求

1）灭菌器柜内装放灭菌物品不应过挤，其总体积不应超过柜室容积的 80%。

2）应尽量将同类物品放在一起灭菌。如必须将不同类物品装放一起，则应以最难达到灭菌的物品所需的温度和时间为准。

3）物品装放、摆放时，上下左右均应互相间隔一定距离，以利蒸汽与空气相互置换。

4）大型灭菌器，物品应放于柜室或推车上的铁丝搁架上。无搁架的中、小型灭菌器，可将物品放于铁丝搁篮筐中再叠放。

5）物品包摆放时，应使盘、盒、碗等处于竖立的位置；纤维织物应使折叠方向与水平面成垂直状态；玻璃瓶、玻璃板等，应开口向下或侧放，利于蒸汽进入和空气排出。

6）装物品的储槽、灭菌盒等，应将其筛孔的盖板打开，双侧筛孔应处于上下位置，以使蒸汽由上方进入，空气由下方排出。容器之间应留有空隙，以防筛孔堵塞。

7）布类和金属类物品同时灭菌时，应将金属类物品包放在下面，以使两者受热基本一致，防止金属类物品在灭菌中产生的冷凝水弄湿包布。

8）难于灭菌的大包应放在上层，较易灭菌的小包放在下层。

9）物品尤其是纤维织物，在放置时应避免与灭菌柜室四壁接触，以防吸入较多的冷凝水。

10）发现不符合装放要求的，应重新按规定要求装放，方可进行灭菌。

（3）设备的要求

1）门框与橡胶垫圈有无损坏，是否平整。

2)门的锁扣是否灵活、有效。对手提式与立式压力蒸汽灭菌器，应检查主提与顶盖有无裂缝和变形。

3)压力表在蒸汽排尽时是否停留在零点。

4)通蒸汽入夹层，有无冷凝水与气体排出，阻气器是否在达到规定温度时自动关闭。

5)从柜室排气口倒入 500ml 水，检查有无堵塞。

6)关好门，通蒸汽，检查是否漏气。

7)在通蒸汽情况下，检查蒸汽调节开关盒控制阀是否灵活、准确。检查压力表与温度计所示的状况是否吻合，检查排气口温度计是否完好。

8)检查安全阀是否在蒸汽压力达到规定的安全限度(一般高于灭菌所需压力 10% 左右)时被冲开。对焊封式安全阀不进行实压试验，检查有无管道堵塞、变形等情况即可。

9)对有自动电子程序控制装置的灭菌器，使用前应检查规定的程序是否符合进行灭菌处理的要求。

10)以上各项检查发现有不符合要求的项目，应立即通知有关部门和维修人员。维修人员维修后需经再次检查合格后此灭菌器方可使用。

2. 灭菌效果监测 对压力蒸汽灭菌器的灭菌效果应定期进行检查,检查频率是根据工作部门和检查方法的不同来确定的(表 4-3)。

表4-3　灭菌效果检查方法与检查频率

检查方法	工作部门	检查频率
化学指示剂法	灭菌工作室	每批 1 次
	质量控制室	每月 1 次
生物指示剂法	质量控制室	每季度 1 次

（1）检查方法

1)化学指示剂法：在规定灭菌温度和时间条件下，指示剂受热变色或变形。如用于 121℃ 灭菌的指示剂，应在该温度作用 20 分钟时表示出达到要求的标准颜色变化，而各种物品的压力蒸汽灭菌时所需的灭菌温度和时间如表 4-4 所示。

表4-4　各种物品在压力蒸汽灭菌时所需的灭菌温度和时间

物品	灭菌时间(分钟)	
	121℃	126℃
器械包	25	15
敷料包	30	20
储槽装敷料	45	30
瓶装内热药液(500 ml)	20	15
瓶装废弃物品(桶高 25 cm，直径 28cm，无盖)	60	55

A. 化学指示剂有指示卡、指示管和指示胶带。指示卡和指示管用各种物品包装中心部位检测，指示胶带除用于物品包装表面检测外，也可用于物品包装中心部位的检测。

B. 物品包装表面灭菌检测可用指示胶带在各包装外贴封。

C. 物品包装中心灭菌检测效果监测要用点状布置监测。可根据灭菌器大小确定防止指示剂的包装个数和放置点。小型灭菌器选 1 个包装放入指示剂，该包装装置于最底层中央。中型灭菌器选 3 个包装放入指示剂，上层中央放 1 个，下层前、后各放 1 个。大型灭菌器选 5 个包装放入指示剂，上层、中层的中央部位各放 1 个，下层前、中、后部位各放 1 个。每次监测各包装中的化学指示剂均达到合格要求变化，则该批处理的全部物品均为灭菌合格。

2) 生物指示剂法：利用对热耐受力较强的嗜热脂肪杆菌（*Bacillus stearothermophilus* ATCC7953，SSIK31）芽胞的死亡情况判断灭菌是否成功。

生物指示剂有芽胞菌片与培养基混合装的指示管。所用生物指示剂芽胞含量应为 $(5\sim50)\times10^5$ 个。指示剂中的芽胞 D 值（减少 90% 所需的时间）应为 1.3~1.9 分钟，存活时间（即无死亡时间）大于等于 3.9 分钟，死亡时间（即全部芽胞死亡所需作用时间）小于等于 19 分钟。

检测时应使用标准试验包。标准试验包由 3 件平纹细布长袖无菌衣、12 条毛巾、30 块纱巾敷料（每块 10cm×10cm）组成，外用双层平纹细布包裹。

每个标准试验包中心部位置生物指示剂 2 个。小型灭菌器底层中央放置 1 个试验包。两层装灭菌器柜内设 3 个点，上层中央部位、下层前部位和下层后部位各放置 1 个试验包。三层装灭菌器柜室设 5 个点，即上层与中层的中央部位各放置 1 个试验包，下层前、中、后部位各放置 1 个试验包。

灭菌后，随物品取出生物指示剂，接种于溴甲酚葡萄糖蛋白胨水培养基上，于 50~60℃ 温箱培养 7 天。培养基由紫色变为黄色，说明有嗜热脂肪杆菌生长。每次检测，全部培养基为紫色，才能说明灭菌合格。只要有一个培养基长菌，则该次处理的全部物品均视为灭菌不合格。

（2）注意事项

1）使用的化学指示剂均为由卫计委或省级卫生行政主管部门批准的有生产批准文号的单位生产的产品。

2）生物指示剂应为卫计委批准的有生产批准文号的单位生产的产品。

3）灭菌未合格的物品再次灭菌时，应重新按要求放置化学指示剂或生物指示剂。

4）生物指示剂除常规质控外，还用于对新的包装容器、装放方式、排气方式与特殊物品灭菌工艺的确定，也用于对新灭菌器效果的测定。

5）各项检查均应做记录，包括监测日期、灭菌器编号、灭菌温度、灭菌时间、指示剂来源、批号和有效期、培养温度、培养时间、观察结果与检验者。

6）任何一项检查结果不符合规定要求，均应立即查找原因，采用必要措施，并且通过灭菌工作室和质控室共同检查合格后，灭菌器才能投入使用。

（3）溴甲酚葡萄糖蛋白胨水培养基配制方法

1）加蛋白胨 10g、葡萄糖 5g、琼脂 4.0g 于 1000ml 蒸馏水中，待完全溶解。

2）调 pH 至 7.0~7.2。

3）加 2% 溴甲酚紫乙醇溶液 0.6ml 于蒸汽灭菌器中，于 115℃ 灭菌 30 分钟。

4）置冷藏箱（4℃）备用。

3. 采血混匀秤质量控制

（1）检查频率：质控部门每月对每台采血混匀秤的混合频率、称重准确性检查 1 次。

（2）质量标准：采血混匀秤的混合频率应为 15~20 次/分钟，称重标准应为实际重量（g）±1%。

（3）混合频率检查：启动采血混匀秤使晃盘晃动，用秒表观察晃盘 1 分钟内晃动次数。

(4)称重准确性检查：启动采血混匀秤，在晃盘上放置经当地计量部门标定合格的标准砝码，观察采血秤数字显示屏上显示代表重量(g)数值。检查范围为采血常用称重。

4. 速冻冰箱质量控制

(1)检查频率：速冻冰箱检查频率为每周至少1次。

(2)质量标准

1)箱内温度应为–50℃以下。

2)冻结速度值为冰箱按规定要求满载情况下，1小时内将把新鲜冰冻血浆或冷沉淀冻结。

(3)检查方法

1)速冻冰箱启动30分钟后，用经标定的温差电偶温度计检测箱内温度。

2)速冻1小时后观察冻结后的新鲜冰冻血浆的冻结速度。

三、工艺卫生的质量控制

输血服务机构的工艺卫生质量控制应按照国家卫计委颁发的相关法规如《医疗机构消毒技术规范》(2012年版)等执行。

(一)采血、成分制备人员手细菌菌落检查

采血人员、成分制备人员手细菌菌落数检查，每月每人检查1次。以上两类人员手细菌菌落数≤10cfu/m²。

1. 采血成分制备人员手的细菌采样

1)采样时间：采血人员在接触献血者前、从事采血活动前采样。成分制备人员在接触献血袋前、从事血液成分制备活动前采样。

2)采样面积与方法：被检人五指并拢，将浸有无菌生理盐水采样液的棉拭子一支，在双手指曲面从指根到指端来回涂擦各两次(一只手涂擦面积约30 cm²)，并随之转动采样棉拭子，剪去手接触部位，将棉拭子放入装有10 ml采样液的试管内送检。采样面积按平方厘米(cm²)计算。

2. 细菌菌落数总数检查

1)检查方法：将每支采样管振动80次或用混匀器充分混匀，10倍递减稀释，对每个稀释度(取3个稀释度)分别取1ml放于灭菌平皿内(每个稀释度倾注2块平板)，用普通琼脂培养基做倾注培养，置30~35℃温箱培养48小时，观察结果。

2)计算。

3. 注意事项 采样后必须尽快对样品进行相应指标检测，送检时间不得超过6小时，若样品保存于0~4℃条件时，送检时间不得超过24小时。

(二)采血、成分分离室空气细菌菌落总数检查

采血室、成分分离室空气细菌菌落总数检查，每月检查1次。其空气细菌菌落总数≤500cfu/m³。

1. 空气采样

1)采样时间：选择消毒处理后与采血或成分分离前采样。

2)采样高度：与地面垂直高度80~150cm。

3)采样点布点方法：室内面积≤30m²，则设一条对角线，在对角线上取3点，即中心1点、

两侧距墙角 1m 处各取 1 点；室内面积≥30m²，则设东、西、南、北、中 5 点，其中东、西、南、北点距墙 1m。

4)采样方法：用直径 9cm 的普通营养琼脂平板在采样点暴露 5 分钟后送检培养。

2. 细菌菌落总数检查

1)检查方法：将采样后的平板于 30～35℃培养 24 小时后观察结果，求出 5 个或 3 个采样点的平均菌落数。

2)计算：空气细菌菌落总数 $(cfu/cm^2)=50\ 000N/AT$

式中，A 为平板面积 (cm^2)；T 为平板暴露时间 (min)；N 为平均菌落数 $(cfu/平皿)$。

3. 注意事项 同采血、成分制备人员手细菌菌落总数检查。

(三)紫外线灯紫外光强度检查

1. 质量标准 紫外光强度≥70μW/cm²。

2. 检查方法 紫外线灯只数应根据被检测室面积大小而定，每 10m² 需安装 30W 以上的紫外线灯 1 只。用紫外线光强度仪检测紫外线灯的紫外线光强度，检测时紫外线灯距紫外线光强度仪 1m，紫外线灯每半年检查 1 次。

(四)净化台/室质量检查

净化设备质量检查为每季度 1 次。

1. 检查项目与标准 见表4-5。

表4-5　净化设备质控项目与标准

检查项目	净化设备级别		
	百级	万级	十万级
尘埃颗粒数(0.5μm 直径)	≤3.5/L	≤350/L	≤3 500/L
菌落数	≤1	≤3	≤10
噪声(分贝)	≤65	≤65	≤65
风速 m/s	垂直 0.3		
	水平 0.4		

2. 尘埃颗粒计数 根据净化设备净化间大小平均划分几个测定区，每个测定区的中央为测定点，测定点测定位置高度与工作位置相一致。

开启被检测净化设备使其正常工作，30 分钟后用尘埃颗粒计数仪进行检测。尘埃颗粒计数仪在各测定点检测，每个点测定 2～3 次，然后求几次测定颗粒数的平均值，并判断是否符合标准。

3. 菌落数 开启被检测的净化设备，待其正常运行 30 分钟。划分净化台的几个测定区域，在测定区域中心各放置 1 个 9cm 琼脂培养皿，放置时间为 30 分钟，放置 30 分钟后各培养皿立即置于 30～35℃培养箱中培养。培养 48 小时后进行观察，并计算各培养皿中的菌落平均数。根据净化设备不同级别，判定其菌落数是否符合标准。

4. 噪声 开启被检测的净化设备，待其处于未定工作状态时，用分贝仪测定其噪声分贝值。

5. 风速 开启被检测的净化设备，待其处于未定工作状态时，用风速仪测定其风速。

第二节 血液采集与制备、血液制品的质量控制

一、采血的质量控制

1. 采血环境的要求及检查 采血室的装饰与布置应朴素、典雅、宽敞明亮、整齐，空气清新、温度适宜。采血室应每天清洁，定期消毒。

2. 采血秤的要求及检查

(1)采血秤的混合频率应为每分钟 30~32 次或按照厂商设备说明书。

(2)采血秤称量允许的误差为实际重量±2%。

3. 采血前血袋的要求及检查

(1)血袋外观检查：血袋的袋体和管道完整无损，无漏液，表面清洁无霉斑，护针帽未脱落，袋内抗凝剂颜色正常、无异物、无混浊、无细菌和真菌生长。

(2)血袋微漏检查：应检查血袋的热合处。

4. 对采血护士的要求及检查 应检查采血护士是否严格执行各项操作规程。采血护士工作时不能戴首饰、手表，其手杂菌菌落数≤10cfu/m^2。

5. 采血前献血者手臂消毒的要求及检查 采血前献血者手臂消毒的时间应根据消毒剂的说明要求，皮肤消毒范围应不小于直径 6cm×8cm，消毒后的部位不能接触。质控人员应进行监控。

6. 采血中的要求及检查

(1)采血针脱掉护针帽后，应立即进行静脉穿刺。

(2)采血一针率应达单位质量目标的要求。

(3)穿刺后立即开动采血秤，使血液和保存液迅速混合直到完成采血。

(4)顺利采血 200ml 一般在 3 分钟内完成，400ml 在 6 分钟内完成。制备血小板或新鲜冰冻血浆的全血，其采集时间应符合国标的要求。

(5)一旦采血量达到规定要求，立即停止采血。

7. 采血后血袋处理要求及检查

(1)采血后，如用采血管中的血液作为配血标本，应立即把导管中的血液挤入血袋中与抗凝保存液混合，并随后把混匀后的全血再导入导管中。

(2)立即热合导管。

(3)尽快将采集的全血送往血库冷藏，将用于制备血液成分的全血送往成分制备室。质控人员对采血护士采血工作和采血后血袋处理工作进行监控。

8. 采血量的要求及检查 采血量应为标识量±10%，每月至少检查 1 次，检查数量应为每月采集量的 1%或至少 4 袋。用精确度为 1g 电子秤称量采血后的血袋的重量。

二、血液成分制备的质量控制

1. 血液成分制备环境的要求及检查 血液成分制备室应宽敞明亮、整齐洁净、空气清新、温度适宜，根据制备方式(开放或密闭)及制备不同的血液成分进行环境质量控制。

2. 血液成分制备人员的要求及检查 质控人员应定期到血液成分制备现场监督检查，以发现制备人员是否遵守各项操作规程。

3. 血液成分制备的温度与完成制备时限的要求及检查 浓缩血小板制备温度为 20～24℃，其他成分离心温度为 4～10℃。制备浓缩血小板的全血，采集后置室温保存和运输的应在采血后 6 小时内制备，或采集后置于 20～24℃保存和运输的于 24 小时内制备。制备新鲜冰冻血浆的全血,采集后储存于冷藏环境中最好在6 小时(保养液为 ACD)或 8 小时(保养液为 CPD 或 CPDA-1)内,但不超过 18 小时制备并冻成。

4. 应对血液成分制备室使用的离心机、速冻冰箱等设备定期检查。

三、全血质量控制

全血质量控制的项目和要求见 GB 18469–2012《全血及成分血质量要求》。

(一)全血容量

1. 检查方法 按规定的比例随机取库存的全血若干袋,用感量为 1g 的天平分别称各袋重量。

2. 注意事项

(1)对全血进行检查时应轻拿轻放。

(2)血袋从冷藏箱中取出进行检查时, 应尽量缩短血袋在室温中停留的时间, 最长不得超过 30 分钟。

(二)无菌试验

1. 检查方法 储存期末,把抽取的 4 袋全血从储血冷藏箱中取出后,首先进行无菌试验。无菌试验应在百级净化台(室)或无菌室中进行。

2. 注意事项

1)无菌试验留取全血标本前应将袋中全血充分混匀,混匀时动作应轻柔,不能产生泡沫,也不能使之溶血。

2)无菌试验应使用中国药品生物制品检定所生产的培养基,或经国家药品监督部门认可的厂家生产的培养基。

3)无菌试验留取全血标本后,再次混匀袋中全血并留取足够量的全血标本用于进行其他各项实验。

4)留取全血标本时应无菌操作。留取标本后应立即将血袋热合密封,并置于冷藏箱中保存。保存至少 2 周,以备无菌试验失败后查找原因。

(三)pH

1. 测定方法 用无菌试验中留取的全血标本测定 pH、使用 pH 计进行测定。

2. 注意事项

(1)应使用 pH 读数精确到小数点后两位的 pH 计。

(2)校正 pH 计时应使用当地计量部门提供的两种标准缓冲液。

(3)测定全血 pH 时,一旦标本从血袋中移出,应立即进行测定,以防全血标本在空气中暴露时间过长而 CO_2 逸出,导致测定的 pH 偏高。

(四)血细胞比容

1. 测定方法 用无菌试验中留取的全血标本测定血细胞比容,可用毛细管比积离心法、温氏离心法及细胞分析仪进行测定。

2. 注意事项

(1)离心后测量血细胞比容不包括白膜层。

(2)如果离心后在血浆与白红细胞交界处呈现斜面,测量血细胞比容时应从斜面中点处测量。

(五)血浆血红蛋白

测定方法用无菌试验中留取的全血标本经离心获得的血浆,应再次离心,两次均以2000r/min 离心 10 分钟。然后移出不含红细胞的血浆,用此进行血浆血红蛋白,血浆 K^+、Na^+等项测定。血浆血红蛋白测定采用血浆游离血红蛋白的邻甲联苯胺法或使用灵敏度与邻甲联苯胺法相同的方法测定。

(六)血浆 Na^+、K^+ 测定

血浆中 Na^+、K^+可使用电解质分析仪、火焰光度计或多功能生化分析仪进行测定。

四、各类血制品的质量控制

目前常见的血制品主要分为三类:红细胞制品、血小板制品和血浆制品。其中,红细胞制品主要有浓缩红细胞、悬浮红细胞、浓缩少白细胞红细胞、悬浮少白细胞红细胞、洗涤红细胞、冰冻解冻去甘油红细胞;血小板制品分为浓缩血小板、单采血小板和单采少白细胞血小板;血浆制品包括新鲜冰冻血浆、单采新鲜冰冻血浆、冷沉淀凝血因子;除此之外还有单采粒细胞制剂,但因容易出现输血反应一般不再制备。为确保血液制品的安全,减少输血感染经血传播疾病的风险,所有血制品必须进行血型、无菌试验及经血传播的疾病的检测,检查方法和注意事项与全血相同。不同血液制品又有各自特有的标准,具体质量标准如下。

(一)浓缩红细胞质量控制

浓缩红细胞质量标准见表 4-6。

表4-6　浓缩红细胞质量标准

项目	质量标准	检查频率
标签	同全血	1 次/月,当日库存数 1%～5%
外观	同全血	1 次/月,当日库存数 1%～5%
容量	200ml 全血分:(120±10%)ml 400ml 全血分:(240±10%)ml	1 次/月,当日库存数 1%～5%
血细胞比容	0.65～0.80	4 袋/月
pH	6.7～7.2	4 袋/月
无菌试验	无菌生长	4 袋/月
血型	ABO 血型应正反定型符合,稀有血型应符合血型标签标示	血液筛查实验室逐袋检测
HBsAg	阴性	血液筛查实验室逐袋检测
HCV 抗体	阴性	血液筛查实验室逐袋检测
HIV 抗体	阴性	血液筛查实验室逐袋检测
梅毒螺旋体血清学试验	阴性	血液筛查实验室逐袋检测
ALT	正常	血液筛查实验室逐袋检测

(二)悬浮红细胞质量控制

悬浮红细胞质量标准见表 4-7。

表4-7　悬浮红细胞质量标准

项目	质量标准	检查频率
标签	同全血	1 次/月，当日库存数 1%~5%
外观	无凝块、溶血、黄疸、气泡及重度乳糜，储血容器无破损，采血袋上保留至少 20cm 长分段热合注满全血的采血管	1 次/月，当日库存数 1%~5%
容量	标示量 10%	1 次/月，当日库存数 1%~5%
血细胞比容	0.50~0.65	4 袋/月
无菌试验	无菌生长	4 袋/月
血型	ABO 血型应正反定型符合，稀有血型应符合血型标签标示	血液筛查实验室逐袋检测
HBsAg	阴性	血液筛查实验室逐袋检测
HCV 抗体	阴性	血液筛查实验室逐袋检测
HIV 抗体	阴性	血液筛查实验室逐袋检测
梅毒螺旋体血清学试验	阴性	血液筛查实验室逐袋检测
ALT	正常	血液筛查实验室逐袋检测

(三)浓缩少白细胞红细胞质量控制

浓缩少白细胞红细胞质量标准见表 4-8。

表4-8　浓缩少白细胞红细胞质量标准

项目	质量标准	检查频率
标签	同全血	1 次/月，当日库存数 1%~5%
外观	无凝块、溶血、黄疸、气泡及重度乳糜，储血容器无破损，采血袋上保留至少 20cm 长分段热合注满全血的采血管	1 次/月，当日库存数 1%~5%
容量	200 ml 全血制备：（100±10%）ml 400 ml 全血制备：（200±10%）ml	1 次/月，当日库存数 1%~5%
血细胞比容	0.60~0.75	4 袋/月
残余白细胞	(1)用于预防巨细胞病毒(CMV)感染或人类白细胞抗原(HLA)同种免疫 200ml 全血制备：=2.5×10^6；400ml 全血制备：=5×10^6 (2)用于预防非溶血性发热输血反应 200 全血制备：=2.5×10^8；400ml 全血制备：=5×10^8	4 袋/月
无菌试验	无菌生长	4 袋/月
血型	ABO 血型应正反定型符合，稀有血型应符合血型标签标示	血液筛查实验室逐袋检测
HBsAg	阴性	血液筛查实验室逐袋检测
HCV 抗体	阴性	血液筛查实验室逐袋检测
HIV 抗体	阴性	血液筛查实验室逐袋检测
梅毒螺旋体血清学试验	阴性	血液筛查实验室逐袋检测
ALT	正常	血液筛查实验室逐袋检测

1. 测定方法

（1）用全血制备的少白细胞红细胞，应在制备后称重，然后计算出该袋少白细胞红细胞容量。

（2）用全血制备后的少白细胞红细胞，按无菌操作留标本。并用所留的少白细胞红细胞标本，进行白细胞计数。为了保证准确性，白细胞计数不用普通计数盘显微镜计数和细胞计数仪计数，少白细胞红细胞中的残留白细胞需采用大容量 Nageotte 计数盘显微镜计数法计数，见附：血液成分残留白细胞计数（大容量血细胞计数盘法）。

2. 计算方法 残余白细胞按下列公式计算。

残余白细胞（个数/袋）=白细胞（个数/ml）×少白细胞红细胞容量（ml/袋）

附：血液成分残留白细胞计数（大容量血细胞计数盘法）

（1）材料：大容量 Nageotte 血细胞计数盘、显微镜、结晶紫染色液。

（2）结晶紫染色液配制

1）储存液配制：250mg 结晶紫溶于 250ml 的 50%醋酸溶液中，室温放置至少 6 个月。

2）使用液配制：1 份储存液加 9 份 3%的醋酸溶液，最终浓度为：结晶紫 0.01%（W/V），醋酸 7.7%（v/v）。然后使用 0 22μl 过滤器过滤。

（3）计数方法

1）对血液标本的稀释以 10 倍稀释为宜，即 50μl 血液标本加 45μl 使用液充分混匀。

2）在 Nageotte 计数池中加入上述混合液，将计数盘置于带盖潮湿容器中，于室温放置 10～15 分钟。

3）在 200 倍显微镜下对计数池中两个计数区（每区有 20 个长方形）的白细胞计数，40 行相当于 50。

（4）计算：公式中 10 代表 10 倍稀释；50 代表 50μl。

（5）注意事项

1）将标本稀释液加入计数池中时应动作缓慢、平稳。

2）加入计数池的标本量不能过量也不能不足。

3）计数池中吸入标本后放置期间，不能随意移动计数盘。

4）两区之间计数值相差不得大于 10%，否则应重新进行试验。

（四）悬浮少白细胞红细胞质量控制

悬浮少白细胞红细胞质量标准见表4-9。

表4-9　悬浮少白细胞红细胞质量标准

项目	质量标准	检查频率
标签	同全血	1 次/月，当日库存数 1%～5%
外观	无凝块、溶血、黄疸、气泡及重度乳糜，储血容器无破损，采血袋上保留至少 20cm 长分数段热合注满全血的采血管	1 次/月，当日库存数 1%～5%
容量	标示量±10%	1 次/月，当日库存数 1%～5%
血细胞比容	0.45～0.60	4 袋/月
残余白细胞	（1）用于预防 CMV 感染或 HLA 同种免疫 200ml 全血制备：$\leqslant 2.5 \times 10^6$；400ml 全血制备：$\leqslant 5 \times 10^6$	4 袋/月

续表

项目	质量标准	检查频率
残余白细胞	(2)用于预防非溶血性发热输血反应 200ml 全血制备：≤2.5×10^8；400ml 全血制备：≤5×10^8	
无菌试验	无菌生长	4 袋/月
血型	ABO 血型正反定型符合，稀有血型应符合血型标签标示	血液筛查实验室逐袋检测
HBsAg	阴性	血液筛查实验室逐袋检测
HCV 抗体	阴性	血液筛查实验室逐袋检测
HIV 抗体	阴性	血液筛查实验室逐袋检测
梅毒螺旋体血清学试验	阴性	血液筛查实验室逐袋检测
ALT	正常	血液筛查实验室逐袋检测

(五)洗涤红细胞质量控制

洗涤红细胞质量标准见表 4-10。

表4-10 洗涤红细胞质量标准

项目	质量标准	检查频率
标签	同全血	1 次/月，当日库存数 1%～5%
外观	无凝块、溶血、黄疸、气泡及重度乳糜，储血容器无破损，采血袋上保留至少 20cm 长分段热合注满全血的采血管	1 次/月，当日库存数 1%～5%
容量	200ml 全血：（125±10%）ml 400ml 全血：（250±10%）ml	1 次/月，当日库存数 1%～5%
红细胞回收率	≥70%	4 袋/月
白细胞清除率	≥80	4 袋/月
血浆蛋白清除率	≥98%	4 袋/月
无菌试验	无菌生长	4 袋/月
血型	ABO 血型正反定型符合，稀有血型符合血型标签标示	血液筛查实验室逐袋检测
HBsAg	阴性	血液筛查实验室逐袋检测
HCV 抗体	阴性	血液筛查实验室逐袋检测
HIV 抗体	阴性	血液筛查实验室逐袋检测
梅毒螺旋体血清学试验	阴性	血液筛查实验室逐袋检测
ALT	正常	血液筛查实验室逐袋检测

1. 蛋白清除率

(1)把洗涤前后的浓缩红细胞分别称重，洗涤前的浓缩红细胞留取两份标本，其中 1 份经离心上清液，另 1 份与洗涤后的浓缩红细胞留取的 1 份标本，共同用于测定白细胞清除和红细胞回收率。留取标本需无菌操作。

(2)把洗涤前的浓缩红细胞标本经离心所得上清液作为洗涤前的待测标本。把 3 次洗涤红细胞后的上清液作为洗涤后的待测标本。

(3)洗涤前后的待测标本分别用双缩脲法或用生化分析仪测定其蛋白含量。

2. 白细胞清除率 测定方法是根据洗涤前后各袋所称的重量计算出各袋的容量；用洗涤前后各袋所留的标本分别进行白细胞计数，计数方法同少白细胞红细胞。

3. 红细胞回收率

(1)测定方法：将洗涤前后各袋留取的标本分别测定其血红蛋白含量，并根据容量计算出洗涤前后各袋血红蛋白的总量，然后计算出血红蛋白的回收率，用以表示红细胞回收率。

(2)血红蛋白测定：须采用氰化高铁血红蛋白法。

(六)冰冻解冻去甘油红细胞质量控制

冰冻解冻去甘油红细胞质量标准见表4-11。

表4-11 冰冻解冻去甘油红细胞质量标准

项目	质量标准	检查频率
标签	同全血	按1%抽检
外观	无凝块、溶血、黄疸、气泡及重度乳糜，储血容器无破损，采血袋上保留至少20cm长分段热合注满全血的采血管	按1%抽检
容量	标示量±10%	按1%抽检
红细胞回收率	≥80%	按1%抽检
残余白细胞	≤1%	按1%抽检
残余血小板	≤1%	按1%抽检
甘油含量	≤10g/L	按1%抽检
游离血红蛋白含量	≤1g/L	按1%抽检
体外溶血试验	≤50%	按1%抽检
无菌试验	无菌生长	按1%抽检
血型	ABO血型应正反定型符合，稀有血型应符合血型标签标示	血液筛查实验室逐袋检测
HBsAg	阴性	血液筛查实验室逐袋检测
HCV抗体	阴性	血液筛查实验室逐袋检测
HIV抗体	阴性	血液筛查实验室逐袋检测
梅毒螺旋体血清学试验	阴性	血液筛查实验室逐袋检测
ALT	正常	血液筛查实验室逐袋检测

1. 无菌试验

(1)检查方法：制备后的冰冻解冻去甘油红细胞立即进行无菌试验，并以无菌操作方法留足量的标本用于其他各项检查。无菌试验方法同全血。

(2)注意事项：同全血。

2. 红细胞回收率
将洗涤前后的解冻红细胞分别称重，留标本，测定方法同洗涤红细胞。

3. 残余白细胞

(1)测定方法：用2项中留取的标本进行检测，方法同少白细胞红细胞。

(2)计算方法

残余白细胞(%)=(洗涤后白细胞总数/洗涤前白细胞总数)×100%

4. 残余血小板

(1)测定方法：用2项中留取的标本进行检测血小板计数，并计算其血小板总数。

(2)计算方法

残余血小板(%)=(洗涤后血小板总数/洗涤前血小板总数)×100%

5. 悬浮红细胞上清液含甘油量 将成品解冻红细胞标本离心，取上清液用于测定甘油含量。甘油测定可采用过碘酸钠甘油测定方法或其他公认的方法。

6. 悬浮红细胞体外溶血试验 取成品解冻红细胞标本两份，1 份置室温，另 1 份置 37℃ 水浴，各 30 分钟，然后离心取上清，分别测定上清血红蛋白含量，测定方法为邻联苯胺法。

7. 悬浮红细胞上清液血红蛋白含量 用 5 项所得上清液测定血红蛋白含量，测定方法为邻联苯胺法。

(七)浓缩血小板质量控制

浓缩血小板质量控制的检查项目、质量标准和抽检频率见表 4-12。

表4-12　浓缩血小板质量标准

项目	质量标准	检查频率
标签	同全血	1 次/月，当日库存数为 1%～5%
外观	呈淡黄色雾状，无纤维蛋白析出，无黄疸、气泡、重度乳糜，容器无破损，保留至少 15cm 长度注满血小板的转移管	1 次/月，当日库存数为 1%～5%
容量	保存 24 小时者：25～30ml；保存 5 天者：25～30ml/200ml 全血制备，50～70 ml/400 ml 全血制备	1 次/月，当日库存数为 1%～5%
pH	6.0～7.4	4 袋/月
血小板含量	400ml 全血制备：$\geqslant 4.0 \times 10^{10}$ 200 ml 全血制备：$\geqslant 2.0 \times 10^{10}$	4 袋/月
红细胞混入量	400ml 全血制备：$\leqslant 2.0 \times 10^{9}$ 200 ml 全血制备：$\leqslant 1.0 \times 10^{9}$	4 袋/月
残余白细胞	无凝块、溶血、黄疸、气泡及重度乳糜，储血容器无破损，采血袋上保留至少 20cm 长分段热合注满全血的采血管	4 袋/月
无菌试验	无菌生长	4 袋/月
血型	ABO 血型正反定型符合，稀有血型符合血型标签标示	血液筛查实验室逐袋检测
HBsAg	阴性	血液筛查实验室逐袋检测
HCV 抗体	阴性	血液筛查实验室逐袋检测
HIV 抗体	阴性	血液筛查实验室逐袋检测
梅毒螺旋体血清学试验	阴性	血液筛查实验室逐袋检测
ALT	正常	血液筛查实验室逐袋检测

1. 血小板数

(1)检测方法：计数方法为显微镜计数法或使用细胞计数仪计数。

(2)注意事项：应先将浓缩血小板标本用生理盐水 4～5 倍稀释后，再按常规方法将稀释后的浓缩血小板进行计数检查。

2. 红细胞混入量　计数方法为显微镜计数法或使用细胞计数仪计数。

3. 白细胞混入量　计数方法同少白细胞红细胞质量检查的白细胞计数。

(八)单采血小板质量控制

单采血小板质控各项检测方法同浓缩血小板，具体见表 4-13。

表4-13 单采血小板质量标准

项目	质量标准	检查频率
标签	同全血	1次/月，当日库存数为1%~5%
外观	同浓缩血小板	1次/月，当日库存数为1%~5%
容量	保存24小时者：125~200ml 保存5天者：250~300ml	1次/月，当日库存数为1%~5%
pH	6.2~7.4	4袋/月
血小板含量	$\geqslant 2.5 \times 10^{11}$/袋	4袋/月
白细胞混入量	$\leqslant 5.0 \times 10^{8}$/袋	4袋/月
红细胞混入量	$\leqslant 8.0 \times 10^{9}$/袋	4袋/月
无菌试验	无菌生长	4袋/月
血型	ABO血型正反定型符合，稀有血型符合血型标签标示	血液筛查实验室逐袋检测
HBsAg	阴性	血液筛查实验室逐袋检测
HCV抗体	阴性	血液筛查实验室逐袋检测
HIV抗体	阴性	血液筛查实验室逐袋检测
梅毒螺旋体血清学试验	阴性	血液筛查实验室逐袋检测
ALT	正常	血液筛查实验室逐袋检测

（九）单采少白细胞血小板质量控制

单采少白细胞血小板质量标准见表4-14。

表4-14 单采少白细胞血小板质量标准

项目	质量标准	检查频率
标签	同全血	1次/月，当日库存数1%~5%
外观	同单采血小板	1次/月，当日库存数1%~5%
容量	保存24小时者：125~200ml 保存5天者：250~300ml	1次/月，当日库存数1%~5%
pH	6.0~7.4	4袋/月
血小板含量	$\geqslant 2.5 \times 10^{11}$/袋	4袋/月
白细胞混入量	同浓缩少白细胞红细胞	4袋/月
红细胞混入量	$\leqslant 8.0 \times 10^{9}$/袋	4袋/月
无菌试验	无菌生长	4袋/月
血型	ABO血型正反定型符合，稀有血型符合血型标签标示	血液筛查实验室逐袋检测
HBsAg	阴性	血液筛查实验室逐袋检测
HCV抗体	阴性	血液筛查实验室逐袋检测
HIV抗体	阴性	血液筛查实验室逐袋检测
梅毒螺旋体血清学试验	阴性	血液筛查实验室逐袋检测
ALT	正常	血液筛查实验室逐袋检测

（十）新鲜冰冻血浆及单采新鲜冰冻血浆的质量控制

新鲜冰冻血浆及单采新鲜冰冻血浆质量控制的各项检查方法和质控标准相同，仅采集制备方法不同(表 4-15)。

表4-15 (单采)新鲜冰冻血浆质量标准

项目	质量标准	检查频率
标签	同全血	1 次/月,当日库存数为 1%~5%
外观	30~37℃融化的新鲜冰冻血浆为淡黄色澄清液体,无纤维蛋白析出,无黄疸、气泡、重度乳糜,容器无破损,保留至少 10cm 长度注满新鲜冰冻血浆的转移管	1 次/月,当日库存数为 1%~5%
容量	200ml 全血制备:100±10%ml 400ml 全血制备:200±10%ml	1 次/月,当日库存数为 1%~5%
血浆蛋白含量	≤50g/L	4 袋/月
因子Ⅷ含量	≤0.71U/ml	4 袋/月
无菌试验	无菌生长	4 袋/月
血型	ABO 血型应正反定型符合,稀有血型应符合血型标签标示	血液筛查实验室逐袋检测
HBsAg	阴性	血液筛查实验室逐袋检测
HCV 抗体	阴性	血液筛查实验室逐袋检测
HIV 抗体	阴性	血液筛查实验室逐袋检测
梅毒螺旋体血清学试验	阴性	血液筛查实验室逐袋检测
ALT	正常	血液筛查实验室逐袋检测

1. 容量

(1)检查方法同全血。

(2)注意事项

1)检查新鲜冰冻血浆时应轻拿轻放,以防冻硬状态下的血袋断裂。

2)血浆袋从低温冰箱中取出后,在室温停留时间越短越好,以防冰冻状态的血浆融化。

2. 无菌试验

(1)试验方法同全血。

(2)注意事项

1)在试验前先将从低温冰箱中取出的新鲜冰冻血浆袋立即置入 37℃水浴中,轻轻摇动,使之在 6 分钟内融化。融化后马上进行无菌试验。

2)每袋新鲜冰冻血浆在抽样接种后,立即取样用于蛋白含量测定和第Ⅷ因子含量测定。

3)用于第Ⅷ因子含量测定的标本应迅速置于冰水浴中,并立即开始第Ⅷ因子测定或迅速把标本放入低温冰箱冻存。其他注意事项同全血。

3. 蛋白质含量 用无菌试验中留的样本进行测定。测定方法为血清总蛋白双缩脲法,或使用生化分析仪测定。

4. 第Ⅷ因子 用无菌试验中留取的样本进行测定。测定方法为第Ⅷ因子效价测定一期法或二期法,或使用血凝仪测定。

(十一)冷沉淀凝血因子质量控制

冷沉淀凝血因子质量标准见表 4-16。

表4-16 冷沉淀凝血因子质量标准

项目	质量标准	检查频率
标签	同全血	按1%抽检
外观	同新鲜冰冻血浆	按1%抽检
容量	每袋(25±5)ml	按1%抽检
纤维蛋白原含量	200ml新鲜冰冻血浆制备≥150mg 100ml新鲜冰冻血浆制备≥75mg	按1%抽检
第Ⅷ因子含量	200ml新鲜冰冻血浆制备≥80U 100ml新鲜冰冻血浆制备≥40U	按1%抽检
无菌试验	无菌生长	4袋/月
血型	ABO血型应正反定型符合,稀有血型应符合血型标签标示	血液筛查实验室逐袋检测
HBsAg	阴性	血液筛查实验室逐袋检测
HCV抗体	阴性	血液筛查实验室逐袋检测
HIV抗体	阴性	血液筛查实验室逐袋检测
梅毒螺旋体血清学试验	阴性	血液筛查实验室逐袋检测
ALT	正常	血液筛查实验室逐袋检测

(1)冷沉淀凝血因子相关检测方法及注意事项同新鲜冰冻血浆。

(2)纤维蛋白原:测定方法为血浆纤维蛋白原双缩脲测定法或使用血凝仪检测。

(十二)单采粒细胞质量控制

单采粒细胞质量标准见表4-17。

表4-17 单采粒细胞质量标准

项目	质量标准	检查频率
标签	同全血	按1%抽检
外观	无凝块、溶血、黄疸、气泡、重度乳糜,血浆颜色呈淡黄色,储血容器无破损,保留至少20cm长度注满粒细胞的采血管	按1%抽检
容量	150~500ml	按1%抽检
中性粒细胞含量	每袋≥$4.0×10^{10}$	按1%抽检
红细胞混入量	每袋血细胞比容≤0.15	按1%抽检
无菌试验	无菌生长	按1%抽检
血型	ABO血型正反定型符合,稀有血型符合血型标签标示	血液筛查实验室逐袋检测
HBsAg	阴性	血液筛查实验室逐袋检测
HCV抗体	阴性	血液筛查实验室逐袋检测
HIV抗体	阴性	血液筛查实验室逐袋检测
梅毒螺旋体血清学试验	阴性	血液筛查实验室逐袋检测
ALT	正常	血液筛查实验室逐袋检测

第三节　医学实验室的质量保证、室内质量控制和室间质量评价

医学实验室的质量保证和质量控制是医学实验室质量管理的重要组成部分。在 GB/T 19000–2000 质量管理体系——基础和术语中，质量保证是致力于提供质量要求会得到满足的信任。质量控制致力于满足相关的质量要求。医学实验室的质量保证包含了实现质量的所有活动，其目的在于为临床诊断、治疗、评估人体健康提供辅助诊断服务。

一、医学实验室质量保证

医学实验室又称为临床实验室，是以诊断、预防、治疗人体疾病或评估人体健康提供信息为目的，对来自人体的材料进行生物学、微生物学、免疫学、化学、血液免疫学、血液学、生物物理学、细胞学、病理学或其他检验，并可以提供涵盖实验室全方位研究，包括结果解释，对进一步调查提出建议在内的顾问、咨询服务的实验室。

医学实验室质量保证通常涵盖检测前、检测中、检测后三个阶段。检测前涉及项目选择、患者准备、标本采集、标本储存、标本运送、标本接收等过程的质量保证；检测中需要实施室内质控和室间质评活动；检测后在确保及时、准确发出检测报告的同时，对临床开展检测范围内的咨询活动。同时，应重视实验室的人员、设备、设施与环境、校准、文件及记录体系等质量要素，保证这些要素在整个医学检验过程中得到有效管理和控制，提供质量要求得以满足的必要信任。

二、室内质量控制

（一）室内质量控制发展简史

早在 20 世纪 20 年代就由美国的休哈特（W.A.Shewhart）提出统计过程控制（statistical process control，SPC）的概念与实施过程监控的工具——质控图，今天的统计质量控制（SQC）与当年的休哈特方法并无根本的区别。

1950 年，Levey-Jennings 将生产过程的统计控制引入临床实验室，形成了临床检验分析过程的质量控制（quality control，QC）。Shewhart 要求每次做一组检验计算平均值和级差，然后将每组的平均值和极差点在两个不同的质控图上，一个为均值质控图，一个为极差质控图 Levey 和 Jennings 建议每次对某患者标本做双份检测，然后计算平均值和极差。

Henry 和 Segalove 于 1952 年提出了改良的方法。用稳定的参考材料做重复检测，将各个检测值直接点在质控图上。在分析过程的质量控制中使用质控物，将各个单一检测结果直接点在图上，这种做法发展为当今所熟悉的 Levey-Jennings 质控图。在 20 世纪 70 年代，Westgard 等提出了许多质量控制规则，特别是著名的 Westgard 多规则（Westgard multi-rules），以及发展了系统化的统计质量控制理论，并采用计算机模拟（computer simulation）方式对质量控制规则和方法的性能特征进行评价与设计。至 90 年代，Westgard 等提出了新的质量控制方法设计工具——操作过程规范图（operation process specifications，OPSpecs）。到了 21 世纪，Westgard 尝试

将工业管理上最新提出的六西格玛(six sigma，6σ)质量管理方法应用于临床实验室质量控制。

(二)误差的分类

1. 随机误差(random error，RE) 曾被定义为："在同一量的多次测量过程中，以不可预知方式变化的测量误差的分量。"这个以不可预知方式变化的分量，是指相同条件下多次测量时误差的绝对值和符号变化不定的分量，它时大时小、时正时负、不可预知。

2. 系统误差(systematic error，SE) 在重复性条件下，对同一被测量进行无限多次测量所得结果的平均值与被测量的真值之差，称为系统误差。

3. 总误差(total error，TE) 测定结果与真值的差异，是随机误差和系统误差的总和。

(三)室内质控图和质控方法

1. 质控图的定义和功能

(1)质控图的定义：质控图(quality control chart)是对过程质量加以测定、记录从而评估和检查过程是否处于控制状态的一种统计方法设计的图。图上有中心线(central line，CL)、上质控界限(upper control limit，UCL)和下质控界限(Lowe control limit，LCL)，并有按时间顺序抽取的样本统计量值的描点序列。UCL、CL 与 LCL 统称为质控线(control line)。若质控图中的描点落在 UCL 与 LCL 之外或描点在 UCL 与 LCL 之间的排列不随机，则表明过程异常。质控图是用于区分异常或特殊原因引起的波动和过程固有的随机波动的一种特殊统计工具。

(2)质控图的功能：①诊断，评估一个过程的稳定性。②控制，决定某一过程何时需要调整，以保持原有的稳定状态。这实际指当过程发生异常质量波动时必须对过程进行调整，采取措施消除异常因素的作用(加以控制)。当过程稳定在合理的正常质量波动状态时，就应保持这种状态。③确认，确认某一过程的改进效果。故质控图是质量管理七个工具图表的核心。

2. Levey-Jennings 质控图 Levey 和 Jennings 在 20 世纪 50 年代初把上述休哈特质控图引用到临床检验中。

这种质控方法首先是用质控物(control material)取代了标本抽查。由于患者标本和产品不一样，其检验结果随标本不同而异，因此制备了稳定性高、结果一致的特定质控物作为质控图的测试对象。其次，他们的质控图是建立在将质控物的测定结果画在质控图上，也就是采用了单个质控物双份测定值的平均值(x)和极差(R)。

这种质控图从 20 世纪 60 年代起已在临床检验中普遍使用并被称之为 Levey-Jennings 质控图。每一分析批应包括患者标本和一定数量的质控物。质控物的测定结果数(n)是质控方法(quality control procedures)的重要性能特征之一。

在 Levey-Jennings 原来设计的质控方法中绘制质控图的数据来源于 20 对质控物的检测值。利用这些数据，计算出每对数据的极差(R)、平均值(x)以及所有样本的总均值和平均极差(R)。然后，建立以平均值(x)为中心线，质控限为±1.88R 的 x 质控图。类似地也建立以平均极差 R 为中心线，质控限为 0～3.27R 的 R 质控图。此质控限大体相当于 3 倍标准差。这意味着稳定系统由于随机误差的原因使得 1000 个结果中只有 3 个超出了质控限，当观测到的平均值或极差超过各自的质控限时则判断为失控。在 Levey 和 Jennings 的研究中，每周两次对质控物进行双份测定。严格要求把质控物当作常规患者样品一样对待，不能给予特殊处理。测定后将双份测定值的平均值和极差画在制好的质控图上，来判断质控结果是在控还是失控。

Levey 和 Jennings 建立的检验医学中的质控图，在临床检验工作中得到了普遍的应用。但也存在一些问题和困难，如常规检验中，大多数项目只检测一份而非双份；每一质控物须同时绘制两张图等。Henry 和 Segalove 对 Levey-Jennings 质控图(x-R)进行了修改，以 20 份质控物的试验结果，计算平均值和标准差，定出质控限（一般 $x\pm2s$ 为警告限，$x\pm3s$ 为失控限），每分析批中随患者样品测定质控物，将所得的质控物结果标在质控图上。这种质控图一般称为单值质控图(single-value control chart)。因质控图的历史和习惯，我们将 Henry 和 Segalove 修改后的质控图仍称为大家熟悉的 Levey-Jennings 质控图。此图 y 轴为浓度单位，x 为日期或分析批。画出的水平线相当于 $x\pm s$、$x\pm2s$、$x\pm3s$。为了使用方便，可用颜色区分质控限，如 x 为绿色、$x\pm s$ 为蓝色、$x\pm2s$ 为橙色、$x\pm3s$ 为红色。

每一分析批的质控物必须与患者样品一起进行分析，据 Levey-Jennings 质控图判断分析批在控时，方能报告患者样品的测定结果。当判断分析批为失控时，则说明测定过程可能存在问题，应予解决，然后重复检测该分析批。分析批失控时，不能报告患者样品的测定结果。

可用质控物的重复测定值来评价测定方法固有的不精密度或随机误差。对于重复试验，收集数据的时间通常是 20 天或更长，每天一个或两个分析批，每分析批至少有一个质控物的测定值。如每批具有两个质控物测定值，除可计算出批间标准差外还可计算出批内标准差，这对优化质控方法具有重要价值。

3. 常规质控规则　质控规则(control rules)是解释质控数据和判断分析批 控制状态的标准。以符号 A_L 表示，其中 A 是质控测定值个数或超过质控限(L)的质控测定值的个数，L 是质控限。当质控物测定值达到规则要求的条件时，则判断该分析批违背此规则。例如：1_{2s} 质控规则，其中 A 为一个质控测定值，L 为 $x\pm2s$。1_{2s} 代表有一个质控测定值超过 $x\pm2s$ 时，即判断为失控。

常用的质控规则的符号和定义如下：

(1) 1_{2s}：1 个质控物测定值超过 $x+2s$ 或 $x-2s$ 质控限。

(2) 1_{3s}：1 个质控物测定值超过 $x+3s$ 或 $x-3s$ 质控限。此规则对随机误差敏感。

(3) 2_{2s}：2 个连续的质控物测定值同时超过 $x+2s$ 或 $x-2s$ 质控限。此规则主要对系统误差敏感。

(4) R_{4s}：在同一批内最高质控物测定值与最低质控物测定值之间的差值超过 $4s$。此规则主要对随机误差敏感。

(5) 4_{1s}：4 个连续的质控物测定值同时超过 $x+1s$ 或 $x-1s$。此规则主要对系统误差敏感。

(6) $9x$：9 个连续的质控物测定值落在平均值(x)的同一侧。此规则主要对系统误差敏感。

(7) 比例质控规则(m of n)$_L$：如最常用的是(2 of 3)$_{2s}$ 规则，即是连续的三个质控物测定值中有两个质控测定值超过 $x+2s$ 或 $x-2s$ 质控限。

（四）室内质控的实际操作

1. 质控物　为质量控制目的而制备的标本称为质控物(control material)。质控物性能的指标有：稳定性、瓶间差、定值和非定值、分析物水平、预处理的要求等。

(1) 基质：对某一分析物进行检测时，除该分析物外的其他成分就是该分析物的基质(matrix)。这些成分的存在对分析物检测时的影响称为基质效应(matrix effects)。理想状态下，质控物应和检验的患者标本具有相同的基质状态；这样，质控物将和患者标本具有相同的基质效应。

(2) 稳定性(stability)：是质控物的重要指标。好的质控物可以在规定的保存条件下至少稳定 1～2 年。实验室最好购买至少能使用 1 年的同一批号的质控物，可以在较长的时间内观察质控过程的检验质量变化。

(3)瓶间差：在日常室内质控中，质控物检验结果的变异是检测不精密度和不同瓶质控物间差异的综合。只有将瓶间差异控制到最小，才能使检测结果间的变异真正反映日常检验操作的不精密度。用户一定要严格执行对冻干质控物复溶的操作：注意复溶操作的标准化，否则实验室可因自身复溶不当造成新的瓶间差。因此，复溶时，应使用 AA 级容量移液管而不应使用普通刻度吸管，使用优级的去离子水，对瓶内冻干物湿润与混匀的动作和时间要有明确的规定，这样才能消除在复溶过程中新产生的瓶间差。

好的液体质控物在开瓶后可稳定 14～30 天，而冻干的质控物复溶后通常只稳定 48 小时。液体质控物的稳定性好可减少浪费、消除瓶间差、也可消除操作人员在复溶过程的操作误差等，因此越来越多实验室改用液体质控物。

(4)定值和非定值质控物：质控物分为定值(assayed value)质控物和非定值(unassayed value)质控物两类。说明书中有各分析物检验项目，在不同检测系统下的均值和预期范围，用户可从中选择和自己一样的检测系统的定值表作为工作的参考。必须注意的是，公司的定值是公司为保护自己利益的保险范围，它标示的预期范围只是告诉用户，只要测定值在预期范围内，说明质控物是好的，千万不能将预期范围认为是质控的允评范围。即使用户的均值和公司提供的均值相似，也不一定说明用户检测结果准确；不相似也不能说明用户的准确度一定有问题。

非定值质控物的质量和定值质控物是一样的，只是这样的质控物没有定值。从实用上，非定值质控物较定值质控物便宜。不论是定值质控物，还是非定值质控物，用户在使用时，必须用自己的检测系统确定自己的均值和标准差，用于日常工作的控制过程中。

(5)分析物水平(浓度)：在选择质控物时应该有几个浓度，最好在医学决定水平处选一质控物，此外推荐选用在报告范围的上下限值处浓度的质控物。

(6)质控物的正确使用与保存：在使用和保存质控物时应注意以下问题，①严格按质控物说明书规定的步骤进行操作；②冻干质控物的复溶要确保所用溶剂的质量；③冻干质控物复溶时所加溶剂的量要准确，尽量保证每次加入量的一致性；④冻干质控物复溶时应轻轻摇匀，使内容物完全溶解，切忌剧烈振摇；⑤质控物应严格按使用说明书规定的方法保存，不使用超过保质期的质控物；⑥质控物要在与患者标本同样测定条件下进行测定。

2. 质控图的选择和绘制 设定质控图的中心线(均值)和质控限。

(1)稳定性较好的质控物：质控图的中心线(均值)和质控限必须由实验室使用现行的测定方法进行确定，定值质控物的标定值只能作为参考。当使用新批号质控物时，常按下列步骤进行。

1)用新批号质控物更换旧批号质控物时，先建立暂定的中心线和质控限。应在旧批号质控物使用结束前，将新批号质控物与旧批号质控物同时进行测定。新旧质控物同时测定一个月，至少可获得 20 个新质控物的测定结果，对数据进行离群值检验，剔除超过 3 秒外的数据后计算出平均值和标准差，作为暂定中心线和标准差；以此作为下一个月新质控物室内质控图的中心线和标准差；待此一个月结束后，将该月的在控结果与前 20 个质控测定结果汇集在一起，计算累积平均值和标准差，以此累积的平均值和标准差作为再下一个月质控图的中心线和标准差；重复上述操作过程，连续累积 3～5 个月。

2)常规中心线和标准差的建立：将累积的 3～5 个月在控数据汇集，计算的累积平均值和标准差作为该质控物在有效期内的常规中心线和标准差，未经过权威人员批准，一般不能轻易改变。

（2）稳定性较短的质控物：在 3～4 天，每天分析每一种质控物 3～4 瓶，每瓶进行 2～3 次重复。收集数据，计算平均值、标准差和变异系数。对数据进行离群值检验，如果有超过 $3s$ 的数据，需剔除后重新计算余下数据的平均值和标准差。以此均值作为暂定质控图的中心线。至于标准差，使用的数据量越大，其标准差估计值将更好。由于这个原因，我们并未推荐使用上述的重复数据来建立新的标准差，而是采用以前室内质控得到的变异系数（CV）乘以上述重复试验得出的均值得出标准差，作为暂定的标准差。待此一个月结束后，将该月在质控结果与前面建立质控图的质控结果汇集在一起，计算累积平均值和标准差。以此累积的平均值和标准差作为下一个月质控图的中心线和标准差；重复上述操作过程，并进行逐月累积。

（五）失控处理及原因分析

如发现质控物测定结果违背了质控规则，即出现失控。对失控的最佳处理是确认问题的原因，发现问题并提出妥善解决办法，消除失控的原因，并防止以后再次发生。

多种因素可导致出现失控。这些因素包括：操作失误，试剂、校准物、质控物失效，仪器维护不良及采用不当的质控规则和太小的质控限范围，一个分析批测定的质控物数量不当等。寻找失控原因和处理的步骤如下：

1. 新测定同一质控物 主要用以查明人为操作误差，并可以查出偶然误差。如果是偶然误差，则重测的结果应在质控范围内（在控）。如果重测结果仍不在质控范围内，则可以进行下一步操作。

2. 新开一瓶质控物，重测失控项目 如果结果正常，那么应检查是否原来质控物因保存或放置不当而变质。如果结果仍不在允许范围，则进行下一步。

3. 进行仪器维护或更换试剂，重测失控项目 检查仪器状态，查明光源是否需要更换、比色杯是否需要清洗或更换，对仪器进行清洗等维护。更换试剂重测失控项目。如果结果仍不在允许范围，则进行下一步。

4. 重新校准，重测失控项目 用新的校准液校准仪器，排除校准液的原因。

5. 请专家帮助 如果前面各步都未能得到在控结果，可能是更复杂原因，实验室很难自己简单排除，此时可与仪器或试剂厂家联系请求技术支援。实验室应记录此过程并至少保存两年。

三、室间质量评价

（一）室间质量评价的类型

依据被检测物品的特性、使用的方法、参加实验室和比对仪器的数目等，可将室间质量评价计划分为六种类型，即实验室间检测计划、测量比对计划、已知值计划、分割样品检测计划、定性计划和部分过程计划，我国各级临床检验中心组织的室间质量评价应为实验室间检测计划，其他常用的还有已知值计划和分割样品检测计划。现分别介绍这三个计划。

1. 实验室间检测计划 是由组织者选择室间质量评价的样品，同时分发给参加计划的实验室进行检测，完成检测后将结果返回室间质量组织者。组织者将各实验室结果与靶值或公认值比对，确定各实验室该项检测与其他实验室的异同。每次比对中提供给参加者的室间质量评价的样品必须质量好，均匀一致，从而保证以后出现的任何极端结果均不能归因于样品的质量。政府、实验室认可机构等在判定实验室的检测能力对，通常采用该类型的实验室间检测计划。

2. 分割样品检测计划 分割样品(split-sample)检测计划通常在两个或两个以上的少数实验室中进行,也可以在一个实验室中的两个同类检测系统间进行。分割样品检测计划在临床实验室中指将样品如新鲜血分成两份或几份,每个检测系统分析每种样品中的一份。与实验室间检测计划不同,分割样品检测计划通常只有数量有限的实验室参加。其特别适宜于在同一实验室的不同定量检测系统间进行,如急诊检验室和常规检验室血细胞技术仪、生化分析仪结果的比对。这种计划可识别不良的精密度、结果的偏倚和验证纠正措施的有效性。

3. 已知值计划 是指组织者通过参考实验室已知检测物品的被测量值,该检测物品被发放给其他实验室后,将其测定的结果与已知的测量值进行比对。通过此法各常规实验室可以了解检验结果的准确性和偏倚度。

(二)室间质量评价计划的目的和作用

室间质量评价作为一种质量控制工具可以帮助实验室发现分析实验中存在的质量问题,促使临床实验室采取相应的措施提高检测质量,避免可能出现的医疗纠纷和法律诉讼。室间质量评价的主要用途有以下方面。

(1)识别实验室间的差异,评价实验室的检测能力。

(2)识别问题并采取相应的改进措施。

(3)改进分析能力和实验方法。

(4)确定重点投入和培训需求。

(5)实验室质量的客观证据。

(6)支持实验室认可。

(7)增加实验室用户的信心。

(8)实验室质量保证的外部监督工具。

(三)室间质量评价样品的检测

实验室必须采取与测试患者样品一样的方式来检测室间质量评价(EQA)样品。

(1)室间质量评价样品必须按实验室常规工作,由进行常规工作的人员测试,工作人员必须使用实验室的常规检测方法。

(2)实验室在检测 EQA 样品的次数上必须与常规检测患者样品的次数一样。

(3)实验室在规定回报 EQA 结果给 EQA 组织者截止日期之前,实验室不能进行关于室间质量评价样品结果之间的交流。

(4)实验室不能将 EQA 样品或样品一部分送到另一实验室进行分析。

(5)实验室进行 EQA 样品检测时,必须将处理、准备、方法、审核、检验的每一步骤和结果的报告文件化。

(四)室间质量评价计划的成绩要求

(1)每次活动的每一分析未能达到 80%可接受成绩,则本次活动该分析项目为不满意的 EQA 成绩(细菌学专业除外)。

(2)每次室间质量评价所有评价项目未达到 80%得分,则称为不满意的 EQA 成绩。

(五)室间质量评价成绩的评价方式

1. 计划内容和样品检测频率 如有可能,计划应提供每次活动至少 5 个样品。每年在大概相同的时间间隔内，最好组织三次质量评价活动。每年计划提供的样品，其浓度应包括临床上相关的值，即是患者样品的浓度范围。

2. 实验室分析项目的评价 计划根据下列各项来评价实验室结果的准确度。

(1)为了确定定量测 90%日实验室结果的准确度，计划必须将每一分析项目实验室结果与 10 个或更多仲裁实验室 90%一致或所有参加实验室 90%一致性得出的结果进行比较。定量测定项目每一样品的得分由下列(2)～(6)来确定得分。

(2)定量的分析项目，必须通过结果偏离靶值的程度来确定每一分析项目的结果。对每一结果确定了靶值后，通过使用基于偏离靶值的百分偏倚的固定准则或标准差的个数来确定结果的适当性。

(3)定性试验项目的可接受的性能准则是阳性或阴性。

(4)细菌学则考虑是否正确的鉴定和是否正确的药敏结果。

小　　结

本章主要介绍原辅材料、仪器设备、工艺生产卫生、血液采集与制备，以及血制品的质量控制指标和检测方法；并介绍了室内质控和室间质评的相关理论知识。具体介绍了质控图的绘制方法及质控规则的符号和定义。

（张培森　　刘胜男）

第五章　临床输血组织与质量管理

目 的 要 求

1. 掌握输血科(血库)职责、制度、操作规程及业务管理；输血科(血库)质量考核指标。
2. 熟悉输血科(血库)设备、房屋及卫生学要求；输血相容性检测室内质控的方法。
3. 了解临床输血管理委员会人员组成及基本要求；了解输血相容性检测室间质评的方法。

第一节　临床用血组织管理

目前我国临床用血组织管理一般分二级管理体系：①临床用血管理委员会严格执行《医疗机构用血管理办法》和《临床输血技术规范》有关规定，提倡科学、合理用血，杜绝浪费、滥用血液，确保临床用血的质量和安全。②医院输血科在输血管理委员会的领导下，负责临床用血的规范管理和技术指导、临床用血的计划申报、储存血液、对本单位临床用血制度执行情况进行检查，并参与临床有关疾病的诊断、治疗与科研。

一、临床用血管理委员会

(1)中华人民共和国卫生部令第 85 号(卫生部令第 85 号)《医疗机构临床用血管理办法》于 2012 年 3 月 19 日经卫生部部务会议审议通过，自 2012 年 8 月 1 日起施行。《医疗机构临床用血管理办法》第八条规定：二级以上医院和妇幼保健院应当设立临床用血管理委员会，负责本机构临床合理用血管理工作。主任委员由院长或者分管医疗的副院长担任，成员由医务部门、输血科、麻醉科、开展输血治疗的主要临床科室、护理部门、手术室等部门负责人组成。医务、输血部门共同负责临床合理用血日常管理工作。其他医疗机构应当设立临床用血管理工作组，并指定专(兼)职人员负责日常管理工作。

(2)临床用血管理委员会或者临床用血管理工作组职责

1)认真贯彻临床用血管理相关法律、法规、规章、技术规范和标准，制订本机构临床用血管理的规章制度并监督实施。

2)评估确定临床用血的重点科室、关键环节和流程。

3)定期监测、分析和评估临床用血情况，开展临床用血质量评价工作，提高临床合理用血水平。

4)分析临床用血不良事件，提出处理和改进措施。

5)指导并推动开展自体输血等血液保护及输血新技术。

6)承担医疗机构交办的有关临床用血的其他任务。

(3)临床用血管理委员会或者临床用血管理工作组每年定期召开会议。会议提出本单位前段时间临床输血工作存在的问题，商讨解决方案、改进措施，并督导实施，明确下一步工作目标。会议有记录，参会人员签名，存档。

二、医院输血科(血库)

2012 年 8 月 1 日正式施行的《医疗机构临床用血管理办法》明确规定：医疗机构应当根据有关规定和临床用血需求设置输血科或者血库，并根据自身功能、任务、规模，配备与输血工作相适应的专业技术人员、设施、设备。

(一)科室设置条件

(1)医院开展临床输血业务，应设置输血科、血库。

(2)三级综合医院、年用血量较大的三级专科医院和年用血量较大(年用红细胞量在 5000U 以上)的二级医院应设置独立的输血科。年用红细胞量在 5000U 以下的二级综合医院应设立血库。

(二)输血科(血库)功能与任务

(1)输血科(血库)应认真执行《医疗机构临床用血管理办法》和《临床输血技术规范》的有关规定，在医院临床输血管理委员会(领导小组)的指导、监督下，配合临床开展输血及输血治疗工作，指导临床合理用血，推广成分输血、自身输血等输血新技术，宣传现代输血专业知识。

(2)输血科(血库)应根据临床用血需求制订合理的用血计划和安全储血量，具备为临床提供 24 小时服务的能力，满足临床工作需要。储血量一般应不少于 3 天的用血量，确保抢救和紧急用血。

(3)按照《临床输血技术规范》的要求，规范开展血型鉴定、交叉配血、抗体筛选及其他与输血相关的实验诊断和输血治疗。

(4)卫生行政部门指定的承担储血库职能的医院血库，负责向该县(市)乡镇卫生院提供临床用血的中转服务，并指导、考核乡镇卫生院的临床用血工作，对用血量较大的其他医院可以由血站直接供血。

(5)输血科(血库)的主要职责

1)建立临床用血质量管理体系，推动临床合理用血。

2)负责制订临床用血储备计划，根据血站供血的预警信息和医院的血液库存情况协调临床用血。

3)负责血液预订、入库、储存、发放工作。

4)负责输血相关免疫血液学检测。

5)参与推动自体输血等血液保护及输血新技术。

6)参与特殊输血治疗病例的会诊，为临床合理用血提供咨询。

7)参与临床用血不良事件的调查。

8)根据临床治疗需要，参与开展血液治疗相关技术。

9)承担医疗机构交办的有关临床用血的其他任务。

(三)房屋设施与卫生学要求

(1)输血科(血库)房屋的使用面积应能满足其任务和功能的需要。

(2)房屋面积。三级综合医院输血科房屋的使用面积应大于 300m²，其他医院输血科房屋使用面积大于 150m²，年红细胞用量每增加 2000U，房屋面积增加 50m²；血库房屋使用面积应大于 60m²。

(3)功能分区。输血科应至少包括以下功能区域：血液标本处理区、储血室、发血室、配血室、输血实验室、输血治疗室、自身血液采集室、消毒洗刷室、仓库、档案室、值班室、学习室、办公室、更衣室、卫生间、洗浴室、会议室等。

(4)卫生学要求。房屋的结构布局应适应技术操作规程和医学实验室生物安全通用要求。房屋设置应选择靠近手术室和重症监护室，且环境清净、采光明亮、空气流通、水电气供应充足的地点，并具备畅通的通信设施。应有可靠的双路电力供应和应急照明。房间必须配备温度调节装置和紫外线消毒设施，并有监控记录。实验室出口处必须具备非接触式手卫生清洁设施。

（四）输血科(血库)人员基本要求

(1)输血科(血库)应配备与其功能、任务相适应的技术力量。人员可根据医院床位数、手术例数和用血量及工作实际情况确定。输血科人员数量可参照医疗机构病床数量或者是临床用血量配置，人床参考比例以 1∶（80～120）为宜；年红细胞用量 5000U 最少可配置 6 人，年每增加 2000U 可添加 1 人。血库人员至少 4 人。

(2)输血科人员应具有大专以上学历，高等医学院校本科以上学历人员不低于 50%。血库人员应具有中专以上学历，高等医学院校专科以上学历人员不低于 50%。医学检验技术人员不低于 70%。输血科应至少配备一名临床医学专业人员，血库的临床医学专业人员可兼职。医学检验和临床医学专业人员须经输血专业知识培训并合格后方可上岗。

(3)输血科(血库)人员须具有国家认可(或经当地卫生行政部门认可)的卫生专业技术资格证书，具有高、中、初级卫生专业技术职务任职资格的人员比例要与输血科(血库)的功能和任务相适应。输血科医师应经过注册取得执业医师资格证书。

(4)输血科主任应具有大学本科以上学历或高级卫生技术职称，从事临床医疗或医技工作五年以上，有丰富的临床输血相关专业知识及一定的管理能力，能胜任本职工作的临床医师或医疗技术专业人员。

(5)输血科副主任应具有大专以上学历及中级以上卫生技术职称，从事输血工作五年以上，有丰富的专业知识和较高的技术水平，有一定的管理经验，能胜任本职工作。

(6)血库主任应具有大专以上或同等学历、中级以上卫生技术职称，从事医疗工作或医技工作三年以上，经过输血基础理论、基本技能的培训，有一定的管理能力，能胜任本职工作。

（五）仪器设备基本要求

(1)输血科(血库)应具有与其业务相适应的仪器设备。常规设备齐全，专业设备适宜。

1)输血科必备设备：储血专用冰箱(4℃±2℃)、储血专用低温冰箱(−20℃以下)、标本储存冰箱、试剂冰箱、快速血浆融化仪、水浴箱、37℃恒温箱、烤箱、血型血清学专用离心机、普通离心机、微量移液器、普通光学显微镜、热合机、采血秤、血小板恒温振荡保存箱、普通天平、净化台、生物安全柜等。有条件的输血科可配备：血细胞分离机、酶标仪、血液细胞分析仪、温控离心机、微量振荡器、基因扩增仪、自动成像仪、电泳仪、测序仪、TEG 检测仪等。

2)血库必备设备：储血专用冰箱(4℃±2℃)、储血专用低温冰箱(−20℃以下)、标本储存冰箱、试剂冰箱、水浴箱、37℃恒温箱、烤箱、血型血清学专用离心机、普通离心机、普通光学显微镜、快速血浆融化仪、热合机、采血秤等。

（2）使用的仪器、设备应符合国家相关标准。仪器、设备的生产商和供应商应具有国家法律、法规所规定的相应资质。

（3）建立仪器设备认购、验收、计量、使用、保养、维修和报废制度。

（4）仪器设备应建立档案和标准操作程序。关键设备应有唯一性标识，明确负责人，标明使用状态。

（5）凡属强检的设备必须按规定进行检定，并有合格证书。计量器具应符合检定要求，有明显的检定合格标识。

（6）应有关键设备发生故障时的应急预案，明确应急措施实施的人员及职责。

（六）业务管理

（1）有长期、中短期发展规划，年度工作计划，实施步骤和具体措施及年度工作总结。

（2）输血科应制订并持续改进覆盖临床输血全过程的管理文件，包括规章制度、质量手册、程序文件、操作规程（标准操作程序）和记录表格。血库管理文件至少应包括规章制度、操作规程（标准操作程序）和记录表格，并纳入所归属科室的质量管理体系。

（3）输血科开展的相关检查

1）红细胞血型检查：ABO 血型正反定型、RhD 定型、唾液中 ABH 血型物质的测定、吸收放散试验和其他血型鉴定。

2）血型抗体的检测：不规则血型抗体筛选、不规则抗体特异性鉴定、血型抗体效价检测。

3）交叉配血试验（盐水介质、酶、聚凝胺、抗人球蛋白试验其中一项）。

4）有条件的单位应开展与临床输血相关的其他项目，如新生儿溶血病检查、Coombs 试验、血小板抗体检测、白细胞抗体检测、白细胞 HLA 分型、与输血相关的出凝血项目检测等。

（4）输血科开展的相关治疗

1）血浆置换。

2）血细胞采集与去除。

3）外周造血干细胞采集、培养、冻存等。

（5）血库开展的相关检查

1）红细胞血型检查：ABO 血型正反定型、RhD 定型、唾液中 ABH 血型物质的测定、吸收放散试验和其他血型鉴定。

2）血型抗体的检测：不规则血型抗体筛选、不规则抗体特异性鉴定、血型抗体效价检测。

3）交叉配血试验（盐水介质，酶、聚凝胺、抗人球蛋白试验其中一项）。

4）有条件的单位应开展与临床输血相关的其他项目，如新生儿溶血病检查、Coombs 试验等。

（七）输血科（血库）信息化建设

（1）建立和使用临床输血计算机信息管理系统。血液入库、储存、发放、安全输血有效性评价、自体输血等整个过程应实行计算机管理，进一步保障输血安全。

（2）采取有效措施保证数据安全，避免非授权人员对计算机管理系统的入侵与更改，制订严格的用户授权制度，控制不同用户对数据的查询、录入、更改等权限。定期对数据库进行安全备份。

（3）实施区域内血液安全网络管理，并按要求执行。

第二节 输血科(血库)工作制度管理

输血科(血库)是以保障临床安全用血为目的、客观反映血液管理水平的科室,其工作制度应保障质量管理体系有效运行。

一、临床输血管理实施细则

(1)本细则所称临床用血包括使用全血、成分血和血浆。所使用的血液产品均由市级中心血站供给。

(2)医院成立临床输血管理委员会,负责临床用血的规范管理和技术指导,开展输血相关法律法规、临床合理用血、无偿献血知识的教育培训。医疗部为医院临床输血的直接管理部门。

(3)设立独立输血科。输血科在临床输血管理委员会领导下,负责临床用血的计划申报、血液储存发放、交叉配血、血液相关免疫指标检测,并参与临床有关疾病的诊断、治疗与科研。

(4)科学制订临床用血计划。每年 12 月制订下一年度临床用血计划,实施合理有效输血,节约宝贵血液资源。

(5)申请血液。按用血计划制订血液储存基数,根据医院前三年用血情况,加自然增长率(低于住院患者增长率),安排当年库存量并分配到每月、每周、每天,每天储血量保证三天急症用血量,A、B、O、AB 四型按 2.5∶2.5∶4∶1 比例向中心血站申请送血。

(6)血液入库。接收血站发送的血液后,应当对血袋标签进行核对。符合国家有关标准和要求的血液入库,做好登记;并按不同品种、血型和采血日期(或有效期),分别有序存放于专用储藏设施内。双方人员交接签名。

血袋标签核对的主要内容包括以下方面。

1)血站的名称。

2)献血编号或者条形码、血型。

3)血液品种。

4)采血日期及时间或者制备日期及时间。

5)有效期及时间。

6)储存条件。

禁止将血袋标签不合格的血液入库。

(7)血液保存。对验收合格的血液应认真做好入库登记,按不同品种、血型、规格和采血日期(或有效期),分别存放于专用冷藏设施内储存。双方经办人要签名和签署入库时间。储血应当保证完好,全血、红细胞制品冷藏温度应当控制在 2~6℃,血小板应当控制在 22~24℃持续振荡保存,储血保管人员应当做好血液冷藏温度的 24 小时监测,监控设备有记录,每天 4 次。储血环境应当符合卫生学标准。

(8)血液储存设备管理。输血科仪器设备有专人保管,定期对其进行保养维修,消毒清洁,并做好相应记录,完好率达 100%。

(9)血液发放。血液发放遵循先进先出的原则,凭"取血单"出库。输血科认真做好出库登记,确保发放血液产品的可追踪性,双方做好交接,谁签字,谁负责,发出的血液不得退回。

(10)用血申请。临床用血应当遵照合理、科学的原则,不得浪费和滥用血液。临床医师严格把握输血指征,按适应证输血。鼓励临床开展自体输血技术及血液保护新技术,节约血液资源。

(11) 签署知情同意书。在输血治疗前，医师应当向患者或者其近亲属说明输血目的、方式和风险，并签署"临床输血治疗知情同意书"。因抢救生命垂危的患者需要紧急输血，且不能取得患者或者其近亲属意见的，经医疗机构负责人或者授权的负责人批准后，可以立即实施输血治疗并详细记入病历中。

(12) 血液审批。同一患者一天申请备血量少于 800ml(5U) 的，由主治医师提出申请，上级医师核准签发后，方可备血；同一患者一天申请备血量在 800～1600ml(5～10U) 时，应由主治医师提出申请，经上级医师审核，科室主任核准签发后，方可备血；同一患者一天申请备血量达到或超过 1600ml(10U) 的，由主治医师提出申请，科室主任核准签发后，报医务部门批准，方可备血。急诊用血除外，急诊用血事后应当按照以上要求补办手续。

(13) 血标本采集与送检。临床医护人员持输血申请单与患者信息核对，正确无误后采集患者静脉血 3ml 注入 EDTA 防凝管(血常规管即可)中，贴好患者信息标签，颠倒混匀 4～5 次。由临床医护人员将血标本和申请单于输血前一天送输血科备血(急症输血随到随备)，双方认真核对交接并签字。

输血前检查内容包括以下方面。

1) 输血相容性检测：ABO 血型鉴定、RhD 血型鉴定、不规则抗体筛查和交叉配血试验。

2) 肝功能测定和感染性疾病筛查(乙肝表面抗原、丙肝抗体、梅毒抗体、艾滋病病毒抗体等)。

3) 首次输血患者必须进行输血前检查，住院患者每次住院输血前进行检查；门诊输血患者间隔 3 个月输血应重新检查，"输血治疗知情同意书"送输血科，至少保存 10 年，患者输血相关检验报告单贴病历后由患者本人保存，并于每次门诊输血时出具该病历。

4) 输血患者血型鉴定和交叉配血不得同时使用一个血液标本。应先进行血型鉴定，需要输血时再另外采集血样。紧急输血患者采集血样时医护人员要两人核对相关信息，并在病程记录上双签名。

(14) 输血科人员接到临床血标本和输血申请单后，认真核对两者相关信息正确无误后，按操作规程进行输血相容性检测，并签署"输血相容性检测"报告单，结束后通知临床取血。

(15) 临床科室医护人员持"取血单"和血液保存运输箱领取血液。

(16) 输血科发血时，应当认真检查配血单和取血单的填写项目，合格后方可发血。交接双方认真核对签字发血。不按规定办理申报手续的不得发血。

(17) 取回的血液应尽快输注，不得自行储血。血小板和冷沉淀制剂取回后立即以患者耐受的最快速度输注，输注时限为 30 分钟；血浆和红细胞制剂离开输血科后 30 分钟内开始输注，血浆输注时限为 40 分钟。红细胞输注时限为 4 小时。

(18) 输血前在患者的床旁由两名工作人员准确核对受血者和血液信息，核对血袋标签记录、血型、品种、规格及采血时间(有效期)等，正确无误后方可进行输血。输血记录单上应注明输血开始和结束的时间，输血全过程的信息应及时记录于病历中。

(19) 输血过程中应先慢后快，再根据病情和年龄调整输注速度，并严密观察受血者有无输血不良反应，如出现异常情况应及时处理。

1) 减慢或停止输血，用静脉注射生理盐水维持静脉通路。

2) 立即通知值班医师和输血科值班人员，及时检查、治疗和抢救，并查找原因，做好记录。

(20) 疑为溶血性或细菌污染性输血严重危害(SHOT)时，应立即停止输血，用静脉注射生理盐水维护静脉通路，及时报告输血科和上级医师，在积极治疗抢救的同时，做以下核对检查。

1）核对用血申请单、血袋标签、交叉配血试验记录。

2）核对受血者及供血者 ABO 血型、RhD 血型。用保存于冰箱中的受血者与供血者血样、新采集的受血者血样、血袋中血样，重测 ABO 血型、RhD 血型、不规则抗体筛选及交叉配血试验（包括盐水相试验和非盐水相试验）。

3）立即抽取受血者血液加肝素抗凝剂，分离血浆，观察血浆颜色，测定血浆游离血红蛋白含量。

4）立即抽取受血者血液，检测血清胆红素含量、血浆游离血红蛋白含量、血浆结合珠蛋白测定、直接抗人球蛋白试验并检测相关抗体效价，如发现特殊抗体，应做进一步鉴定。

5）如怀疑细菌污染性输血反应，抽取血袋中血液做细菌学检验。

6）尽早检测血常规、尿常规及尿血红蛋白。

7）必要时，溶血反应发生后 5～7 小时测血清胆红素含量。

8）输血科主任负责解释试验结果并记录到患者病历中。

（21）输血完毕，医护人员对有输血反应的患者应逐项填写输血反应回报单，并返还输血科保存。输血科每月统计上报医疗部。输血后血袋送回输血科 2～6℃至少保存一天。

（22）对择期手术患者，经治医师应当动员患者自身储血、自体输血，或者动员患者亲友互助献血。医院要把上述工作情况作为评价医师个人工作业绩的重要考核内容。

（23）决定实施自体输血前，临床医师向患者及其家属说明自体输血的利弊、方式、可能出现的不良反应等，并签署"自体输血知情同意书"。

（24）自身储血在输血科采集储存血液。患者亲友互助献血，在输血科填写登记表到中心血站采集血液和初、复检，血站负责调配合格血液。

（25）自体血出库、输注、记录同异体血。

（26）应针对医疗实际需要积极推行成分输血、自体输血等临床输血及血液保护新技术。临床成分输血比例，应当达到规定要求的 90% 以上。自体输血比例达 25%。

（27）临床用血的医学文书种类和格式由各省（自治区、直辖市）人民政府卫生行政部门负责制定。临床用血的医学文书资料输血科保存 10 年。

（28）遇紧急输血或特殊情况输血时由医疗部启动紧急输血或特殊情况输血应急预案，按相关预案规定执行。

（29）医院将临床合理用血的评价结果用于个人业绩考核与用血权限的认定。

（30）医疗部每季度对临床科室及医师合理用血情况进行评价并公示。

二、医务人员临床输血知识教育培训制度

（1）输血相关法律、法规、规章制度。

（2）合理用血、无偿献血知识。

（3）输血流程培训，重点血标本采集流程，医院紧急输血流程及相关制度。

（4）自体输血知识。

（5）血液输注无效预防知识。

（6）输血后疗效评价知识。

（7）输血不良反应识别标准与应急措施。

(8)输血专业学术新理论、新技术、新方法。

(9)输血科人员须经过输血专业知识和技能培训合格后方可上岗，并具备检验、医疗、护理等知识；临床医师经医院组织的输血培训合格后，由医务处授权方可开展输血工作，并每年培训一次，学时不得少于 8 学时；医院对新入院医护人员和从事输血相关人员进行输血技术培训，并不少于 4 学时；进修实习人员入院后进行输血知识培训并在上级人员指导下工作。

三、临床用血计划制订及计划实施考核评价制度

(1)为进一步规范医院科学合理用血、计划用血，杜绝浪费和滥用血液的现象，使宝贵的血液资源得到保护和合理应用，推行计划用血制度。

(2)依据各临床科室用血量制订全院用血计划，每年 12 月中旬前制订下一年度用血计划并上报医疗部。

(3)根据医院前三年用血储存基数情况，加自然增长率(要低于住院患者增长率)安排当年库存量并分配到每月、每周、每天。每天储血量保证三天急症用血量，A、B、O、AB 四型按 3：3：3：1 比例储备。

(4)依据计划向供血单位申请送血。

(5)遇紧急输血时(群体性伤亡事故或者是遇到稀有血型急救患者时)，立即与供血单位联系组织血源，输血科向医疗部报告。

(6)遇稀有血型(主要是 RhD 阴性)择期手术患者时，提前三天向供血单位申请。

(7)血小板、冷沉淀制剂实行预约制度。

(8)其他特殊情况应及时与供血单位沟通，保证输血治疗顺利实施。

(9)输血科每月统计各临床科室用血量，并与用血计划进行比较，在输血委员会组织下在用血量增长快的科室进行讨论分析，提出问题，查找原因，共同应对，实施控制性用血。

(10)将用血计划实施考核结果纳入科室、医师个人绩效考核范畴。

四、临床用血申请分级管理制度

(1)血液资源必须加以保护、合理应用，避免浪费，杜绝不必要的输血。

(2)临床医师和输血医技人员应严格掌握输血适应证，正确应用成熟的临床输血技术和血液保护技术，包括成分输血和自体输血等。严格执行临床用血分级申请规定：

1)同一患者一天申请备血量少于 800ml(5U)的，由具有中级以上专业技术职务任职资格的医师提出申请，上级医师核准签发后，方可备血。

2)同一患者一天申请备血量在 800～1600ml(5～10U)的，由具有中级以上专业技术职务任职资格的医师提出申请，经上级医师审核，科室主任核准签发后，方可备血。

3)同一患者一天申请备血量达到或超过 1600ml(10U)的，由具有中级以上专业技术职务任职资格的医师提出申请，科室主任核准签发后，报医务部门批准，方可备血(急诊用血除外)。

4)急诊用血不受上述限制，由值班医师审批。急诊用血事后应当按照以上要求补办手续。

5)输血科工作人员严格核查"输血申请单"，对不符合分级管理要求和申请单书写不规范的有效其改正的权利与义务。

6)临床用血申请分级管理纳入科室、个人的绩效和全面考核，定期公示。

7)输血申请单由输血科保存。

五、科室和医师临床用血评价及公示制度

（1）为节约血液资源，促进科学、合理、有效输血，确保临床用血安全，制订临床科室和医师临床用血评价及公示制度。

（2）临床科室和医师临床用血评价及公示应在医院临床输血管理委员会督导下进行。

（3）医院临床科室和医师临床用血评价

1）医师对患者输血前评估。

2）医师对患者输血中评价。

3）医师对患者输血后评价。

4）医院对临床医师评价。

5）医院对临床科室评价。

（4）医师对患者输血前评价为适应性评价，是基础，医师对患者输血中评价为安全性评价，是保障，医师对患者输血后评价为有效性评价，是目的。此三项形成了对临床医师用血的评价，在此基础上形成对科室用血的评价。

（5）临床用血评价比较

1）同科室医师之间。

2）同一病种不同医师间。

3）同科室不同年份间。

4）不同科室间。

（6）公示内容

1）输血适应证掌握情况。

2）输血前知情同意书签署情况。

3）输血前检查情况。

4）用血申请分级管理执行情况。

5）申请单填写情况。

6）输血病程记录情况（重点用血量、用血量与出血量比值应小于1）。

7）输血不良反应反馈情况。

8）输血后效果描述（实验室指标和症状改善状况描述）。

（7）将用血分级管理，用血评价纳入科室、个人的绩效考核和全面考核。

六、特殊用血应急协调制度

（1）特殊用血是指稀有血型患者的输血，主要是 Rh 阴性稀有血型患者输血。

（2）Rh 阴性稀有血型输血，由于 Rh 阴性稀有血型血源缺乏，医院没有库存，首先由输血科联系中心血站紧急送血。

1）中心血站库存有该类 Rh 阴性血时，输血科紧急通知中心血站紧急调配，同时临床医师对症治疗并应积极采取低血容量稀释技术和血液回收技术等适宜的自身输血技术，等待 Rh 阴性血的输注。

2）中心血站库存无该类 Rh 阴性血时，启动紧急输血预案，积极组织协调相关血源。

（3）Rh 阴性血未到达前，临床医师积极进行抗休克治疗，扩容补充晶胶体液和胶体液，保持血容量。输血科向医务部汇报血液缺乏情况，同时告知临床抢救医师，详细记录当时情况并由当事人签名。

患者如无抗 D，紧急抢救生命时，根据临床输血技术规范可以启动相容性输注 Rh 阳性红细胞程序，采取 Rh 阳性红细胞配血相容性输注。同时积极协调联系供血机构，准备 Rh 阴性血。同时告知患者和家属病情，说明在紧急情况下输注的利与弊，并在输血治疗同意书注明给患者输注 Rh 阳性红细胞带来的后果和并发症。

1）不会出现溶血性输血反应：该类 Rh 阴性红细胞缺乏，不输 Rh 阳性红细胞危及生命，此时抢救生命是第一位的，输注 Rh 阳性红细胞是抢救生命的必要条件。

2）会给以后用血或妊娠带来不良后果，可能导致流产、早产或新生儿溶血病等不良后果（特别是对没有生育过小孩的女性）。

3）患者因本身原发病不治而非输血治疗所能挽回时，不能借口归罪于输血治疗不当，知情同意后患者或家属签字认可。

4）临床科室主任和输血科主任签字同意，医疗部批准备案。

（4）不能取得患者或者家属意见的，经医疗机构负责人或者授权的负责人批准后，可立即实施输血治疗。

七、输血前检测制度

（1）输血前检查

1）输血相容性检测：ABO 血型鉴定、RhD 血型鉴定、不规则抗体筛查（抗体筛选）和交叉配血试验。

2）肝功能测定和感染性疾病筛查（乙肝表面抗原、丙肝抗体、梅毒抗体、艾滋病病毒抗体等）。

（2）首次输血患者必须进行输血前检查。住院患者每次住院后检查肝功能测定和感染性疾病筛查；门诊输血患者间隔 3 个月输血应重新进行肝功能测定和感染性疾病筛查。

（3）手术患者、待产孕妇和有创诊疗操作原则上应将输血相容性检测作为入院常规。内科住院、门急诊可能需要输血的患者也应提前进行输血相容性检测，以确保意外大出血时输血治疗的及时和安全。

（4）输血治疗前医师向患者、近亲属或委托人充分说明使用血液成分的必要性、使用的风险和利弊及可选择的其他办法，并记录在病历中。

1）取得患者或委托人知情同意后，签署"输血治疗知情同意书"。

2）同意书中须明确其他输血方式的选择权。

3）同意书中可明确同意输血次数。

4）"输血治疗知情同意书"入病历保存。

5）因抢救生命垂危的患者等特殊情况需紧急输血，不能取得患者或者其近亲属意见的，经医疗机构负责人或者授权的负责人批准后实施。

（5）输血患者血型鉴定和交叉配血不得同时使用一个血液标本。应先进行血型鉴定，需要输血时再另外采集血样。紧急输血患者采集血样时医护人员要两人核对相关信息，并在病程记录上双签名。

(6)建立输血科和麻醉科等临床用血科室的有效沟通，严格掌握术中输血适应证，合理、安全输血。麻醉医师在术前访视患者时，应认真核查"输血治疗知情同意书"、输血前检查等备血情况，对于违反规定的应当提请患者主管医师及时备血。手术医师、麻醉医师和手术室护士三方应认真执行手术安全核查制度，对术前备血进行核查，对输血患者的血型、用血量进行核对、确认，并在"手术安全核查表"上签名。

(7)不规则抗体筛查与鉴定，应使用标准的筛查细胞筛查抗体，若抗体阳性，使用标准谱细胞鉴定抗体，并测定抗体的滴度。

(8)复查供血者的 ABO 血型和 RhD 血型。全血、红细胞悬液、洗涤红细胞、冰冻红细胞、手工或机采血小板等血液制品复查 ABO 血型(正反定型)和 RhD 血型，普通冰冻血浆、新鲜冰冻血浆、液体新鲜血浆、冷沉淀等血液制品复查 ABO 血型(反定型)。

(9)血液发出后，受血者和供血者标本于 2~6℃ 保存至少 7 天。

八、特殊情况下紧急输血制度

输血是医疗急救中不可缺少的治疗手段，然而在临床危重患者的抢救中，可能出现由于缺血或疑难配血耽误输血的情况。根据输血相关法律法规结合医院实际情况，制订临床特殊情况下紧急输血制度，以保证医院医务部、临床科室和输血科在遇见突发性事件、血液缺乏的情况下，每位医务人员明确各自的任务和用血技术思路，积极为抢救患者赢得时机。

(1)医疗部为特殊情况下启动紧急输血程序的管理部门，由医疗部向经治医师和输血科下达紧急输血指令。

(2)发生自然灾害和群发性事故而造成大量伤亡等需要紧急输血的特殊情况下，输血科立即报告医务部暂停医院择期手术用血和非抢救治疗用血，全力保证此类伤员临床用血的同时紧急联系中心血站调配血液。

(3)ABO 血型系统缺血时，按照医院血液紧张程度和预警储备用血的实际情况，临床科室主任审批签字后报输血科，由输血科主任审批使用预警储备，然后由输血科报医务部批准备案。

(4)疑难配血时，首先临床急抽配血标本送输血科配血，同时临床积极进行抗休克治疗，补充晶胶体液或者胶体液扩容，保持血容量，同时术中采取低血容量稀释技术和血液回收技术等患者适宜的输血技术，以保证手术的顺利进行，从而赢得疑难配血时间和后续血液供应时间，保障患者安全。

(5)Rh 阴性稀有血型输血特殊用血应急协调制度。

九、临床用血前评估和用血后效果评价管理制度

(1)用血前评估指标。总体是依据临床输血指征，具体包括两点：

1)输血前实验室检测指标(血常规、凝血常规、输血相关指标)。

2)患者病情描述(主要是缺氧症状，出血、渗血、凝血等症状)。

实验室检测指标是基础，症状描述是补充，两者结合是输血前规范要求，是合理输血基础。

(2)输血后效果评价要求

1)输血后实验室检测指标。

2)患者输血后症状改善状况描述。

观察输血后是否达到了预期效果，如没有达到预期效果应查找原因，对因治疗，消除病因后实施输血治疗，是输血治疗的目的。

(3)医院临床输血管理委员会为临床医护人员提供输血知识的教育与培训，达到要求的学时，有记录有签名。医护人员能够掌握输血适应证，做到安全、有效、科学输血。

(4)按照《输血前检测制度》做好输血前的准备工作。

(5)各临床科室每月对科室医师合理用血情况进行评价。

(6)临床输血管理委员会每月对医师合理用血情况进行评价。

(7)临床输血管理委员会每季对临床科室和医师合理用血效果评价情况进行公示。

(8)将医师合理用血效果评价结果用于个人业绩考核与用血权限的认定。

(9)对临床科室及医师合理用血效果评价结果用于科室质量管理评定指标。

十、血液标本采集制度

(1)确定输血后，医护人员应持"临床输血申请单"当面核对患者姓名、性别、年龄、住院号(门诊号)、科别(病房/门急诊)、床号、血型和诊断，核对无误后方可采集血样。

(2)抽取患者静脉血 2～3ml，注入 EDTA 防凝管中，轻轻颠倒混匀 4～5 次，在试管上贴好带有本患者信息条形码的标签并再次确认。

无误后采血者在条形码标签上和"临床输血申请单"上签名。

(3)输血患者血型鉴定和交叉配血不得同时使用一个血液标本。应先进行血型鉴定，需要输血时再另外采集血样。紧急输血患者采集血样时医护人员要两人核对相关信息，并在病程记录上双签名。

(4)采集血样时注意事项

1)采集血样时禁止直接从输液管或正在输液的一侧肢体采集血液。

2)防止标本溶血，有溶血时须重新采集血样。

3)如患者需应用某些药物(如右旋糖酐、白蛋白、脂肪乳胶等)治疗时，应在注射药物前采集血标本；如注射上述药物之后采集血标本，请在"临床输血申请单"上注明以告知输血科。

(5)血样采集后，由医护人员或专门人员将受血者血样和临床输血申请单在输血前一天10：00 前(紧急输血除外)送交输血科，交接双方核对无误后双签名。

(6)对临床医护人员特别是新入院人员进行"血液标本采集流程"教育培训。

十一、控制输血严重危害(SHOT)预案

输血是治病救人的重要手段之一，但使用不当也能给患者带来危害，输血反应就是输血损害之一。制定输血反应及应急预案非常必要，输血时如出现异常情况应及时处理。

(1)减慢或停止输血，用静脉注射生理盐水维护静脉通路。

(2)立即通知值班医师和输血科值班人员，及时检查、治疗和抢救，并查找原因，做好记录。

(3)发热反应　立即停止输血，可酌情给予解热镇痛药和激素等。

(4)过敏反应　减慢、吸氧、肾上腺素。

(5)大量输血有关反应　加温、补钙、纠酸、治疗稀释性凝血病等。

(6)疑为溶血性或细菌污染性输血反应，应立即停止输血，用静脉注射生理盐水维护静脉通路，及时报告上级医师，在积极治疗抢救的同时，做以下核对检查并查证。

1)患者和血袋标签：确认输给患者的血是与患者进行过交叉配血的血。

2)查看床旁和实验室所有记录，是否可能将患者或血源弄错。

3)肉眼观察受血者发生输血反应后的血清或血浆是否溶血。如果可能，该标本应和受血者输血前的标本进行比较。

4)用受血者发生输血反应后的标本做直接抗人球蛋白试验。

5)实验室应制定加做其他相关试验的要求，以及做相关试验的标准：①尽早检测血常规、尿常规及尿血红蛋白；②必要时，溶血反应发生后5～7小时测血清胆红素含量。

6)如怀疑细菌污染性输血反应，抽取血袋中血液做细菌检验。

7)输血科主任负责解释上述试验结果并永久记录到受血者的临床病历中。

8)当输血反应调查结果显示存在血液成分管理不当等系统问题时，输血科主任应积极参与解决。

(7)输血后献血员和受血者标本应依法至少保存7天，以便出现输血反应时重新进行测试。

(8)医护人员对有输血反应的应逐项填写患者输血反应回报单，并返还输血科。输血科每月统计上报医务部。

(9)医疗部会同输血科对输血不良反应评价结果的反馈率为100%。

(10)输血委员会对相关人员进行确定识别输血不良反应的标准和应急措施的再培训与教育，并记录。

(11)输血委员会对相关人员进行考核并记录。

(12)输血委员会按照制度和流程落实监督检查，对存在的问题与缺陷追踪评价有改进成效。

十二、预防和控制经血液传染性疾病管理上报制度

(1)临床所用的血液全部来自有国家资质的市中心血站，从源头上减少输血传播疾病的发生。

(2)提高临床输血技术水平。临床输血水平对于减少患者的输血风险有重要影响，提倡科学、合理用血，减少不必要的输血，杜绝人情血、安慰血、营养血，最大限度减少输血风险。

(3)积极开展成分输血。成分输血最大优势是减少输血传播疾病的风险。只给患者输需要的成分，可有效降低输血风险。

(4)提倡自身输血。血液来自本人，不存在传播疾病的危险。

(5)开展输血新技术。开展白细胞去除术，病毒灭活血浆的输血，采用一些血液代用品替代输血等，可减少输血传播性疾病。

(6)完善输血前各项检查。输血前对患者进行乙型肝炎、丙型肝炎、HIV、TP等指标的检测，可减少输血医患风险，保护医患双方利益。

(7)储配发血室、实验室、治疗室每天紫外线照射一次(不少于1小时)，各种物体表面及台面等每天湿式擦拭两次，操作用后用有效氯500～1000mg/L的含氯消毒液擦拭。湿拖把拖地2次/天。有明显污染时用含有效氯1000～2000mg/L的含氯消毒剂消毒，拖把用后浸入上述消毒液消毒后挂起控干，备用。

(8)储血冰箱内严禁存放其他物品；储血冰箱每周用75%乙醇溶液擦拭内壁消毒一次；冰箱内空气培养每月一次，无霉菌生长或培养皿(90mm)细菌生长菌落＜8cfu/10min 或＜

$200cfu/m^3$ 合格。

（9）工作人员须每年进行体格检查，建立健康档案。患有传染病（包括 HBsAg 阳性、HCV 抗体阳性）、精神病、严重皮肤病和其他对输血工作安全及质量有影响的疾病均应调离工作岗位。

（10）严格执行操作规程，完善输血反应及输血感染登记、报告制度。若发生输血感染事件，按法定传染病上报相关规定及时登记上报，并做好相关处理。

十三、血液保存、发血、输血及血液报废制度

（1）全血、血液成分按 A、B、O、AB 血型不同，分别储存于不同的血库专用储血冰箱内，并有明显的标识。

（2）同一血型血液及其成分按规格及采血日期不同分别储存。

（3）储血冰箱安装有自动温度控制系统并随时记录，无温控系统的每天观察记录至少 4 次，有异常时要立刻查找原因，及时解决、记录并汇报。

（4）储血冰箱内严禁存放其他物品。

（5）按卫生学要求做好储血冰箱的卫生消毒工作并记录。

（6）配血合格后，手术患者配血记录单送达手术科室，取血时由医护人员持配血记录单到输血科取血；治疗性输血者输血科电话通知输血科室后，用血科室医务人员（持取血单）到输血科取血。

（7）取血与发血双方必须共同查对患者姓名、性别、住院号、床号、血型、血液血型、血液有效期、血液品种及配血试验结果，以及血液的外观等，准确无误时，双方签字后方可发出。

（8）血液发出后不得退回。血液发出后，受血者和供血者血样保存于 2～6℃冰箱，至少 7 天。

（9）取回血液后应尽快输用，室温下不得超过 30 分钟，不得自行储存。暂时不输时可暂存于输血科储血冰箱内，输血前取走。

（10）输血前由两名医护人员对交叉配血报告单及血液进行全面检查核对，准确无误方可输血。执行人双签字。

（11）输血时由两名医护人员带病历共同到患者床旁核对患者姓名、性别、年龄、住院号、床号、血型等，确认与配血结果相符，并再次核对血液，用符合标准的输血器进行输血。

（12）输血前后用生理盐水冲洗输血管道，将血袋内成分轻轻混匀，血袋内不得加入其他药物。两袋血中间应用生理盐水冲洗输血器。少量输血时用一个输血器输注完毕，中途不要拔出输血器。注意避免污染。大量长时间的输血，至少 12 小时更换一次输血器。

（13）输血过程中先慢后快，再根据患者病情及年龄调整输血速度，并严密观察受血者有无输血不良反应。特别是输血后 15 分钟内，输血过程的每一小时及输血结束后 4 小时。

（14）详细填写输血记录单并存入病历。

（15）确有质量问题的血液、超过保质期的血液，做报废处理，报废血液时应报告科主任，详细记录报废原因。

十四、试剂的认购、入库和领用制度

（1）输血科所用检测试剂应具有国家认可的"三证"证明（国家暂无认可的检测试剂除外）。

（2）全部试剂均应向医院申请，由医院统一招标采购，科室或个人不得私自购买试剂。

（3）试剂领取后登记入库，并按储存要求放置最适温度的环境下保存。由专人保管。

(4)每批试剂领购后使用前需进行质量检测，达不到质量要求的按手续退回。

(5)对招标后试剂，科室申请领用时，应由科领导小组论证，根据工作的实际应用量，向医院分管部门申请购买。

(6)领取的试剂要检测外包装，容器有无破损，查点与单据数量是否相等，保存日期等并做好登记。

(7)每次申请购买试剂，由工作人员提前做出计划，并由科主任签字后报医院采购供应部。申领试剂后申领人将试剂品名、数量、金额等登记在专用本上并签名。

(8)按照用多少进多少的原则，避免试剂过期。严禁使用过期试剂。

十五、消毒管理制度

(1)保持环境清洁、安静，各工作区域划分明确，标志清晰，物品放置有序。

(2)进入工作区域，工作人员要衣物整洁，戴口罩，操作前后均应洗手，必要时用消毒液泡手，严格执行无菌操作规程。

(3)储配发血室、实验室、治疗室每天紫外线照射一次(不少于 1 小时)。各种物体表面及台面等每天用 500～1000mg/L 含氯消毒液擦拭，湿拖把拖地，用后拖把应用 1000～2000mg/L 有效氯溶液消毒(室内卫生由物业承担)。

(4)储血冰箱每周用 75%乙醇擦拭内壁消毒一次，紫外线灯管每周用 95%乙醇擦拭一次，操作人签字。

(5)静脉采血时要一人一针、一管、一带。一次性物品用后分类消毒，毁形后运出，压脉带用后用 1000～2000mg/L 有效氯溶液浸泡，消毒后晾干备用。

(6)采集标本的器材如玻片、吸管、玻瓶要做到一人一份一用一消毒。

(7)使用医院统一购进的一次性消毒液。

(8)工作人员须每年进行体格检查，建立健康档案。患有传染病(包括 HBsAg 阳性、HCV 抗体阳性)、精神病、严重皮肤病和其他对输血工作安全及质量有影响的疾病均应调离工作岗位。

(9)对废液、废气、废标本、废试剂要按照医院感染管理暂行办法及时进行无害处理。

十六、仪器设备认购、验收、使用、管理、保养维修和报废制度

(1)输血科的贵重仪器与设备，根据工作分工管理，专人负责，责任明确，认真执行使用规则，精密仪器定期鉴定，如发现故障要及时向科主任汇报，以妥善处理，不得擅自处理。建立仪器档案和使用登记维护记录。

(2)输血科购置设备、仪器必须遵照医院相关规定向分管院长提出书面申请，由分管部门组织考察，由医院统一招标采购。

(3)申购仪器设备、科室应根据开展的业务技术项目对仪器的品牌进行论证，进行经济效益分析，并选择应用单位考察其应用情况。

(4)接收仪器设备，严格进行验收，各种技术性能、技术参数是否符合工作的要求，验收合格后双方签字。

(5)使用仪器设备，首先由设备科技术人员负责安装、技术培训后使用，严格按照说明书进行操作，不得违章操作，贵重仪器要有专人负责使用。

(6)爱护各种仪器设备，放置最合适的位置，防震防潮，持久保持仪器的清洁，万元以上

设备使用时需进行登记,大型仪器设备由专人负责管理。

(7)仪器设备按照说明书要求定期保养维修,并在设备科技术人员指导下,依据技术要求进行保养,仪器发生故障,迅速与设备科联系进行维修,任何个人未经允许不得私自拆卸,发生重大问题应报告有关领导进行处理。

(8)仪器设备报废,须由科室写出报废报告,报告设备科按规定要求手续经批准后报废,停止使用。

(8)任何个人无权购置任何仪器设备。

(10)输血科的各种仪器及资料未经科主任同意,不得任意外借和占为私有,外借要有科室借条,经借人签字,由管理人员定期催回。

十七、计量管理制度

(1)认真贯彻执行《中华人民共和国计量法》和有关法律法规,宣传普及计量知识。

(2)管理好本科室的计量器具,保证其计量准确。

(3)输血科开展业务技术、储血、输血诊疗活动应用仪器,每年度由市计量监理所进行标定测试,达不到标准要进行维修或更换。

(4)储血冰箱保持4~6℃,箱内放置温度计,观察箱内温度与指示温度是否相符。

(5)储血浆冰柜设定-30℃并定时观察冰柜温度。

(6)温度监控由自动温控记录仪自动记录。

(7)离心机达到工作需要的转速,并有市计量所的监理标定。

(8)仪器陈旧达不到工作要求影响工作的,须申请报废并申请购置新仪器。

十八、输血科交接班管理制度

(1)输血科的交接班工作在配发血室内由配血者和替午夜班者交接,在实验室由实验室值班者与替午夜班者交接。

(2)交接班要认真、详细并做好记录。

(3)配血室交班内容包括:各种血液成分出入库和库存情况,库存与登记是否相符;血液申请单、临床送样登记本及发血单的填写、签字是否有遗漏;各种仪器设备的使用情况;储血冰箱、冰柜的温度记录;疑难配血患者情况;稀有血型患者检出情况;值班者的工作情况及其他特殊情况。

(4)实验室的交班内容包括:各种实验情况,主要针对阳性结果的交班,仪器使用状况、使用记录,未检测标本情况及其他特殊情况。

(5)输血科各室的门窗水电等安全情况。值班期间的安全情况由值班者负责。

(6)需要交接的其他事项。

(7)值班期间,如遇自己不能处理的问题,应及时报告科主任。

第三节 输血科(血库)操作规程

输血相容性检测是临床输血最后一个关键环节,高质量的检测能最大限度地减少输血风险,建立并实施科学合理的操作规程是确保输血相容性检测结果准确的可靠保证。

一、输血科(血库)操作规程内容

(一)输血相容性检测标本采集交接保存操作规程

(1)患者准备：为了保证标本采集的正确性，医护人员应根据输血相容性检测标本采集的目的，口头和书面指导患者检查前的注意事项。

(2)对项目申请者的指导：申请者必须对患者讲清楚输血相容性检测的目的，血样不能溶血。

(3)填写申请单的注意事项

1)临床医师：应完整填写申请单各项内容，字迹必须清楚，包括患者姓名、性别、床号、住院号、申请序号、临床诊断或主要症状、输血史、妊娠史、采集标本的时间、申请输血的目的、输血时间及数量、血液品种等。

2)临床医护人员：必须将根据检验申请单所填写的项目，做好患者准备和标本采集。

3)输血科人员：必须将配血申请单与血标本同时接收。

4)申请单至少保存两年。

(4)输血相容性检测标本的容器：采集血样使用一次性加抗凝剂的真空试管(EDTA-K2 抗凝剂)，取血 3~4ml。轻轻颠倒混匀 3~5 次。送检标本容器上应粘贴标签，并注明患者的姓名、科别、床号、采集标本的日期、时间和采集人等，即带患者唯一标识条形码的标签。

(5)血样的采集方法：由临床医护人员采取患者静脉血液。

(6)血液标本的运送：由医护人员或经培训的专门人员持申请单和血标本送达输血科。

(7)血液标本必须保证运送过程中的安全，防止打碎。破碎后应立即对环境进行消毒处理，并重新采集血样。

(8)血液标本的验收：血液标本容器标签填写内容应与配血申请单的内容完全一致；血液标本量不能少于 2.0ml。准确无误后双方交接并签字。

(9)实验室拒收标本的标准：申请单填写的内容与标本标签填写内容不一致或者申请单填项目不全面时，输血科有权拒收。标本溶血，标本少于 2.0ml 者，拒收。

(10)配血标本应为 3 天内的标本，自身免疫性贫血患者每次配血前须抽标本。血液发去后，配血标本存放在 2~8℃冰箱保存 7 天。

(11)标本的处理超过保存有效时间后，由医院规定的物业公司按感染管理相关规定统一处理。

(二)血液申请入库储存出库操作规程

建立血液申请、入库、储存与发放的检查规程，确认流程和程序，保证血液及其制品的质量，确保在受控状态下使用血液及其制品。

1. 血液申请 根据本院三年血液使用平均量，加自然增长量(8%左右)，制定年、月、周用血计划，向血站申请，申请人与应答人记录在血液申请登记本并签名。

2. 血液入库的检查规程

(1)临床用血必须由卫生行政部门指定的血站供给。医院开展的患者自体输血、自身输血除外。

(2)必须指定医务人员负责血液的收领和发放工作，认真核查血袋包装，禁止接受不合格血液入库。核查内容包括：①血站名称及许可证号；②血袋条码及血型；③血液品种及量；

④采血日期及时间；⑤有效期及时间；⑥储存条件。

（3）对验收合格的血液，必须做好入库登记，按不同品种、血型、规格和采血日期，分别放于专用冰箱内储存。经办人签署姓名及入库时间。

3. 血液储存的检查规程

（1）必须保证血袋完好，血液各品种必须严格按照血液储存标准执行。必须做好专用储血设备的 24 小时监测记录。储血环境应当符合卫生学标准。

（2）储存条件：保存温度和保存期见表 5-1。

表5-1　保存温度和保存期

品种	保存温度	保存期
浓缩红细胞（CRC）	4℃±2℃	
ACD		21 天
CPD		28 天
CPDA		35 天
少白细胞红细胞（LPRC）	4℃±2℃	（同 CRC）
红细胞悬液（CRC3）	4℃±2℃	（同 CRC）
洗涤红细胞（WBC）	4℃±2℃	24 小时内
冰冻红细胞（FTRC）	4℃±2℃	解冻后 24 小时内
手工分离浓缩血小板（PC-1）	22℃±2℃	24 小时（普通袋），5 天（轻振荡，专用袋制备）
机器单采浓缩血小板（PC-2）		24 小时（普通袋），5 天（轻振荡，专用袋制备）
新鲜液体血浆（FLP）	4℃±2℃	24 小时内
新鲜冰冻血浆（FFP）	−20℃以下	1 年
普通冰冻血浆（FP）	−20℃以下	4 年
冷沉淀（Cryo）	−20℃以下	1 年
全血	4℃±2℃	（同 CRC）

注：其他制剂按相应规定执行。

（3）当储血冰箱的温度自动监控系统发出报警信号时，要立即检查原因，及时解决并记录。

（4）储血冰箱内严禁存放其他物品；每周消毒 1 次；冰箱内空气培养每月 1 次，无霉菌生长或培养皿（90mm）细菌生长菌落＜8cfu/10 分钟或＜200cfu/m³ 合格。

4. 血液发放的检查规程

（1）配血合格后，输血科及时通知用血科室，由医护人员凭取血单到输血科取血。

（2）取血与发血的双方必须共同查对患者姓名、性别、病案号、门急诊/病室、床号、血型、血液有效期及配血试验结果，以及保存血的外观等，准确无误时，双方共同签字后方可发出。

（3）凡血袋有下列情形之一的，一律不得发出。

1）标签破损、字迹不清。

2）血袋有破损、漏血。

3）血液中有明显凝块。

4）血浆呈乳糜状或暗灰色。

5) 血浆中有明显气泡、絮状物或粗大颗粒。

6) 未摇动时血浆层与红细胞的界面不清或交界面上出现溶血。

7) 红细胞层呈紫红色。

8) 过期或其他须查证的情况。

（4）血液发出后，受血者和供血者的血样保存于 2~6℃冰箱，至少 7 天，以便对输血不良反应追查原因。

（5）血液发出后不得退回。

（三）血液质量检查规程

（1）血液来自卫生行政部门认可的中心血站，杜绝自采自供现象。

（2）对中心血站送来的血液及血液成分进行质量检查，检查内容包括：标签是否破损，字迹是否清楚；血袋有无破损、漏血；血液中是否有凝块；血浆是否呈重度乳糜状或暗灰色；血浆是否有明显气泡、絮状物或粗大颗粒；未摇动时血浆层与红细胞的界面是否不清或交界面上是否出现溶血；红细胞层是否呈紫红色；血液有效期或采血袋是否超过有效期；血袋编号/条形码和储存条件及血液内容物与标签标识不一致等其他须查证的情况。

（3）若有不符合血液标准的，按规定退回中心血站。

（4）发到临床的血液应尽快输注，在室温下不得超过 30 分钟，不得自行存放。血液输注不得超过 4 小时。

（5）血液在输注前不能打开包装，输注时不能向血袋中加入任何药物，若需稀释只能加静脉用生理盐水。

二、输血科(血库)质量管理

（1）医院法定代表人为输血质量管理的第一责任人，输血科负责人为输血质量管理的具体责任人，输血科所有员工对其职责范围内的质量负责。

（2）开展输血质量全程监控，制订、实施控制输血感染的方案，严格执行输血技术操作规范。

（3）建立输血科(血库)科务会制度，定期对输血质量和技术问题进行分析、评估与持续改进。

（4）输血科(血库)定期对本院用血情况进行统计分析，并向医院临床输血管理委员会和业务主管部门报告输血管理工作。

（5）各业务岗位真实、完整、准确、及时地完成各种原始记录，保证其可追溯性，原始记录保存 10 年以上。

（6）建立人员培训和技术考核制度，对工作人员有计划地进行全面质量教育，知识更新和岗位培训，定期考核评估，并建立业务技术档案。

（7）质量考核指标及标准　质量考核基本指标及标准见表 5-2。

表5-2　输血科(血库)质量考核基本指标及标准

序号	考核项目	考核标准
1	标本接收及检测结果记录	有
2	血型定型试剂质检合格率	100%
3	血型鉴定和交叉配血试验准确率	100%

续表

序号	考核项目	考核标准
4	室间质评成绩合格率	100%
5	血液和成分血出入库记录完整率	100%
6	受血者和供血者血型复查率	100%
7	交叉配血报告单完整率	100%
8	血液有效期内使用率	100%
9	输血专用保存设备的温度记录和高低温报警装置完好率	100%
10	供血的外观质量、品种、规格、数量差错率	0
11	不同血型、品种、规格的血液	分别储存
12	不同日期的血液	依次存放
13	全血、成分血储存温度合格率	100%
	全血、成分血申请单审核合格率	
14	三级医院	100%
	其他医院	≥80%
15	为患者提供全血、成分血品种、规格、数量差错率	0

(8)积极开展输血相容性检测室内质量控制工作，参加省级或国家级室间质量评价活动。输血相容性检测包括 ABO 血型正反定型、RhD 定型、不规则抗体筛选、交叉配血等项目，室内质控品(商品供应)与常规标本每天进行检测并记录，质控品检测结果与说明书上结果不符时应积极查找原因，及时纠正并记录，操作者签名。室间质评活动按照省级输血质量控制中心或者卫计委临床检验中心安排进行，每次活动应记录质控品接受时间、操作时间、实验结果、上报时间、操作者等内容，结果反馈后对失控的结果进行讨论分析，查找失控原因，提出改进措施，并记录。

小　　结

本章主要讲解输血科(血库)的组织框架和质量管理。其包括医疗机构临床输血管理组织职责，输血科(血库)人员基本要求与组成，输血科(血库)的房屋要求、设备要求、规章制度、操作规程、质量控制等，这些都是输血科(血库)的基本要求，是临床科学、安全、合理、有效输血的基本保障。

(孙福廷)

第二篇 临床输血技术

第六章 红细胞血型

目的要求

1. 掌握 ABO 血型及亚型鉴定方法；RhD 血型与亚型鉴定方法及 Rh 阴性确认试验。
2. 熟悉 ABO 正反定型不一致的主要原因；Rh 阴性输血原则及临床意义。
3. 了解其他红细胞血型系统。

    随着输血医学技术及相关领域的发展，输血医学已经成为临床医学不可缺少的重要组成部分。血液免疫学又是输血医学的重要组成部分，血液免疫学血型的发现，不仅为安全输血提供了重要的保证，而且在遗传学、人类学、法医学、免疫学及血型与疾病的发病机制研究等方面都具有重要意义。

    1900 年，由奥地利维也纳大学助教 Karl Landsteiner 发现了世界上第一个血型系统——ABO 血型，开创了免疫血液学研究和应用工作的新纪元。后来相继发现了 Rh、MN、P 等血型系统，他 1930 年获得诺贝尔生理学及医学奖，赢得了"血型之父"的美誉。

    血型是人类血液的主要特征之一，也是血液中各种成分的遗传多态性标志。遗传多态性指在染色体的特定座位上，存在两种或两种以上等位基因的现象。狭义的血型指红细胞血型，专指红细胞抗原在个体间的差异。广义的血型应包括血液各成分的抗原在个体间出现的差异，包括红细胞血型、HLA、HPA、血清蛋白型、酶型等。ISBT 红细胞表面抗原命名委员会 2012 年发布已发现 33 个血型系统 270 多种抗原，已检出的红细胞血型系统包括 ABO，MNS，P，Rh，Lutheran，Kell，Lewis，Duffy，Kidd，Diego，Yt，Xg，Sciann，Dombrock，Colton，Landsteiner-Wiener，Chido/Rodgers，Hh，Kx，Gerbich，Cromer，Knops，Indian 等共 33 个。其中，临床意义最大的为 ABO 和 Rh 血型系统。

第一节 ABO 血型系统

    通常人们对血型的了解往往仅局限于 ABO 血型及输血问题等方面，实际上，血液免疫学的发现，不仅为安全输血提供了重要的保证，而且在遗传学、人类学、法医学、免疫学及血型与疾病的发病机制研究等方面都具有重大意义。

一、ABO 血型特性

Karl Landsteiner（1868—1943）1868 年 6 月 14 日出生在奥地利维也纳，他发现了人类第一个血型系统——ABO 血型系统，是血型系统中抗原性最强的一个血型系统。其有着其他血型系统所没有的独特的性质，具体表现在红细胞上缺乏相应抗原，血清中便存在相对应的抗体。ABO血型是根据红细胞表面有无 A、B 抗原和血清中有无抗 A、抗 B 来划分的血型。红细胞上只有 A 抗原、血清中有抗 B 为 A 型血，红细胞上只有 B 抗原、血清中有抗 A 为 B 型血，红细胞上有 A、B 抗原、血清中无抗 A、抗 B 为 AB 型血，其红细胞上无 A、B 抗原，血清中有抗 A、抗 B 为 O 型血。许多组织细胞分泌液中有规律存在 A、B、H 抗原。这两种特性使 ABO 血型系统成为输血与器官移植中最重要的血型系统。

二、ABO 抗原遗传

ABO 血型系统是由第 9 号染色体（9q34.1～q34.2）上的 A、B 和 O 三个等位基因来控制的。红细胞质膜上的鞘糖脂是 ABO 血型系统的血型抗原，血型免疫活性特异性的分子基础是糖链的糖基组成。1960 年，瓦特金斯（A. Watkins）确定了 ABO 抗原是糖类，并测定了其结构。A、B、O 三种血型抗原的糖链结构基本相同，只是糖链末端的糖基有所不同。A、B 抗原都是在 H 抗原（前身物质半乳糖末端连接岩藻糖）的基础上形成的，当特异性糖链的终末端的半乳糖上连接 N-乙酰半乳糖时，就产生 A 抗原活性。如果连接的是半乳糖，就产生 B 抗原活性。具有 A 和 B 两种活性糖基均连接在半乳糖上，并且连接前需要一个岩藻糖连接到半乳糖上。如果末端的半乳糖上既不连接 N-乙酰半乳糖，也不连接半乳糖，则仅产生 H 抗原活性。现已有证据表明 H-h 基因是与 Se-se 基因连锁的，因此也必然与分泌型的状况有一定的关联。

ABO 抗原的发育在 6 周的胎儿，其红细胞上已能测到 ABH 抗原，但婴儿一般在 18 个月后才充分表现抗原性。估计新生儿红细胞所带的抗原位点数目只有成人的 25%～50%，成人 B 抗原位点的平均数目为 720 000 个，成人 A 抗原位点的平均数目为 600 000 个，亚型抗原位点明显减少，A_2 抗原位点数目为 26 500 个，A_m 抗原位点仅为 700 个。新生儿出生后开始产生抗体，直到 3～6 个月时才能查出，抗体在 5～10 岁时达到最高，以后逐渐下降，65 岁以上者抗体水平较低。

三、ABO 特殊血型

（一）ABO 亚型

所谓的 A 亚型主要是指 A_1 和 A_2。A_1 和 A_2 两者的红细胞与同一来源的抗 A 表现出强弱不等的凝集反应。A_1 和 A_2 红细胞上特定抗原决定簇的数目存有差别，前者平均为 8.5×10^5（个），后者仅约为 2.4×10^5。但两者的抗原性差别不只在数量上，还在于质量上，这可由部分 A_2 和 $A_{2}B$ 个体的血清中具有抗 A_1 得到佐证；近年通过对抗原分子构造的研究，发现 A_1 抗原的寡糖链具有较多的叉链，而 A_2 则较多为直链；此外，由 A^1 基因和 A^2 基因所合成的乙酰氨基半乳糖转移酶，其活性和最适反应条件也各不相同，由此更可证明两者有质的差别。但在生物进化的长河中血型基因的突变并不鲜见，因而产生了血型变异体，常见者为弱 A 亚型或弱 B 亚型，由于其抗原弱，在鉴定血型时极易误定血型。

弱 A 亚型系指红细胞与抗 A 的反应性要比 A_2 更弱的 A 型，有 A_3、A_x、A_m 和 A_{el}，弱 B 亚型参照弱 A 亚型分为 B_3、B_x、B_m 和 B_{el}。这些细胞的特征是 A 抗原或 B 抗原位点很少，而 H 物质活性相应增强。A_3 特定抗原位点数目仅为 35 000 个、A_x 为 4800 个、A_m 为 700 个，相应弱 B 亚型抗原位点较弱 A 略少。区分弱 A 亚型或弱 B 亚型主要根据受检者红细胞与抗 A、抗 B、抗 AB 凝集强度，吸收放散试验，红细胞 H 物质活性强弱，血清中是否存在抗 A_1（不规则抗 B)，分泌型唾液中 A、B、H 含量，家系调查的结果等综合鉴定分析来进行分类(表 6-1)。

表6-1 弱A(B)亚型鉴别表

血型	正定型				反定型			吸收放散	唾液型物质	血清中不规则抗体
	抗A	抗B	抗AB	抗H	Ac	Bc	Oc			
A₃	mf	0	mf	3+	0	4+	0	抗A	A H	
Aₓ	w+	0	2+	4+	w+	4+	0	抗A	Aₓ H	抗A₁
Aₘ	0	0	w+	4+	0	4+	0	抗A	A H	
A_el	0	0	0	4+	w+	4+	0	抗A	H	抗A₁
B₃	0	mf	mf	3+	4+	0	0	抗B	B, H	
Bₓ	0	w+	2+	4+	4+	w+	0	抗B	Bₓ H	抗B
Bm	0	0	w+	4+	4+	0	0	抗B	B, H	
Bel	0	0	0	4+	4+	w+/0	0	抗B	H	抗B

注：w+ 为弱凝集，mf 为混合外观凝集。

1. A₃ 其红细胞与抗 A 或抗 A、B 均呈混合视野凝集，即只与部分细胞凝集，其余呈游离状态。红细胞抗原密度平均为 3×10^4 血清中 A 特异性糖基转移酶不足于通常 A 型 10% 的活性，血清中有时含有抗 A₁，分泌型者唾液中可检到 A 物质。其遗传受 ABO 等位基因控制。

2. Aₓ 红细胞与 B 血清常只能吸收其抗 A 而不出现凝集或只出现弱凝集，但与抗 AB 则能产生较强的凝集，红细胞平均抗原密度约为 4×10^3，细胞膜上和血清中均测不到 A 酶活性，血清中含有抗 A₁，吸收放散试验呈阳性，分泌型唾液中含有 A 物质，但在中和试验中通常只能抑制自身细胞与抗 A 的凝集。其遗传也受 ABO 位点控制。

3. Aₘ 红细胞不与抗 A、抗 AB 血清发生凝集，但吸收放散试验为强阳性，抗原密度仅为 200~1900，膜上无 A 酶活性，血清中无抗 A，分泌型唾液中有正常量的 A 物质；它也受 ABO 位点控制。

4. A_el 其红细胞与抗 A、抗 AB 均不显示凝集，只有吸收放散试验且放散液需用间接抗人球蛋白法始能证明其具有 A 抗原，细胞上抗原密度为 100~1400，在细胞膜上和血清中均不能测到 A 酶活性，血清中有抗 A₁，分泌型唾液中只有 H 物质而无 A 物质。

5. B₃ 红细胞与抗-B、抗-AB 呈混合视野凝集，血清中存在 B 酶活性，血清中不存在抗-B，分泌型唾液中有正常量的 B、H 物质，遗传由 ABO 位点控制。

6. Bₓ 其特点是红细胞与抗 B、抗 AB，凝集的出现慢而弱的凝集，B 酶活性在细胞膜和血清中均未能测到，血清中含有弱抗 B，分泌型者唾液中含有 B 物质，但只能抑制抗 B 血清对 Bₓ 自身红细胞的凝集，遗传也受 ABO 位点控制。

7. Bₘ 红细胞与抗 B、抗 AB 均不显示凝集，但吸收放散试验呈阳性，血清中检出 B 酶活性，血清中不含抗 B，分泌型唾液中有丰富的 B 物质，B/H 值升高，遗传也受 ABO 位点控制。

8. B_el 红细胞反应性与 Bₘ 相当，与抗 B、抗 AB 不产生凝集，而吸收放散试验阳性，细胞膜和血清均无 B 酶活性，血清有时含有弱的抗 B，分泌型唾液中仅有 H 物质，遗传也由 ABO 位点控制。

(二)cis-AB

cis-AB 的发现，使关于 ABO 血型遗传的传统观点受到了挑战，对此至今尚无圆满解释。

有人认为系基因突变所致，使合成的酶具有能同时转移两种糖基的活性，或是突变产生了基因复合体；也有人认为系基因内部分交换所致，使一个位点上的基因能有两种基因产物。通常的 AB 型，是由 A 和 B 基因的杂合子决定的，它们分别位于一对同源染色体的 ABO 位点上，即处于对位，称为对位 AB(trans-AB)型；而 cis-AB 型是指其 A、B 基因同处于一条染色体上，显然它们只能同挤在一个位点上，由此在细胞减数分裂时不会发生分离，而可作为一个遗传单位传递给下一代，见图 6-1。具有 AB/O 基因型的人，其红细胞上的 A 及 B 抗原，不如正常 A/B 型人的抗原强，cis-AB 大多数 B 抗原异常，血清中有同种抗 B。目前所发现的 cis-AB 有 cis-A_1B、A_1B_2、A_2B、A_2B_3、A_2B_x。

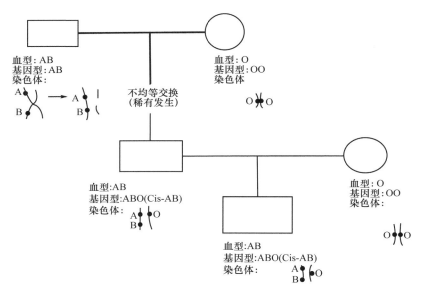

图 6-1　cis-AB 型染色体遗传示意图

(三)孟买型(H 缺陷型)

1952 年，Bhenbe 发现了一种特殊血型，基本特征红细胞上和唾液中无 A、B、H 抗原，而血清中却有抗 A、抗 B 和抗 H(IgM，在很大温度范围内均有活性，能引起溶血)，由于该血型首次在印度孟买市发现，因此命名为孟买型，记为 O_h。目前全世界共发现 100 多例。由不尽相同的遗传因素导致血清及细胞中缺乏岩藻糖基转移酶(H 酶)所致的 H 物质缺失或衰弱，或同时还伴有 A、B 抗原的合成障碍，故又称为 H 缺陷型。其遗传控制被认为系在 H-h 位点上出现了 h-h 的组合，由此抑制了 H 物质的合成，所以将其表现型写作 O_h 孟买型。

类孟买型与孟买型相似，红细胞上没有 H 抗原。但与孟买型不同的是其红细胞上有少量的 A 或 B 抗原。这是因为 H 基因受到了其抑制基因 z 的影响，基因表达产物大大下降。但仍有一小部分 H 抗原产生。这一小部分 H 抗原在正常的 A 基因或 B 基因作用下可转化成少量的 A 或 B 抗原。

在实际工作中，H 缺陷型往往是从同 ABO 型配血不容、经进一步检查而发现的。检查主要包括：①用直接凝集试验检查红细胞上 A、B 和 H 抗原，若均为阴性，再做吸收放散试验；有条件时，可再测定其 H 抗原的含量，当 H 为阴性时，常有 I 量的增加。②用凝集抑制试验检查唾液和血浆中 A、B、H 物质的存在。③检查血清中有无抗 A、抗 B，特别是抗 H 或抗 HI

的存在。抗 H 常在 37℃具有活性，且有时具有溶血性，因此有很大的输血危险性。④检查血浆和红细胞膜上有无 A、B，特别是 H 特异性糖基转移酶存在。⑤家系调查分析。以上检查，除第④项需有适当条件和有一定难度外，其他项目均为血库的常规试验。孟买型的患者与所有 ABO 型献血员的血液全部不相合，只有孟买型人的血液才相合。

四、血型鉴定

（一）ABO 血型鉴定

1. 原理 根据红细胞上有无 A 抗原和(或)B 抗原，将血型分为 A 型、B 型、AB 型和 O 型四种，可利用红细胞凝集试验通过正(血清试验)反(细胞试验)定型准确鉴定 ABO 血型。

2. 试剂与材料 抗 A 和抗 B 定型试剂，抗 AB 定型血清，A 型、B 型及 O 型试剂红细胞，受检者血清，受检者红细胞盐水悬液或全血。

3. 方法

（1）细胞定型（正定型）

1)取洁净小试管 3 支，分别标明抗 A、抗 B 和抗 AB，用滴管分别加 1 滴抗 A、抗 B 和抗 AB。

2)在每个试管中各加 1 滴 2%～5%受检者的红细胞悬液；轻轻混匀，根据试剂使用说明书进行离心。通常的条件是离心 900～1000g，15～30 秒。

3)轻轻重悬细胞扣，检查凝集，判读结果，与血清定型结果比较。

（2）血清定型 （反定型）

1)取洁净小试管 2 支，分别标明 A_1、B 细胞。用滴管分别加入受检者血清 1 滴 （注：根据需要可加 A_2 和 O 细胞）。

2)在标记 A_1 的试管中加 1 滴 A_1 试剂红细胞；在标记 B 的试管中加 1 滴 B 试剂红细胞；如需要可加 A_2 和 O 细胞；轻轻混匀试管，根据试剂使用说明书进行离心。通常的条件是 900～1000g，15～30 秒。

3)检查上清液有无溶血，轻轻重悬细胞扣，检查凝集；判读结果，与细胞定型结果比较。

（3）结果解释

1)细胞定型试验的凝集及血清试验的溶血或凝集都表示阳性结果。

2)重悬细胞扣后的均匀的红细胞悬液表示阴性结果，ABO 细胞及血清试验的结果和解释见表 6-2。

表6-2 ABO血型正反定型结果分类

受检者红细胞与定型血清的凝集反应		受检者血清与试剂红细胞的凝集反应			结果判读
抗 A	抗 B	A 细胞	B 细胞	O 细胞	ABO 血型
−	−	+	+	−	O
+	−	−	+	−	A
−	+	+	−	−	B
+	+	−	−	−	AB

注：+，凝集；−，不凝集。

3)若正反定型结果不一致，应进一步试验以确定血型。

（4）注意事项

1）分型血清试剂质量性能应符合商品合格试剂的要求。在每次试验结束后应放置于 4℃冰箱内保存，以免细菌污染。

2）试剂红细胞以 3 个健康者同型新鲜红细胞混合，用生理盐水洗涤 3 次，以除去存在于血清中的抗体及可溶性抗原。

3）试验中使用试管、滴管和玻片必须清洁干燥，防止溶血。

4）操作方法应按规程执行，一般应先加血清，然后再加悬浮红细胞，以便核实是否漏加血清。

5）ABO 血型鉴定最佳反应温度为 4℃，通常在室温（20～24℃）下做试验可出现良好的凝集反应，37℃可使反应减弱。

6）判断结果后应仔细核对、记录，避免笔误。

4. 正反定型结果不一致的原因　有红细胞抗原变化和血清本身的问题，还有技术性问题，常见有以下原因。

（1）被检红细胞主要问题

1）受检者红细胞上抗原位点过少或减弱，如亚型；或白血病、恶性肿瘤等。

2）获得性 B 抗原：胃肠道疾病引起。

3）混合凝集视野：有一部分红细胞凝集，有一部分红细胞不凝集。可能的原因有近期输过非同型血液、亚型、造血干细胞移植、嵌合体等。

4）过量的血型特异性血型物质。

5）红细胞被细菌污染造成多凝集现象。

（2）被检血清主要问题

1）新生儿、老年人血清中抗体水平大幅度下降。

2）有细菌污染或遗传因素引起多凝集或全凝集。

3）受检者血清中缺乏应有的抗 A 和（或）抗 B 抗体，如丙种球蛋白缺乏症。

4）受检者血清中蛋白紊乱（巨球蛋白血症等），或试验时温度过高，常引起红细胞呈缗钱状排列。

5）血清中有 ABO 血型以外的抗体，如自身抗 I、抗 M，常引起干扰。

（3）技术原因

1）血清效价太低、亲和力不强。

2）各种原因引起的细胞溶解，将溶血结果误判为不凝集。

3）试剂红细胞悬液浓度过浓或过淡，导致试验抗原抗体比例不适当，误判为阴性反应。

4）离心时间过短或过长，速度过慢或过快。

5）记录或结果判读错误。

（二）ABO 亚型鉴定

ABO 抗原的亚型或变异型很多，在 A 抗原中主要为 A_1 和 A_2，其他 A 亚型不多见，而 B 亚型一般比 A 亚型更少，区分 A 亚型确认方法为：①用抗 A、抗 AB、抗 A_1 和抗 H 进行正定型；②分别用 A_1 型和 A_2 型红细胞反定型检查有无抗 A_1；③用抗 A 进行吸收放散试验；④检查唾液中的 A、H 型物质；⑤基因鉴定等。区分 B 亚型确认方法为：①用抗 B、抗 AB、抗 H 进行定型试验；②检查血清中存在的抗体；③用抗 B 进行吸收放散试验；④检查唾液中的 B 型物质；⑤基因鉴定等。

1. 原理 抗 A 血清中含有抗 A 和抗 A_1 两种抗体，抗 A 可以凝集 A 型和 AB 型红细胞，而抗 A_1 只能与部分 A 型和 AB 型红细胞反应，据此凡与抗 A_1 强反应者被定为 A_1 型或 A_1B 型，不与抗 A_1 反应而与抗 A 强反应者被定为 A_2 型或 A_2B 型。

2. 试剂与材料 抗 A_1 定型血清；受检者 2%～5%的红细胞悬液；已知 A_1 型和 A_2 型 2%～5%红细胞盐水悬液。

3. 方法

(1)在一支标记的干净试管中加 1 滴抗 A；在另一支标记的干净试管中加 1 滴抗 A_1。

(2)在每个试管中分别加入 1 滴 2%～5%受检者的红细胞悬液；轻轻混匀，根据厂商的试剂使用说明书进行离心。通常的条件是室温、900～1000g 离心，15～30 秒；同时，用已知的 A_1 和 A_2 试剂红细胞作为对照，进行平行对照试验。

(3)轻轻重悬细胞扣，检查凝集；判读结果。

4. 结果判读 如 A_1 对照红细胞凝集，而 A_2 对照红细胞不凝集，受检者红细胞凝集者为 A_1，不凝集者为 A_2。

5. 注意事项

(1)检查时必须掌握反应时间。

(2)如 A_1 和 A_2 对照红细胞都凝集，表示抗 A_1 血清有异常；如 A_1 和 A_2 对照红细胞都不凝集，可再延长观察时间，如始终不凝集，也证明抗 A_1 血清有异常。

(3)新生儿红细胞 ABO 血型抗原较弱，不宜做亚型鉴定。

(三)吸收和放散试验

1. 原理 有弱 A 或弱 B 抗原的红细胞不被抗 A 或抗 B 所凝集，但可以吸收这种特异性抗体。用放散法除去吸收的抗体就能证实与已知特异性抗体反应的抗原活性物质的存在。

2. 试剂与材料 人血清(多克隆)抗 A 和(或)抗 B(注：因为一些单克隆 ABO 定型试剂对 pH 及渗透压的变化敏感，所以不适用于做吸收放散试验)，受检者红细胞。

3. 方法

(1)盐水至少洗涤 1ml 受检细胞 3 次，最后一次洗涤后移除上清液。

(2)在洗涤过的红细胞中加入 1ml 抗 A 试剂(鉴定弱 A 变异型)或 1ml 抗 B 试剂(鉴定弱 B 变异型)。

(3)充分混匀红细胞和抗血清，把混合物置于 4℃中 1 小时，每隔 15 分钟混匀一次，离心混合物，移除上层抗血清，将红细胞转入一个干净试管。

(4)用大量 4℃冷盐水至少洗涤红细胞 3～5 次，留下最后 1 次洗涤的小部分洗涤液做游离抗体检测。或者用 O 型细胞作为对照细胞与被检细胞平行做吸收放散试验。

(5)使用适合于将 ABO 抗体从红细胞上解离下来的放散方法，如热放散，从细胞上放散出吸收的抗体。

(6)离心，将上层放散液转入 1 个干净试管。

(7)检测放散液及最后洗涤液[上述第(4)步]：所有放散液及最后洗涤液加 1 滴相应细胞，离心后放置于 4℃ 30 分钟后检查凝集状况。

(8)37℃孵育 15 分钟后，将步骤(7)中的样本进行间接抗人球蛋白试验。

4. 结果判读

(1)如果放散液与抗原阳性细胞反应，最后洗涤液与抗原阳性细胞不起反应，或者 O 型对照红细胞平行试验放散液与抗原阳性细胞不起反应，则放散液中存在抗 A 或抗 B，细胞上存在

A 或 B 抗原。

(2)如果放散液不与 A 或 B 细胞发生反应,可能表明细胞上没有抗原表达,不能吸收相关抗体,或是放散液制备失误造成。如果放散液与一些或所有 A 或 B 细胞,也与一些或所有 O 细胞起反应,表明在吸收放散过程中,重新获得了一些其他的或附加的抗体。

(3)如果最后洗涤液或 O 型红细胞对照放散液与 A 或 B 细胞起反应,则认为试验是无效的。其原因可能是放散前未结合的抗体没有充分去除或是细胞没有充分洗涤,还可能是结合的抗体在洗涤过程中分离。

(四)A、B、H、Le(a)和 Le(b)唾液试验

1. 原理 人群中约有 78% 的人含有 *Se* 基因,它能控制分泌可溶性 ABH 抗原物质进入体液(脑积液除外)。抗体能与具有相应抗原的红细胞发生特异性凝集。体液中的可溶性抗原物质能与该抗体发生中和反应,抑制抗体凝集作为反应指示的红细胞。利用血凝抑制方法,把唾液中可溶性 A、B、H、Lewis 血型物质和相应的抗体中和,然后加入相应细胞。如果这些细胞凝集就表示唾液中不含有相应的可溶性抗原;若不凝集,就表示唾液中含有相应的可溶性抗原,即为分泌型。

2. 唾液的留取

(1)漱口后收集 5～10ml 唾液于小烧杯或大口试管中,咀嚼蜡、石蜡、橡皮条能帮助收集唾液,不能咀嚼口香糖或任何其他含糖或蛋白的东西。

(2)离心 900～1000*g*,8～10 分钟,将上清液移入干净试管,煮沸 8～10 分钟以灭活唾液酶。

(3)离心 900～1000*g*,8～10 分钟,取清亮或微呈乳白色的上清液,将不透明或半固体状的物质丢弃。

(4)几小时内实验,标本须冷藏;几天内实验,样品须-20℃保存,冰冻保存的样品活性可持续几年。

3. 试剂与材料 人源性(多克隆)抗 A 和抗 B,抗 H 植物凝集素,可从金雀花种子的盐水浸出液中制备,也可用单克隆抗 H,但须事先证明该抗 H 可以和唾液中 H 物质反应,多克隆(兔、羊)抗 Le(a),A₁ 型、B 型红细胞,O 型、Le(a+b-)红细胞,冰冻或新鲜的样品及用作阳性、阴性对照的分泌型,作分泌型者的唾液,经处理后的受检者唾液。

4. 方法

(1)选择血型试剂的最佳稀释度:倍量稀释抗血清,在每一稀释度的 1 滴抗血清中加入 1 滴相应 2%～5% 红细胞,离心,选择凝集强度为 2+ 的最高稀释度的抗血清。

(2)在四支试管中加入 1 滴最佳稀释度的血型试剂,A、B、H 唾液实验分别标:分泌型、非分泌型、盐水、测定者,Lewis 唾液试验则标明 Lewis 阳性、Lewis 阴性、盐水、测定者。

(3)在分泌型、非分泌型、测定者试管中,加入 1 滴相应的唾液,盐水管中加入 1 滴盐水,混匀置于室温中 10 分钟。

(4)在每支试管中加入相应的红细胞 1 滴,混匀置于室温中 30～60 分钟,离心,目测结果。

5. 结果判读

(1)细胞与试管中的抗体发生凝集反应,表明该唾液不含有相应抗原。

(2)细胞与已知抗体不发生凝集反应,表明唾液中含有相应的抗原。

(3)细胞不与唾液对照管的抗体凝集,唾液试验结果无效,通常是由于试剂的稀释度太大,应重新选择合适的稀释度做试验。

6. 注意事项

(1)用已知分泌型和非分泌型人的唾液作为试验的对照。对于 ABH 物质测定,使用经检验

为 Se 和 sese 人的唾液；对于 Lewis 试验，使用 Le(a+b−) 或 Le(a−b+) 表现型的人红细胞作为阳性对照。阴性对照是 Le(a−b−) 的红细胞。试剂对照用盐水。

（2）可以使用唾液的连续盐水稀释法来做血型活性物质的半定量测定，除去已知活性所需要的稀释度越高，存在于唾液的血型物质就越多。必要时要在与抗体孵育前稀释唾液。

（3）Lewis 阳性的人被证明是 A、B 和 H 分泌者，可以假定其唾液也含有 Le(b) 和 Le(a) 物质，若 Le(a) 阳性者是 ABH 非分泌型，缺乏 Se 基因，则在唾液中仅有 Le(a)。

（4）如果唾液在加热前不先离心并除去沉淀，则可以从可能存在的细胞中释放 H 物质，使非分泌型导致假阳性。

（5）欲从唾液中得到清晰的不含有黏液的液体，可先将唾液冰冻保存数天，融化后离心，除去细胞碎屑。

（6）为了防止弱分泌型的漏检，可同时做盐水对照试验，比较两者凝集强度。

第二节　Rh 血型系统

一、Rh 血型简史

1939 年，美国学者 Levine 和 Stetson 注意到一种奇异现象，1 例 O 型产妇，分娩时大出血，给她输了与她相同血型的丈夫的 O 型血液后，发生严重输血反应，经进一步用她的血清与其他 O 型血液做试验，研究发现产妇血清与大多数 O 型人红细胞发生凝集反应，说明其血清中存在一种 ABO 以外抗体。

1940 年，Landsteiner 和 Wiener 用恒河猴(rhesus monkey)免疫家兔得到一种抗体，该抗体与产妇红细胞不凝集，与其丈夫红细胞发生凝集，且能与 85% 白种人红细胞发生凝集，认为发生阳性反应的红细胞含有与恒河猴红细胞相同的抗原，以猴子 Rhesus 的前两个英文字母 Rh 取名，有此抗原的称为 Rh 阳性，不发生反应的称为 Rh 阴性。通常含 D 抗原者称 Rh 阳性，不含 D 抗原者称 Rh 阴性。这样就使已发现的红细胞 A、B、O 及 AB 四种主要血型的人，又都分别一分为二地被划分为 Rh 阳性和 Rh 阴性两种。根据有关资料介绍，Rh 阴性血型在我国汉族及大多数民族人中约占 0.33%，少数民族为 1%~10%。在国外的一些民族中，Rh 阳性血型的人约为 85%，其中在欧美白种人中，Rh 阴性血型人约占 15%。Rh 血型具有较强的免疫原性，仅次于 ABO 血型系统，因此具有重要的临床意义。

二、Rh 抗原分布及分子机制

Rh 血型系统是人类红细胞血型系统中最具多态性、最复杂的血型系统，共发现了五十多种 Rh 血型蛋白抗原，临床相关的抗原主要有 D、C、c、E 和 e 等五种，其基因复合物(遗传)有 CDe、cDE、cDe、CDE、Cde、cdE、CdE、cde 八种。用抗 D、抗 C、抗 E、抗 c、抗 e 五种抗血清与受检者反应的 Rh 表现型见表 6-3。

表6-3　五种Rh抗血清与红细胞反应的Rh表现型

Rh 抗血清					表现型	命名法
抗 D	抗 C	抗 c	抗 E	抗 e	Rh-hr	CDE
+	+	+	0	+	R_1r	CcDee
+	+	0	0	+	R_1R_1	CCDee

续表

Rh 抗血清					表现型	命名法
抗 D	抗 C	抗 c	抗 E	抗 e	Rh-hr	CDE
+	+	+	+	+	R_1R_2	CcDEe
+	0	+	0	+	R_0R_0	ccDee
+	0	+	+	+	R_2r	ccDEe
+	0	+	+	0	R_2R_2	ccDEE
+	+	0	+	+	R_2R_1	CCDEe
+	+	+	+	0	R_2Rz	CcDEE
+	+	0	+	0	$RzRz$	CCDEE
0	0	+	0	+	rr	ccdee
0	+	+	0	+	r'r	Ccdee
0	0	+	+	+	r''r	ccdEe
0	+	+	+	+	r^y r	CcdEe

近年来，Rh 血型的分子生物学研究已有了很大的进展，编码 Rh 蛋白的 *RHD* 和 *RHCE* 基因已被克隆、测序，很多 Rh 抗原的分子机制也已经明确，对 D 抗原的免疫原性也有了进一步的认识。通过准确的基因分型建立 Rh 阴性供者库和分子生物学鉴定各种 D 变异体成为输血医学的一个新热点。随着输血医学的发展，特别是在 *RHD* 基因被克隆后，在全世界已发现了许多 D 变异型，如弱 D、部分 D 和 Del 等。弱 D 型通常用间接抗人球蛋白试验(IAT)才能检测出来的 D 抗原，红细胞表面 D 抗原数量减少导致抗原强度减弱，D 表位不减少。部分 D 型红细胞与不同抗 D 试剂有的反应阴性，有的反应阳性，红细胞膜上缺少一个或多个 D 抗原表位，输注 Rh 阳性血液后可能产生同种抗体。Del 型间接抗人球蛋白试验(IAT)呈阴性，只有通过吸收放散试验才能检出 D 抗原。

D 变异体多由氨基酸突变、缺失、插入或 *RHD/RHCE* 置换产生。它们在不同人群中的发生频率不同，且具有临床意义。特别是 Del 型在不同民族中表型频率差别较大，一些研究认为该表型主要存在于亚洲人群中，如在表面上为 D 阴性的日本人中，有 12.8%～16.3% 为 Del 型，而在中国汉族 Rh 阴性人群中，其比例高达 20% 左右。有研究发现，Del 型与 CCee、CcEe 和 Ccee 表型有关，而与 CCEe、CcEE、ccEE、ccEe 或 ccee 表型无关，在中国香港人和日本人中也发现了同样的结果。在 RhDel 型中，最常见的 Rh 表型为 Ccee 和 CCee，并且与 *RHD1227A* 等位基因密切相关。

三、Rh 抗 体

Rh 抗体多由输血或妊娠产生，多为 IgG 型。Rh 阴性个体输 1U RhD 阳性红细胞，约 80% 的个体在 2～5 个月以内产生抗 D；也有人发现 RhD 阴性个体输 1～40ml Rh 阳性红细胞，15%～30% 产生抗 D；研究发现有 20%～30% RhD 阴性个体反复输 RhD 阳性血，包括妊娠，不产生抗 D，这些人称为无反应者，可能与受血者免疫应答状态、带有 D 基因但不表达 D 抗原有关。除抗 D 外，其他易见的 Rh 抗体为抗 cE，还有抗 Ce 等。

IgG 型 Rh 抗体在盐水介质中不凝集相应红细胞，配血时应加用抗人球蛋白试验、酶试验、凝聚胺试验等，以避免漏检而发生迟发性溶血性输血反应。有一种唯酶反应抗体可引起输血反应(凝聚胺会漏检应引起注意)。

四、Rh 血型的临床意义

Rh 血型重要性仅次于 ABO 血型而居第二位。

1. 与输血关系 Rh 血型系统一般不存在天然抗体,故第一次输血时,不会发现 Rh 血型不合。但 Rh 阴性的受血者接受了 Rh 阳性血液后,可产生免疫性抗 Rh 抗体,如再次输入 Rh 阳性血液时,即可发生溶血性输血反应。在自身免疫溶血性疾病中也可发现 Rh 血型特异性抗体。但是 Rh 阳性者可以接受 Rh 阴性者的血液。对于 RhD 阴性血型患者,应采用自身输血、同型输血或配合性输血。

弱 D 型的人,接受普通 D 阳性红细胞,能够产生抗 D,因此弱 D 型的人作为受血者,应被以 D 阴性人对待,在临床输血中要输 RhD 阴性血;而这类弱 D 抗原对于 RhD 阴性人又具有免疫原性,产生抗 D,故弱 D 型人作为供血者,应被看作为 D 抗原阳性。由于常规定型方法的局限性,目前我国绝大多数的 Del 型被误认为 D 阴性,加之 Del 型在中国人 RhD 阴性人群中比率较高,所以通过对其分子机制及抗原表达的研究以确立 Del 型相关的输血策略,对我国临床输血意义重大。

2. Rh 溶血病 Rh 血型不相容性是新生儿溶血病的最主要原因之一,Rh 阴性母亲孕育胎儿为 Rh 阳性,胎儿的红细胞经胎盘进入母体,刺激母体产生抗 Rh 抗体,再经胎盘进入胎儿体内,由于第一胎产生的抗 Rh 抗体很少,极少发生新生儿溶血病。第二次妊娠 Rh 阳性胎儿,可刺激机体产生 Rh 抗体,导致新生儿溶血病。若 Rh 阴性孕妇曾输过 Rh 阳性血液史,或第一胎因 Rh 血型不合流产史,即第一胎也可发生新生儿溶血病。

Rh 新生儿溶血病轻者患儿出生后智力低下,重者患儿发生胆红素脑病甚至流产、死胎。Rh 阴性生育期的女性,尽量保留第一胎,不输 Rh 阳性血,以防产生免疫。有流产史、生育史,孕期一定要做血型及血型抗体检测,若查出免疫性抗体,可以孕前,孕中及生后采取一系列治疗措施,使对新生儿的损伤降低到最低程度。

五、Rh 血型鉴定

(一)RhD 抗原鉴定(玻片法)

(1)在一块标记的干净玻片上加 1 滴抗 D 定型试剂。

(2)在第二块标记的玻片上加 1 滴合适的对照试剂。

(3)在每块玻片上加 2 滴受检者 40%~50%红细胞悬液。

(4)用玻棒将细胞悬液试剂充分混合,并把混合物均匀涂开,使其覆盖玻片 20mm×20mm 面积。

(5)把两块玻片同时放在观察箱上,缓慢连续倾斜转动并观察凝集。多数试剂要求试验必须在 2 分钟内判读结果,因为孵育会导致混合物的干涸,有可能被误认为是凝集。

(6)解释和记录结果。

(7)结果解释

1)当含有抗 D 试剂的玻片上出现红细胞凝集而对照玻片上是均匀的红细胞悬液时为阳性结果。

2)当含有抗 D 试剂的玻片和对照玻片上都是均匀的细胞悬液时,提示是阴性结果,如果要进行 RhD 阴性确认试验,则必须采用其他的方法。

3)如对照玻片上出现凝集,在未经进一步试验之前,不能解释为阳性结果。

4)玻片边沿附近的干涸不应该混淆为凝集。

(二)Rh 血型鉴定(试管法)

1. 原理 Rh 血型系统目前共有 50 个抗原,其中最常见的主要有 C,c,D,E,e 五种。

可分别用抗 C、抗 c、抗 D、抗 E、抗 e 这五种 Rh 定型试剂通过血凝试验来检查红细胞上是否存在相应抗原。在临床输血中，一般只做 D 抗原的鉴定。凡被检红细胞和抗 D 试剂凝集者为 RhD 阳性，不凝集者为 RhD 阴性。其他 Rh 抗原鉴定和 D 抗原一样，只是加相应的定型试剂即可。根据所选试剂的特性，RhD 血型的鉴定方法可采用试管直接盐水凝集法、酶技术、抗人球蛋白技术、聚凝胺、微柱凝胶等。

2. 试剂与材料 RhD 定型试剂：IgM 抗 D 或混合型 IgM/IgG 抗 D；受检者 3%红细胞悬液；已知 RhD 阳性和阴性红细胞各 1 份。

3. 方法

(1)在 1 支标记的干净试管中加入 1 滴抗 D 定型试剂；在第 2 支标记的试管中加入 1 滴合适的对照试剂。

(2)在每支试管中各加 1 滴 3%受检者的红细胞悬液，轻轻混合，离心。

(3)轻轻重新悬浮细胞扣，检查凝集。

(4)结果解释

1)当含有抗 D 试剂的试管出现 2+或 2+以上的凝集而对照管呈现均匀悬液，则是阳性结果。

2)如含有抗 D 试剂的试管凝集低于 2+或 1+低于阳性对照，或对照管出现凝集，在未经进一步试验之前，不能解释为阳性结果。

3)含有抗 D 试剂的试管和对照管都是均匀悬液者，提示可能是阴性的实验结果。被检红细胞可疑为 RhD 阴性。

(三)微量板 RhD 抗原定型试验

以下介绍的是通常的微量板鉴定 RhD 血型技术，可根据试剂使用说明书中的要求，使用特定的试剂与仪器。

(1)在一个干净的微量板孔内加 1 滴抗 D 试剂，如试剂需要 RhD 对照，在第二个孔内加 1 滴对照试剂。

(2)在每一个孔内加 1 滴 2%～5%的红细胞悬液，轻叩微量板边缘，混匀，离心 200g 30～60 秒。

(3)用手工或借助振荡器重悬细胞扣，判读，解释记录结果。

(4)阴性结果 37℃孵育 15～30 分钟，离心 200g 30～60 秒，用手工或借助振荡器重悬细胞扣，判读，解释，记录结果。

(四)RhD 阴性确认试验

1. 原理 由 D 抗原位点数减少或抗原结构产生变异所产生的一些弱 D 和不完全 D 红细胞，它们虽然有 RhD 抗原，但与常规使用的抗 D 定型试剂不凝集或弱凝集。确定这些红细胞上是否有 D 抗原存在需进一步采用含 IgG 抗 D 抗体的试剂进行抗人球蛋白试验以提高试验灵敏度，达到检测弱 D 的目的，以及采用抗不同 D 表位的抗 D 抗体，测定不同 D 表位，达到检测不完全 D 表型的目的。当确定红细胞上无 D 蛋白表达时，才能最终判定被检标本为 RhD 阴性。

2. 试剂与材料 抗 D 定型试剂，3 个不同厂家抗 D(IgM+IgG，IgG)，抗人球蛋白试剂，IgG 致敏红细胞，2%～5%受检者的红细胞。

3. 方法

(1)在 3 支标记的干净试管中各加入 1 滴不同厂家抗 D，在第 4 支试管中加入 1 滴合适的对照试剂。

(2) 在 2 支试管中各加入 1 滴 2%~5% 受检者的红细胞悬液。

(3) 混匀,并在 37℃ 孵育 15~30 分钟,900~1000g 离心 15~30 秒。

(4) 轻轻重新悬浮细胞扣并观察凝集反应,如受检红细胞与抗 D 管凝集而与试剂对照管不凝集,可记录受检标本为阳性结果,不必做抗人球蛋白试验。

(5) 如不凝集,则用大量盐水洗涤细胞 3~4 次,最后一次洗涤后,把盐水倾倒干净,吸干试管边缘。

(6) 加 1~2 滴抗人球蛋白试剂(根据试剂说明书),轻轻混匀,并以 900~1000g 离心 15~30 秒。

(7) 轻轻冲洗悬浮细胞扣并观察凝集反应。

(8) 如果试验为阴性,加入已知 IgG 致敏红细胞,再次离心,检查凝集。

4. 结果判读

(1) 抗 D 试管出现凝集而对照管无凝集时,是阳性结果,判为 RhD 阳性。

(2) 抗 D 试管无凝集反应者是阴性结果,表明红细胞没有 D 抗原,判为 RhD 阴性。

(3) 如果试剂对照管凝集,则不能对这次 RhD 阴性确认试验做出有效的解释,这种情况下,对择期受血者,在 RhD 血型未确定前,应先输 RhD 阴性血液;如果受检细胞是献血员,该血液不应用于临床。

(4) 可采用检测 RhD 基因的方法诊断 RhD 血型。

小 结

截至 2012 年 10 月,ISBT 已经证实的红细胞血型系统有 33 个,其中最具有意义的是 ABO 血型和 Rh 血型。ABO 血型定型是依据红细胞表面是否存在 A、B 抗原,相应血清中是否含有抗 A、抗 B,在所有血型系统中,只有 ABO 血型鉴定必须做正反定型。常见的亚型是 A_1,亚型的临床意义在于是否有抗 A_1,不同的亚型有不同的血清学特征。Rh 血型系统是最复杂的血型系统,最常见的有五个抗原:D、C、E、c、e,临床常根据 D 抗原的有无确定 Rh 血型阳性或阴性,D 抗原表位数量及质量的变化导致 D 抗原表达不同,形成不同的亚型。ABO 抗原的亚型或变异型很多,区分 A、B 亚型确认方法:①用抗 A、抗 B、抗 AB、抗 A_1 和抗 H 进行正定型;②分别用 A_1 型和 A_2 型红细胞反定型检查有无抗 A_1;③用抗 A、抗 B 进行吸收放散试验;④检查唾液中的 A、B、H 型物质;⑤基因鉴定等。RhD 血型的鉴定方法可采用试管直接盐水凝集法、酶技术、抗人球蛋白技术、聚凝胺、微柱凝胶等。

(杨春晴 刘文东)

第七章 HLA血型

目 的 要 求

1. 掌握 HLA 常用检测方法、HLA 主要临床应用。

2. 熟悉 HLA 分型方法与输血的关系。

3. 了解 HLA 系统命名、特异性、多态性和多样性。

自 1958 年法国医师 Dausset 等在研究血液患者的白细胞抗体时，用多次输血患者的血清和白细胞凝集方法发现了第一个人类白细胞抗原 Mac，即现在的 HLA-A2 抗原。Mac 抗原的发现，使人们对白细胞抗原系统的认识向前推进了一大步，在此基础上，van Rood 等成功地检出了 Bw4、Bw6 抗原。多年来，各国科学家组成协作组，充分利用科技的发展，迅速把新技术引进到 HLA 领域的研究，极大地推动了该领域的研究和应用。从 HLA 的结构和功能、多态性、组织器官移植、人类群体遗传和进化等方面取得了重大成就。HLA 系统从血清特异性到等位基因的多态性，已形成人类最复杂的遗传多样性。截至 1992 年发现 HLA 抗原共 165 个，HLA-A 位点 28 个、HLA-B 位点 62 个、HLA-C 位点 10 个、HLA-DR 位点 24 个、HLA-DQ 位点 9 个、HLA-DW 位点 26 个、HLA-DP 位点 6 个。截至 2011 年总共发现 6403 个 HLA 等位基因，HLA-A 位点 1601 个、HLA-B 位点 2125 个、HLA-C 位点 1102 个、HLA-DRB1 位点 1027 个、HLA-DQB1 位点 153 个，其他等位基因的临床意义有待进一步探讨。

第一节 HLA 抗原分布与命名、分型方法

进入 20 世纪 80 年代后期，分子生物学技术迅速发展与成熟，1990 年世界卫生组织(WHO)统一了 HLA 基因分型的命名及与血清学分型的对应关系，并公布了 HLA 核苷酸序列，为规范 HLA 分子生物学研究提供了科学的依据。在 1991 年第 11 届国际组织相容性专题研讨会上，对 HLA 血清学研究进行了总结。至此，经过近 30 年的国际合作研究，HLA 血清学研究大体告一段落，全面转入 DNA 分型研究。现在，HLA 的基因分型技术在不断发展，主要的技术包括 SBT、SSOP 和 SSP 等方法，并随着各种技术装备的更新换代，极大地提高了分型的准确程度和工作效率。

一、HLA 抗原分布

人类白细胞抗原(human leukocyte antigen，HLA)是人类的主要组织相容性复合体(MHC)，位于 6 号染色体上(6p21.31)。每个人分别可从父母获得一套染色体，所以一个人可以同时查出 A、B、C、D 和 DR 五个系列中的 5～10 种白细胞型，因此表现出来的各种白细胞型有上亿种之多。在无血缘关系的人中间找出 HLA 相同的两个是很困难的。白细胞膜上的抗原大致分为三种：一是红细胞血型抗原，如 ABH、Le^a、Le^b、I、i 等；二是白细胞特有的抗原，如中性粒细胞上的 NA、NB、NC、ND；三是与其他组织细胞共有的，也是最强的同种抗原，即 HLA。HLA 抗原的分布，HLA-I 类分子(HLA-A、HLA-B、HLA-C 系列)广泛分布于有核细胞表面(包

括血小板、网织红细胞），但成熟红细胞、神经细胞、成熟滋养层细胞不表达经典 HLA-I 类分子，以可溶性形式分布于血清、尿液、初乳等体液中。HLA-II 类分子（HLA-DP、HLA-DQ、HLA-DR 系列）主要分布于抗原递呈细胞（Mφ、DC、B 细胞等）、胸腺上皮细胞、活化的 T 细胞表面，以可溶性形式分布于体液中。

二、HLA 抗原命名

世界卫生组织（WHO）HLA 因子命名委员会对 HLA 进行了统一命名。随着检测出来的 HLA 位点和等位基因数量不断增加，命名原则和内容也随之更新修改。命名的基本原则是以 HLA 代表一段遗传区域。HLA-I 类基因座位以 A、B、C 等大写字母表示。HLA-II 类基因座位以 D、DR、DQ 等大写字母为前缀，后接字母 A、B 表示所编码的 α 和 β 链。每一个 HLA 等位基因的名称依次由座位名字、星号及代表等位基因的 4 个数字组成。例如，A*0101 代表 HLA-A 座位上的一个等位基因；DRB1*0101 代表 HLA-DRB 座位上的一个等位基因；DQB1*0301 是 HLA-DQB 座位上的一个等位基因；DQA1*0601 是 HLA-DQA 座位上的一个等位基因。在代表等位基因的 4 个数字中，前两个数字通常对应血清学特异性，后两个数字表示该等位基因被发现的先后次序。不同等位基因编码不同顺序的蛋白质。等位基因 DNA 顺序的改变，可以改变蛋白质顺序，但也可能不影响蛋白质的顺序。一个例子是 DRB1*11011 和 DRB1*11012，虽然 DNA 顺序不同，但两者编码相同顺序的蛋白质，故又称为 DNA 沉默取代。WHO 命名规定，第 5～7 位数字用来表示沉默取代，字母 N 用来表示无效或不表达的等位基因（如 DRB4*01012N）。

HLA 分型就是用一定的技术识别不同的 HLA 基因或抗原，并根据国际 HLA 命名原则，给出正确的名称。 HLA 特异性命名见表 7-1。

表7-1　HLA特异性抗原命名

A	B		C	DR	DQ	DPW	DW	
A1	B5	B7801	Cw1(00)	DR	DQ1	DPw1	Dw1	Dw, DB6,
A23(00)	B7	B47	Cw2	DR103	DQ2	DPw2	Dw2	Dw, FS,
A203	B703	B48	Cw3	DR2	DQ3	DPw3	Dw 3	Dw, HAG,
A210	B8	B49(21)	Cw4	DR3	DQ4	DPw4	Dw4	Dw, KT2,
A3	B12	B50(21)	Cw5	DR4	DQ5(1)	DPw5	Dw5	Dw, JVM,
A9	B13	B51(5)	Cw6	DR5	DQ 6(1)	DPw6	Dw6	Dw, RSH,
A10	B14	B5102	Cw7	DR6	DQ7(3)		Dw7	
A11	B15	B5103	Cw8	DR7	DQ8(3)		Dw8	
A19	B16	B52(5)	Cw9	DR8	DQ9(3)		Dw8.1	
A23(9)	B17	B53	Cw10	DR9			Dw8.2	
A24(9)	B18	B54(22)		DR10			Dw8.3	
A2403	B21	B55(22)		DR11(5)			Dw9	
A25(10)	B22	B56(22)		DR12(5)			Dw10	
A26(10)	B27	B57(17)		DR13(6)			Dw11(w7)	
A28	B35	B58(17)		DR14(6)			Dw12	
A29(19)	B37	B59		DR1403			Dw13	
A30(19)	B38(16)	B60(40)		DR1404			Dw14	
A31(19)	B39(16)	B61(40)		DR15(2)			Dw15	
A32(19)	B3901	B62(15)		DR16(2)			Dw16	
A33(19)	B3902	B63(15)		DR17(3)			Dw17(w7)	

续表

A	B		C	DR	DQ	DPW	DW
A34(10)	B40	B64(14)		DR18(3)			Dw18(w6)
A36	B4005	B65(14)					Dw19(w6)
A43	B41	B67					Dw20
A66(10)	B42	B70					Dw21
A68(28)	B44(12)	B71(70)					Dw22
A69(28)	B45(12)	B72(70)					Dw23
A74(19)	B46	B73					Dw24
A8001	B76(15)	B75(15)					Dw25
	B77(15)	Bw4					Dw26
	B8101	Bw6					Dw，BON
	B8201						Dw，DB1

三、HLA 分型方法

HLA 分型分为血清学方法和分子生物学方法。20 世纪 90 年代以来，分子生物技术有逐渐取代血清学技术的趋势。血清学技术检查的是表型，分子生物技术检查的是基因，两者所用方法不同，结果也不完全吻合。

（一）HLA 血清学方法

HLA-I 类抗原一般用 T 细胞或总淋巴细胞作为检测细胞，HLA-II 类抗原用 B 细胞作为检测细胞。

1. 微量淋巴细胞毒试验　利用补体依赖性细胞毒的作用原理，让具有某种 HLA 抗原的淋巴细胞结合上对应的抗体后，在补体的作用下，形成攻膜复合物，在淋巴细胞上出现小孔，细胞外的液体可流入细胞内，进而细胞发生肿胀、死亡。如果细胞没有碰到对应的抗体，则不会死亡。在相差倒置显微镜或荧光相差倒置显微镜下，利用合适的染料，可以清楚区别出死亡和存活细胞。HLA-A、HLA-B、HLA-C 和 HLA-DR、HLA-DQ 可同此方法检出。

2. B 淋巴细胞毒试验　先以密度梯度离心法分离淋巴细胞。取尼龙纤维装入塑料软管中，加入混合淋巴细胞，利用 B 淋巴细胞的黏附性，使其黏附于尼龙纤维上。T 淋巴细胞无黏附性，不黏附于尼龙纤维上。然后以 37℃冲洗介质冲洗尼龙纤维，未黏附于尼龙纤维上面的 T 淋巴细胞被冲洗下来。再以 4℃冲洗介质继续冲洗尼龙纤维，边冲边挤压尼龙纤维，利用温度变化及挤压作用，使 B 淋巴细胞从尼龙纤维冲下来。收集 B 淋巴细胞，以下试验步骤同微量淋巴细胞毒试验。

（二）分子生物学分型

分子生物学分型也称为基因分型方法，目前 HLA 所有座位上的等位基因均可用基因分型方法进行检测，常用方法有 PCR-SSP、PCR-SSOP、PCR-SBT 等方法。

1. PCR-SSP　该方法是根据 HLA 基因中不同等位基因的不同序列，设计出一套特异性针对各种等位基因的引物，分别针对这些部位，进行扩增，如引物与被测标本一致，直接扩增各等位基因特异性片段，通过琼脂糖电泳直接判断有无扩增产物来确定基因的多态性。优点：实验步骤简单，耗时较短，结果判断明确，适合小批量标本，对需快速分型的肾移植比较适用。

2. PCR-SSOP　根据 HLA 基因中不同等位基因的不同序列，通过合成一系列序列特异的寡核苷酸(SSO)作为探针，分别与待测样品包含等位基因外显子的 PCR 扩增产物进行杂交，如待测样品序列与探针序列一致，则出现阳性杂交信号，通过显影来确定扩增产物基因特异性的一种方法。合成的 SSO 探针需与各等位基因特异的核苷酸序列完全互补。该方法分辨率高，适合大批量标本检测，但实验步骤烦琐，耗时较长。

3. 反向 PCR-SSOP 在 PCR-SSOP 基础上发展起来，预先把一组探针包被在固体介质上，尼龙膜、玻璃片或磁珠上，与待测样品包含等位基因外显子所有高变区域的 PCR 扩增产物进行杂交，根据杂交信号，判断实验结果。该方法可大批量检测，也可小批量检测，在生产时已经完成对不同探针的优化步骤，结果判断比正向杂交方便，不同介质具有相应的优点，在使用磁珠作为介质时，可随时增加探针数量或进行更新，满足分辨率等实验要求，与 Luminex 流式细胞仪结合使用，杂交步骤简单，结果检测具有较高的敏感性和良好的重复性。

4. PCR-SBT PCR 产物直接测序。扩增待测样品得到等位基因相关外显子的 PCR 产物，使用测序引物进行单链扩增后，用测序仪分析该产物的核苷酸组成，与 HLA 序列数据库比对，判断待测样品具体属于何种等位基因。该方法最直观、准确，可得到分辨能力最高的实验结果，结合克隆制备等其他实验，可解决所有疑难分型。但需要专门的测序仪等仪器，试剂费用较高，数据分析人员需要较高技术能力的培训。

5. PCR-RFLP 该方法是最早建立的 HLA-DNA 分型技术，PCR 扩增待测样品得到等位基因相关外显子的 PCR 产物，利用高变区域存在的 1~2 个限制性内切酶位点，用内切酶消化后，处理后的 PCR 产物经电泳分析，即 RFLP 分析，观察是否有对应的不同的 DNA 片段，以判断等位基因的型别。该方法结果直观，观察、判断简便，适合小批量检测；其不适合没有限制性内切酶位点或具有 2 个以上的酶切片段的等位基因，限制性内切酶活力容易受外界因素影响。

四、HLA 抗体检测

HLA 抗体检测一般可分为三种情况：交叉配型只要了解供受者有无对应的淋巴细胞相关抗体存在，无须知道是哪一种抗体，试验方法一般采用微量淋巴细胞毒试验，采用供者的 T、B 淋巴细胞加上患者的血浆进行检测，移植前一般都应该进行该检测，检测到的抗体不局限于 HLA 抗体，也有可能是抗白细胞上的其他抗体。冷抗体一般不影响移植，所以临床意义较小。而检测到其他抗体，则意味着具有该抗体的供者不适合该患者。对于长期接受药物治疗或血透的患者，体内往往具有药物抗体或不明原因的反应性增强，一般不影响该供者的选择，除非有较强的反应出现时，则提示可能有未知抗体。

群体反应性抗体谱（panel reaction antibodies, PRA）检测用一组包含大部分 HLA 抗原的细胞板或抗原板，其中常见抗原数量占多，少见的抗原数量略少，检测是否有对应的抗体存在，计算阳性的结果占总反应的比例。由于比例受细胞板或抗原板中不同抗原放置数量、人种差异及抗原的交叉反应抗原影响，对试验结果需要综合考虑，才能有效地选择合适供者。试验方法用微量淋巴细胞毒试验（主要试剂为细胞板，已包被活的已知型别的淋巴细胞）、EL 记 A 方法（主要试剂为抗原板，已包被已知型别的抗原）。流式细胞仪检测抗体具有较高的灵敏性。但利用流式细胞仪检测出有相应的 HLA 抗体，并不是供者选择的绝对反指针，需要排除冷抗体、IgM、药物交叉抗体等情况。因此，该方法一般不单独用于 HLA 抗体筛选。FLOW-PRA 是用流式细胞仪检测 PRA。

第二节 HLA 常用分型技术

HLA 分型技术经历了血清学技术和分子生物学技术等不同阶段，20 世纪 60 年代初期，

HLA 的血清学研究拉开序幕。在 Snell 和 Dausset 等创建免疫遗传学组织相容性抗原系统，解决了识别 HLA 抗原的抗血清来源的基础上，1963 年 Rood 和 Lecuwen 采用计算机方法分析抗血清中复杂的抗体成分，提出了等位基因的概念。1964 年 Terasaki 发明了 HLA 微量淋巴细胞毒试验方法及相应的组织配型板，并于 1970 年被美国国立卫生研究院（NIH）确定为国际通用标准技术。

一、HLA 血清学分型技术

淋巴细胞的分离方法有多种，包括密度梯度离心法、B 淋巴细胞分离剂法及免疫磁珠法等。本节仅介绍利用密度梯度离心法从外周全血中分离混合淋巴细胞。

（一）密度梯度离心法

本方法适用范围包括 HLA-Ⅰ、Ⅱ类血清学分型，供/受者交叉淋巴细胞毒试验提供高纯度的淋巴细胞。

1. 原理　不同的细胞有不同的沉降速度，利用这一特性，进行细胞分离。将 ACD 或玻璃珠去纤抗凝稀释血置于比重为 1.076±0.001 的淋巴细胞分离液上，通过离心使比重大于分离液的红细胞、多核细胞等沉到分离液的底层，血小板存于上层血浆中，而淋巴细胞则浮悬于血浆和分离液的界面层中。

2. 材料与试剂

（1）淋巴细胞分离液。

（2）抗凝剂：如柠檬酸盐抗凝剂（ACD）、肝素等。

（3）生理盐水或其他平衡盐溶液（磷酸盐缓冲液 PBS、Hanks 液等）。

（4）Terasaki 液或 RPMI-1640 组织培养液。

（5）1μl、5μl 连续加样器。

（6）水平离心机。

3. 步骤与方法

（1）血样的采集与抗凝：抽取外周静脉血 3～5ml，采用肝素抗凝或采用玻璃珠去纤抗凝，在锥形瓶中加入磨玻璃珠 10～15 粒，摇动锥形瓶，使玻璃珠在锥形瓶壁作圆周运动（约 20 次/分），持续约 5 分钟，直至玻璃珠被纤维缠住。抗凝血置于室温下。

（2）淋巴细胞分离液等试剂使用前要平衡至室温。

（3）对血样进行稀释：每毫升肝素抗凝或玻璃珠去纤抗凝血用等体积的生理盐水或 PBS 缓冲液等进行稀释。

（4）将上述稀释血液沿管壁缓缓加在淋巴细胞分离液上层（稀释血与分离液之比为 2∶1），用水平离心机 400g 离心 20 分钟。

（5）离心后，绝大多数淋巴细胞浮悬于血浆与分离液的界面层，呈白膜状。用毛细管轻轻插入白膜层，沿试管壁吸取整个界面层细胞，转移至另一干净试管中。

（6）用 PBS 缓冲液洗涤淋巴细胞，离心速度依次为 1500r/min 离心 10 分钟和 800r/min 离心 8 分钟。每次洗涤加入 PBS 前，应将试管内细胞轻轻摇匀以防结块。

（7）二次洗涤后，若发现红细胞污染严重，可直接加入 0.5～1.0ml 蒸馏水，处理 40 秒，立即加入大量的 PBS，450g 离心 5 分钟，弃上清液。

（8）最后得到的压积淋巴细胞用 RPMI-1640 或 Terasaki 液，调整细胞浓度为 2×10^6/ml 备用。

4. 结果判断 淋巴细胞的纯度: 应大于 90%。

5. 质量控制

(1)肝素和淋巴细胞分离液使用前应平衡至室温, 过冷将影响分离液的比重, 造成红细胞污染, 并且容易使血小板和淋巴细胞发生聚集。

(2)整个分离过程中, 应控制温度在 22～25℃。

(3)尽可能除去血小板, 以免影响淋巴细胞毒试验结果。

(二)微量淋巴细胞毒试验

本试验适用范围包括 HLA-Ⅰ、Ⅱ类血清学分型, 供/受者交叉淋巴细胞毒试验等。

1. 原理 淋巴细胞膜表面具有 HLA 抗原, HLA 特异性抗体与淋巴细胞膜上相应的 HLA 抗原结合, 激活补体, 从而改变了细胞膜的通透性, 采用染色法着色, 染料进入到细胞中; 如淋巴细胞不带有相应的抗原, 则细胞膜完整, 染料无法进入。在显微镜下估计着色细胞的百分比来判断抗原、抗体反应的强度。

2. 材料与试剂

(1)72 孔微量淋巴细胞毒试验反应板。

(2)兔补体。

(3)5%的伊红水溶液。

(4)12%的甲醛溶液。

(5)倒置相差显微镜。

(6)单联 1μl 连续加样器。

(7 六联 5μl 连续加样器。

3. 步骤与方法

(1)在 72 孔微量反应板中, 每孔加液状石蜡 1 滴(8μl)。

(2)每孔加血清 1μl, 淋巴细胞悬液 1μl。

(3)22℃±2℃下, T 细胞或混合淋巴细胞孵育 30～45 分钟, B 淋巴细胞放置 60～75 分钟。

(4)每孔加兔补体 5μl。

(5)22℃±2℃下, T 细胞或混合淋巴细胞孵育 60 分钟, B 淋巴细胞放置 120 分钟。

(6)每孔加入 5%伊红溶液 2～3μl, 染色 5 分钟。

(7)每孔加入 12%的甲醛溶液 8μl, 固定和终止反应。

(8)静止 4 小时以上或过夜, 盖上载玻片看结果, 紧急情况下可 54g 离心判断结果。

4. 结果判断 读板从 1A→1F, 然后 2F→2A, 依次进行, 直至 12A。在倒置相差显微镜下, 被染色的细胞即死细胞, 细胞肿胀, 无折光能力, 呈黑灰色; 未被染色的细胞即活细胞, 折光能力强, 呈光亮状。按照死细胞所占比例来判定每一孔的反应结果(表 7-2)。根据试剂盒所提供的反应格局表判读 HLA 血清学分型结果。

表7-2 微量淋巴细胞毒实验结果判定

判定结果	死细胞比例	评分
阴性	1%～10%	1
阴性可疑	11%～20%	2
阳性可疑	21%～40%	4
阳性反应	41%～80%	6
强阳性反应	>81%	8

5. 质量控制 每块反应板应设立阴性对照(阴性对照血清一般采用 AB 型男性、无受血史者血清)和阳性对照(阳性对照孔中加入了抗淋巴细胞球蛋白),在阴性对照结果为阴性、阳性对照结果为阳性反应时,判读结果。

兔补体(兔血清)中无天然细胞毒抗体,不引起假阳性反应。

液状石蜡无毒性。

为避免每孔细胞不均匀,可用软加法,先将加样器吸一点空气,然后再吸取细胞或试剂。

(三)HLA 抗体筛选

适用范围:患者血清中 HLA 抗体的筛选。

1. 原理 补体依赖淋巴细胞毒方法(CDC):受检者血清中的抗体与供者淋巴细胞表面的 HLA 抗原相结合后,激活补体,引起供者淋巴细胞细胞膜被破坏,这种抗体称细胞毒抗体。将含有此抗体的血清与供者淋巴细胞、补体共同孵育,淋巴细胞膜被破坏、通透性增加,染料得以渗入,使细胞着色。根据着色的死细胞数量,来估计淋巴细胞毒的强度。

2. 材料与试剂

(1)补体依赖淋巴细胞毒方法(CDC)

1)72 孔微量淋巴细胞毒实验反应板。

2)兔补体。

3)5%的伊红溶液。

4)12%的甲醛溶液。

5)倒置相差显微镜。

6)单联 1μl 连续加样器。

7)六联 5μl 升连续加样器。

(2)酶联免疫吸附测定方法(ELISA):见各类商品化试剂盒。

3. 步骤与方法

(1)补体依赖淋巴细胞毒方法(CDC)

1)按常规法使用淋巴细胞分离液,分离计划供者的淋巴细胞,并调节为 2000/μl。

2)在 72 孔微量反应板中,每孔加液状石蜡 1 滴(8μl)。

3)每孔加受检者血清 1μl,计划供者淋巴细胞悬液 1μl。

4)37℃下,T 细胞或混合淋巴细胞孵育 30 分钟。

5)每孔加兔补体 5μl。

6)37℃下,孵育 60 分钟。

7)每孔加入 5%伊红溶液 2~3μl,染色 5 分钟。

8)每孔加入 12%的甲醛溶液 8μl。

9)静止或 54g 离心后在倒置相差显微镜下判断结果。

(2)酶联免疫吸附测定方法(ELISA):按试剂盒说明书操作。

4. 结果判断

(1)补体依赖淋巴细胞毒方法中,阳性对照中死亡细胞数大于 90%,阴性对照死亡细胞数小于 2%,表明试验结果可靠。临床一般将细胞毒低于 10%作为阴性,大于 10%作为移植禁忌。

(2)酶联免疫吸附测定方法中,应用酶标仪读板。若无酶标分析仪,根据阴性和阳性对照颜色之深浅,观察检测血清的结果;阳性孔为蓝色,阴性孔为无色。

5. 质量控制 设立阴性对照和阳性对照。

加样时，注意避免交叉污染。

二、HLA 基因分型技术

（一）聚合酶链反应-序列特异性引物（PCR-SSP）分型方法

适用范围：临床进行造血干细胞移植及器官移植的患者、亲缘供者、骨髓库无关供者及亲子鉴定样本的 HLA-Ⅰ、HLA-Ⅱ类基因分型。

1. 原理 根据 HLA 核苷酸碱基序列的多态性和已知的 DNA 序列，设计一系列等位基因型别特异性序列引物，通过特定的 PCR 反应体系扩增各等位基因的型别特异性 DNA 片段，产生相对应的特异性扩增产物条带，然后通过凝胶电泳检测 PCR 产物。根据是否产生特异性 PCR 产物以及产物的片段大小指定相应基因型。

2. 方法 以下是 SSP 方法的基本步骤，具体操作按所使用的试剂盒说明书进行。

（1）样本的采集与保存：采集受检者静脉血至少 3ml，用 EDTA 抗凝，标明姓名及采样日期，一部分置于 $-20℃$ 以下冰箱作为备份标本保存，其余用于提取 DNA。

（2）基因组 DNA 提取：采用商品化的 DNA 提取试剂盒或酚氯仿抽提法均可。DNA 纯度 OD_{260nm}/ OD_{280nm} 值应在 1.6～1.8，根据所用的分型试剂盒的要求来调整模板 DNA 浓度。

（3）PCR 扩增：反应体系含有特异性引物及内对照引物、PCR buffer（含 Mg^{2+}）、dNTP、Taq 酶及模板 DNA，反应体积通常为 10～25μl。扩增条件包括 DNA 变性、退火与延伸三组循环和保温条件。

（4）PCR 产物电泳及照相：2% 琼脂糖凝胶电泳，凝胶中加入 0.5μg/ml 溴化乙锭；电泳缓冲液通常为 0.5×TBE；电泳后在紫外灯下成像。因溴化乙锭有毒，目前逐渐被 DNA 荧光染料取代，电泳前在 PCR 产物中加 1μl 100×DNA 荧光染料 SYBR® Green I Nucleic Gel Stain，电泳后在蓝光下成像。

3. 结果判断 阴性对照孔应无阳性条带，证实反应体系未被污染；每个反应孔均应出现一条内对照条带，证实反应体系准确无误，当出现另一条扩增条带，且片段大小与对应的反应孔相符时，则该条带为特异性扩增条带。通过试剂盒所配的分析软件或通过反应格局表来判读结果。

4. 质量控制 每份检测设立阴性对照，以防止 DNA 污染出现假阳性；以内对照条带来防止假阴性。

5. 常见问题分析

（1）若无反应带或反应带弱，可能是 DNA 量不足或存在 PCR 抑制剂；或是 Taq 酶量不足；或是 EB 量不足（0.5μg/ml）。

（2）若有假阳性带，可能是 DNA 量过多；或是 DNA 不纯或污染；或是 Taq 酶量过多。

（3）若阴性孔中出现反应带，可能是 DNA 污染，或 PCR 程序输入错误。

（4）若某位点检出两个以上的 HLA 特异性，而阴性对照孔未被污染时，考虑是样品 DNA 的污染，必须重新提取 DNA，重新分型检测。

（二）聚合酶链反应-序列特异性寡核苷酸探针分型方法

序列特异性寡核苷酸探针分型方法（polymerase chain reaction-sequence specific oligonucleotide probing，PCR-SSO 或 PCR-SSOP）分型方法的基本原理是采用 PCR 技术对 HLA 的多态性区域进行扩增，其产物转移到固相载体上，利用序列特异性寡核苷酸探针，通过杂交的方法进行扩增片段的分析鉴定。探针与 PCR 产物在一定条件下杂交具有高度的特异性,严格遵循碱基互补的原则。探针可采用放射性同位素标记,通过放射自显影方法检测;也可用非放射性同位素标记进行相应标志物检测。PCR-SSO 技术用于 HLA 分型主要包括正相 SSO 方法和反相 SSO 方法两种,前者是将 PCR 产物固定在固相载体上,用标记的探针与之进行杂交,后者是将特异性探针固定在固相载体上,用标记的 PCR 产物与之杂交。下面介绍流式细胞仪反相 SSO 方法。

1. 适用范围 临床进行造血干细胞移植及器官移植的患者、亲缘供者、骨髓库无关供者及亲子鉴定样本的 HLA-Ⅰ、HLA-Ⅱ类基因分型。

2. 原理 利用传统 PCR-SSO 的原理,采用 PCR 技术对 HLA 的多态性区域进行扩增,其扩增引物已标记有生物素;生物素化的扩增产物经变性解链后与包被了特异性探针的微珠在一定的条件下进行杂交;经过适当洗脱后加入荧光剂,荧光剂与生物素结合;在一种专用流式细胞仪中检测,这种流式细胞仪可以分析在微珠表面的 SSO 探针与 DNA 样品之间的反应情况,获得 HLA 分型结果。

3. 设备与材料 专用流式细胞仪、不同量程的单道及多道加样器、微型离心机及平板离心机、混合器、PCR 扩增仪、凝胶成像仪、电泳仪、微波炉。96 孔 PCR 扩增板、96 孔 V 型空白板、Tip 头、1.5ml Eppendorf 管、试剂槽、量筒、烧杯、热敏打印纸。

4. 试剂 流式细胞仪反相 SSO 基因分型试剂盒通常包括:包被有探针的微珠、位点特异性(组特异性)扩增引物、D-mix 溶液、Taq 聚合酶、变性缓冲液、中和缓冲液、杂交缓冲液、洗涤缓冲液、SAPE(荧光剂)、SAPE 稀释缓冲液。

5. 步骤与方法 以下是流式细胞仪反相 SSO 方法的基本步骤,具体操作按所使用的试剂盒说明书进行。

(1)样本的采集、保存及基因组 DNA 提取:同(一)中"样本的采集与保存"和"基因组 DNA 提取"。

(2)PCR 扩增:反应体系含有标记有生物素的位点特异性扩增引物、PCR buffer、dNTP、Taq 酶及模板 DNA。扩增条件包括 DNA 变性、退火与延伸三组循环和保温条件。扩增后可通过电泳确定扩增质量(2%琼脂糖电泳)。如扩增产物在 48 小时之内做杂交,可 4℃保存;如扩增产物在 48 小时之后做杂交,则需-20℃保存。

(3)变性及中和:准备杂交板,每孔按比例加入变性缓冲液和 DNA 扩增产物,吹打混匀,一定条件下孵育。然后每孔加入中和缓冲液,吹打混匀。

(4)杂交及洗涤:每孔加入包被有探针的微珠与杂交缓冲液,将杂交板密封好后振荡混匀,于 PCR 仪上按一定条件孵育。孵育后,每孔加入一定量的洗涤缓冲液洗涤,离心后去掉洗涤液,再重复洗涤 2 次,去掉洗涤液。

(5)荧光标记及洗涤:每孔加入荧光剂,密封后振荡混匀,于 PCR 仪上按一定条件孵育。孵育后,每孔加入一定量的洗涤缓冲液洗涤,离心后去掉洗涤液。

(6)上机读板:每孔加入一定量的洗涤缓冲液,吹打混匀后转移到读板上。放入专用流式细胞仪来检测。

6. 结果判断 通过试剂盒所配的分析软件来判读结果。

7. 质量控制 每板所设的阴性对照孔应无 HLA 等位基因特异性检出,并且每板所加的质控标本分型结果应准确无误才可发出报告。

8. 注意事项

(1)微珠及荧光浓缩液均对光敏感,需避光储存。

(2)配制荧光浓缩液至少需要在室温下溶解 1 小时,充分溶解后需要分装在棕色 eppendorf

管中，存放在 4℃冰箱中。

（3）微珠一旦化冻溶解，需存放在 4℃冰箱中。

（4）杂交过程中严格控制杂交时间；加入荧光缓冲液的时候，充分混匀；实验过程严格注意不要混入杂质。

（三）DNA 测序分型（sequence-based typing，SBT）

1. 适用范围 临床进行造血干细胞移植及器官移植的患者、亲缘供者、骨髓库无关供者及亲子鉴定样本的 HLA-Ⅰ、HLA-Ⅱ类等位基因高分辨水平的基因分型。

2. 原理 DNA 测序技术主要依据 Sanger 的双脱氧链终止法。以 DNA 单链为模板，在特定条件下，用特异的引物在测序级 DNA 聚合酶的作用下，根据碱基互补配对原则，不断将 4 种脱氧核糖核苷酸（dNTP）加到引物的 3′-羟基末端并使引物链得到延伸。这种链的延伸是通过引物的 3′-羟基和脱氧核糖核苷酸底物的 5′-磷酸基团形成磷酸二酯键来完成的。如果这种反应体系中加入双脱氧核糖核苷酸（ddNTP），这种 2′3′ddNTP 的 5′-磷酸基团是正常的（4 种不同的荧光标记），而 3′位置缺少羟基，因此在 DNA 聚合酶作用下，仍然可以通过 5′-磷酸基团与引物链的 3′-羟基反应掺入到引物链中，但是由于 ddNTP 没有 3′-羟基，不能继续与下一个 5′-磷酸基团形成磷酸二酯键而导致引物链延伸的终止。这样，在测序反应体系中，DNA 引物链不断合成与偶然终止，产生一系列有共同的起始点，但终止位置不同的长短不等的核苷酸链，然后将这些反应产物进行电泳，即可得出测序图谱。

3. 设备与材料 PCR 扩增仪、DNA 测序仪（ABI 310 型、3100 型和 3730 型等）、微型离心机及 96 孔板离心机 2000g、混合器、移液器和枪头 1～800μl、用于 PCR 扩增的反应管或 96 孔板、分析软件。

4. 试剂

（1）HLA 测序分型试剂盒通常包括：基因特异性 PCR 混合液（含基因特异性引物、PCR buffer、dNTPs）、外显子特异性序列混合液（含外显子特异性引物和 BigDye Terminators）、Taq DNA 聚合酶、ExoSAP-IT（核酸外切酶和小虾碱性磷酸酶的混合物）、NaOAc/EDTA 缓冲液、DNA 对照品。

（2）无水乙醇。

（3）TE 缓冲液（10mm Tris，0.1mmEDTA，pH8.0）。

（4）琼脂糖凝胶电泳试剂（琼脂糖、溴化乙锭、10×TBE）。

（5）甲酰胺 HiDi Formamide（ABI）。

（6）EDTA 缓冲液（10×）（用于 3100 型遗传分析仪）。

（7）POP-6、POP-7 胶（ABI）。

5. 步骤与方法 以下是 SBT 方法的基本步骤，具体操作按所使用的试剂盒说明书进行。

（1）样本的采集与保存：同（一）中"样本的采集与保存"。

（2）基因组 DNA 提取：同（一）中"基因组 DNA 提取"。

（3）目的基因扩增（PCR 反应）：将一定浓度和纯度的 DNA 与 PCR MasterMix 和金牌 Taq 酶的混合液充分混合后，加入到 PCR 反应孔/管中，进行聚合酶链反应（PCR 反应）。

（4）PCR 扩增产物的鉴定和纯化：PCR 反应后，通过琼脂糖凝胶电泳鉴定 PCR 产物的质量，然后对 PCR 产物进行纯化，去除游离的 dNTPs 和引物。

（5）测序反应：将纯化的 PCR 产物作为模板，分别加入到含有 BigDye Terminators 测序反应混合液中充分混合后，在热循环仪上进行序列反应。

(6) 测序反应产物纯化：通过异丙醇沉淀、乙醇/醋酸钠沉淀等方法，去除染料降解产物。

(7) 自动核酸测序仪电泳：纯化的测序反应样本热变性后，将反应板装载到自动核酸测序仪上进行电泳。

6. 结果分析和判断 通过 HLA 分析软件对电泳图谱进行分析和准确的判读，得到等位基因水平的分型结果。

7. 质量控制 对阳性对照 DNA 进行实验，应该得到相应的阳性结果。若得到不同的配型结果，则表明可能存在 DNA 样本混淆，导致错配。阴性对照的样本，应没有 PCR 扩增产物产生。若出现阳性结果，则表明可能出现 DNA 污染。

第三节 HLA 应用

人类白细胞抗原具有重要的生物学作用和临床意义，HLA 分型技术已广泛应用于多个领域，如 HLA 的基因分型技术常应用于器官移植和骨髓移植时供者和受者组织相容性的配型，以及 HLA 与某些疾病关联性、成分输血时 HLA 抗体所致的输血不良反应等的研究，HLA 分型技术也成为遗传学方面研究人类进化的重要手段。

一、HLA 与非溶血性输血反应

输血后发热反应的原因有非免疫因素和免疫因素：①非免疫因素，如蛋白质，细菌的代谢产物或死菌等，污染保存液或输血用具，输血后即可引起发热反应。②免疫因素，与多次输入 HLA 不合的白细胞及血小板的血液制品有关，与含有的免疫活性细胞或免疫物质有关（患者血内有白细胞凝集素、白细胞抗 HLA、粒细胞特异性抗体或血小板抗体），其中 80% 是由 HLA 抗体所致。其主要发生在反复输血或经产妇患者中。

临床输血中发热性非溶血性输血反应占 55%~75%，这些反应多数是由于 HLA 抗体破坏白细胞后释放出热源物质引起。HLA 抗体引起的非溶血性输血反应表现为头晕、面红、恶心、寒战、体温可达 39℃以上，严重者可并发肺部综合征，呼吸困难，双肺出现干湿啰音，X 线肺部有阴影，肺底浸润。有学者观察到肺部症状多与献血者血清中含有针对受血者的 HLA 抗体，但临床输血中发热反应多数是由受血者体内 HLA 抗体破坏献血者的白细胞所致。

避免 HLA 抗体引起非溶血性输血反应的办法是输血前做交叉淋巴细胞毒试验，输注相合血液。输注白细胞滤器过滤后的血液，可以明显减少非溶血输血反应的发生。

二、HLA 与移植免疫

HLA 抗原与同种器官移植的排斥反应密切相关，故 HLA 抗原又称为移植抗原。HLA 配型能显著提高移植物的存活率，如供者与受者 HLA 相容性差别越大，对移植物的排斥和破坏就越大。HLA 在移植中主要有三方面的应用：①对供者和受者进行组织相容性配型，选择合适的供体；②对受者和供者的血清和细胞进行交叉配型，确定临床相关的特异性抗体存在的程度；③通过阶段性的血清学实验检测受体体液异体免疫的程度和 HLA 抗体的特异性分析。

（一）肾移植

HLA-Ⅰ类抗原在肾的所有组织上均有表达，而 HLA-Ⅱ类抗原只在肾小球、肾小管、内皮细胞等部分组织表达。HLA-A、HLA-B 相合的肾移植存活率高，肾移植的 HLA 配型 DR 抗原比 A、B 抗原重要，B 抗原又比 A 抗原重要。

在肾移植中 HLA 配型的作用：第一次肾移植患者，供、受体间共有的抗原数越多，或已检出的抗原错配数越少，移植肾存活率越高。但有时较好的配合，移植肾短期内仍被排斥，这可能与离体肾保存时间长有关；对再次肾移植患者来说，接受一个 HLA 配合的肾一定有益处，不仅提高肾移植的存活率并能减少免疫抑制药物的使用。

(二)造血干细胞移植

造血干细胞移植是通过大剂量放化疗预处理，清除受者体内的肿瘤或异常细胞，再将自体或异体造血干细胞移植给受者，使受者重建正常造血及免疫系统。目前广泛应用于恶性血液病、非恶性难治性血液病、遗传性疾病和某些实体瘤治疗。造血干细胞移植主要包括骨髓移植、外周血干细胞移植、脐血干细胞移植。由于骨髓为造血器官，早期进行的均为骨髓移植。

造血干细胞移植要求 HLA-I 类、HLA-II 类抗原配型，但由于 HLA 的多态性，随机人群中完全相合的概率为 1/50 000，故 HLA 相合的供者极难找到。由于同胞中 HLA 完全相同的概率为 25%，故在同胞或亲属中易寻找供者。当不能在同胞或亲属中找到供者时，可到中华骨髓库寻找匹配供者。

三、HLA 与疾病相关性研究

HLA 与多种疾病相关联，1973 年 Terasaki 等率先报道了 HLA-B27 抗原与强直性脊柱炎(ankylosing spondylitis，AS)的关联。随后，许多国家的研究者证实了 HLA-B27 与 AS 的强关联关系。从此，引发了世界范围内对 HLA 抗原与相关疾病的广泛研究。人们发现 HLA-B27 抗原的表达与强直性脊椎炎有着高度相关性，超过 80%~96% 的强直性脊椎炎患者其 HLA-B27 抗原表达为阳性，而正常对照组人群中具有 HLA-B27 抗原者仅为 4%~8%，而强直性脊椎炎由于其症状与许多疾病相似而难以确诊，因此 HLA-B27 的检测在病情的诊断中有着重要意义。除 HLA-B27 与 AS 的关联外，据不完全统计，迄今已研究了 500 余种疾病与 HLA 相关联，已经肯定有 50 多种疾病与 HLA 有密切相关。例如，具有 HLA-A1，HLA-B8 单倍型者，感染 HIV 病毒后可迅速发展为艾滋病。此外，HLA-DR2 与嗜眠症，HLA-B8、HLA-DR3 与重症肌无力，HLA-DR2、HLA-DR7 与多发性硬化症，HLA-B8 与疱疹皮肤病，HLA-DR3、HLA-DR9 与胰岛素依赖性糖尿病等均得到证实。此外，多发性硬化症(MS)、系统性红斑狼疮(SLE)、类风湿关节炎(RA)、重症肌无力(MG)等与 HLA 也存在一定的关联性。

四、HLA 与血小板输注无效

血小板输注无效指患者在连续两次接受足够剂量的血小板输注后，仍处于无反应状态，即临床出血表现未见改善，血小板计数未见明显升高，有时反而会下降，输入的血小板在体内存活期很短。血小板纠正计数指数(CCI)和血小板回收率(PPR)未能达标等。其发生率因血小板输注次数、诊断标准、检测方法、预防措施等方面存在差异，故发生率各不相同。HLA 抗体是免疫性血小板输注无效的主要原因，约占免疫因素的80%，反复输注血小板的患者有50%~70%可产生 HLA 抗体。血小板输注无效患者输血小板前做 HLA、HPA 配型，输注配型相合的血液，解决血小板输注疗效难题。

第四节　血小板血型系统检测

自 1959 年 van Loghem 发现第一个血小板抗原 Zwa 以来，使用血清学方法至今已检出 25 个血小板抗原。2003 年由国际输血协会(ISBT)和国际血栓与止血协会(ISTH)联合成立的血小板命名委员会(PNC)，对 HPA 进行了系统命名，建立了命名原则和认可新抗原的标准。目前已有 23 个血小板抗原被正式命名，相应基因遗传多态性的分子基础也被阐明。在此基础上建立的 HPA 基因分型技术已日趋成熟，并被用于大规模的群体调查、临床 HPA 基因分型，以及建立已知 HPA 型血小板供者库。

血小板表面具有复杂的血型抗原，有血小板相关抗原，包括 ABO 抗原及 HLA-A、HLA-B 抗原，血小板特异性抗原(human platelet alloantigen，HPA)。可免疫产生同种抗体[HPA 和(或)HLA-A、HLA-B 抗体]，如果供、受者血小板抗原抗体不合，可导致血小板输注无效(PTR)、血小板输注紫癜症(PTP)等输血不良反应。

血小板特异性抗原(HPA 抗原)主要存在于血小板膜的 GP 分子上，也少量存在于血管内皮细胞、结缔组织细胞和平滑肌细胞上。1990 年，ISBT 血小板免疫学工作组提出了 HPA 命名，以发现的时间顺序排列：HPA-1、HPA-2、HPA-3 等系统，对偶抗原按其在人群中频率由高到低，用字母命名，高的为 a，低的为 b。2003 年，ISBT 和 ISTH 联合成立血小板命名委员会(PNC)，到目前已对 25 个血小板特异性抗原正式命名，其分子机制已阐明，抗原基因位于人类第 5、6、17、22 号染色体上。在此基础上建立的 HPA 基因分型技术已日趋成熟，并被用于大规模的群体调查、临床 HPA 基因分型，以及建立已知 HPA 型血小板供者库。

血小板血型检测技术具体如下：

一、血小板血型试验方法

(一)分型方法

血小板血清学试验方法有固相血小板免疫血清学试验(SPISA)、简易致敏红细胞血小板血清学试验(SEPSA)、单克隆抗体特异的血小板抗原固相试验(MAIPA)、血小板免疫荧光试验(PIFT)、抗原捕获酶联免疫吸附试验(MACE)、流式细胞仪检测技术(FCM)、微柱凝胶血小板定型试验等。

(二)单克隆抗体特异的血小板抗原固相试验(MASPAT)

1. 适用范围　适用于血小板抗体检测及配型试验。

2. 原理　微孔板上预先包被有血小板单克隆抗体，通过离心可将供血者血小板固定在微孔上，再将低离子强度的缓冲液和患者血清(浆)加入到相应孔内，使血清(浆)中的抗体与固定的血小板层充分结合，温育后未结合的血清(浆)组分通过清洗而去除，然后加入鼠单克隆抗人 IgG 抗体和人 IgG 致敏的红细胞来检测与血小板结合的抗体。在阳性反应时，抗人 IgG 和指示红细胞与血小板单层上的 IgG 抗体结合，指示红细胞黏附到整个微孔的表面形成均匀的单层，而阴性结果为致敏红细胞聚集于微孔底部。

3. 试剂与材料　MASPAT 试剂盒、生理盐水，献血者血小板、受检者血清或血浆(EDTA 抗凝)。

4. 实验步骤　样品收集：患者血小板抗体检测标本用 EDTA 抗凝血制备富含血小板血浆；用板素血小板配型实验直接用机采血小板。

(1)将试剂平衡到室温，取出密封保存的微孔板，剩余板孔应重新密封保存。

(2)在微孔内加入 50μl 相应血小板悬液(如检测患者自身血小板抗体则用患者富含血小板血浆)。

(3)50r/min 离心 5 分钟，以使血小板固定在微孔表面。

(4)轻轻倒出未结合的血小板，用生理盐水清洗 3～6 次，每次约 150μl。

(5)加入 2 滴 LISS 试剂。

(6)加 1 滴阳性对照或阴性对照到相应孔中，其余孔内加入 1 滴患者血清(浆)。

(7)轻轻震荡微孔板，直到紫色的 LISS 试剂变成蓝色。

(8)封闭微孔板在 37℃孵育 30 分钟。

(9)轻轻倒出孔内液体，用生理盐水清洗 3～6 次，每次约 150μl。

(10)每孔中加入 1 滴抗人 IgG 抗体。

(11)每孔加入 1 滴指示红细胞，轻轻振荡。

(12)200r/min 离心 5 分钟。

5. 结果判定

(1)指示红细胞均匀结合到血小板层上，表明结果为阳性。

(2)指示红细胞只是结合到部分血小板单层上，并且指示红细胞结合的区域比阴性对照大，表明结果为弱阳性。

(3)指示红细胞聚集在微孔中部，表明结果为阴性。

(4)阳性/弱阳性结果说明患者血清(浆)中存在血小板特异性和(或)HLA 特异性抗体。

二、HPA 基因分型方法

(一)分型方法

PCR-SSP：Metcalfe 和 Waters 等首先将此技术用于 HPA-1 的基因分型；PCR-SSOP：Peyruchaud 等(1995)报道利用 PCR-SSOP 对 HPA-1 和 HPA-3 进行基因分型；PCR-RFLP：Newman 等(1989)首先应用。HPA-4(Yuk)和 HPA-8(Sr)系统缺乏合适的酶切位点，不能直接使用此法进行分型；PCR-ASO：Mcfarland 等(1991)首先将此技术用于 HPA-1 的分型。

(二)聚合酶链反应序列特异引物分型技术(PCR-SSP)

1. 适用范围　PCR-SSP 是最简单常用的测定血小板抗原等位基因的方法，可用于单采血小板供者 HPA 抗原基因分型，建立已知型血小板供者库，开展血小板同型(或配合型)输注；临床患者血小板 HPA 抗原基因分型；诊断血小板抗原同种免疫引起的新生儿同种免疫性血小板减少性紫癜、输血后紫癜、免疫性血小板输注无效。

2. 原理　根据 HPA 基因序列设计一套特异性针对各种等位基因的引物，直接扩增有序列差异的各等位基因特异性片段，PCR 产物凝胶电泳以后，紫外线透射来检测 DNA 条带的存在或缺失即可确定基因型。PCR-SSP 操作比较简单，耗时较短，适合小批量标本，是目前 HPA 基因定型中最常用的一种技术。

3. 器材与试剂

(1)器材：可调式移液器，0.01～2.5μl，2～20μl，20～200μl，100～1000μl，均在校准有效

期内使用；台式高速离心机，转速可达 15 000g，使用 1.5ml 离心管角度式离心管转头；干热器或其他可调温的孵育装置；PCR 扩增仪；电泳仪；紫外凝胶成像仪。

（2）试剂：HPA 基因分型试剂盒有 PCR 引物混合液和 TD 缓冲液(稀释 Taq 酶)，试剂盒直接或分装后，在-20℃以下保存；Taq 酶；100bp DNA 分子质量内标：室温保存。

4. 操作步骤

（1）标本采集及处理：采集 5ml 静脉血，用 5% EDTA 抗凝，5% EDTA 与血的比例为 1:5，充分混匀，必要时分装，保存在-20℃以下冰箱中。

（2）DNA 抽提：采用试剂盒抽提 DNA，具体的操作方法可见厂商说明书。

（3）引物分装：分装引物后，立即加入液状石蜡 8μl，以防止引物挥发，分装结束后，置于-20℃以下冰箱中保存。

（4）PCR 扩增：具体操作见厂商说明书。

1）取分装有引物混合物 PCR 反应板，做好标记。

2）另取一干净的 0.5ml 离心管，加入抽提好的 DNA 溶液，再加入 Taq 酶，注意每次吸样均换上干净的吸头，最后再加入适量无菌蒸馏水(根据 DNA 浓度而定)。

3）充分混匀，至少混匀 2 次。

4）该混合液分装于上述已装有引物混合物 PCR 反应板，1000g 离心 0.5min。

5）置于 PCR 扩增仪上，按所设置的 PCR 扩增条件下扩增。

（5）电泳

1）琼脂糖凝胶浓度为 2%，电泳缓冲液用 TBE 或 TAE，加入溴化乙锭至终浓度为 0.5μg/ml。

2）吸 10μl 扩增好的待检样品于凝胶板的加样孔内，最后一孔为分子质量标记物，接好电源，加样孔在负极，电泳迁移方向朝正极，以 8V/cm(电极丝间直线距离)电泳 30min 左右，取出后置于紫外线下检测并照相。

3）根据反应格局表，判断结果。在 DNA 分子质量标准对照下，除内对照条带外，出现另一条带为阳性，未出现者为阴性。

（6）质量控制

1）对同一厂家不同批号的试剂或同一批号不同时间分装的试剂，如 HPA 基因分型引物、Taq 酶等，在使用前均需用已知基因型样品做预试验，以选择一个最佳的使用浓度范围。

2）血小板 HPA 分型操作的全过程应严格遵守防污染的规章制度。每次实验前，必须开紫外线消毒 1 小时，然后关闭紫外灯，抽气 30 分钟。每次实验后，做常规工作区清洁，清理废弃物。打开紫外灯，消毒 1 小时。

3）使用同步扩增的 429bp、796bp 的 HGH 基因片段作为内部对照和扩增体系质控。

三、血小板血型的应用

正常人群 HPA 多态性报道者多，对病例鉴定者少；对 HPA-1 至 HPA-5 系统、HPA-15 系统研究者较多，HPA-1 至 HPA-17 系统研究者少。我国患者做双盲法配合性输注，正在探讨 HPA 配型输注，国外报道患者做过 HPA 基因鉴定，实施 HPA 和(或)HLA 配型输注取得成功。通过综合利用血小板血清学和基因分型技术可检测血小板同种抗原和抗体(包括 HPA 和 HLA-A、HLA-B)的特异性。利用血清学技术对血小板输血反应患者进行血小板抗体筛选，特别是对于有血小板抗体的患者，选择 HPA 和 HLA 抗原均相配合的供体血小板，实现临床血小板相容性输注，并逐渐开展血小板同型输注，能避免输血免疫反应的发生，显著提高血小板输注疗效。

（一）血小板抗体与输血

血小板输注无效的原因分为非免疫性原因和免疫性原因。非免疫性原因有脾大伴脾功能亢进、感染、发热、药物作用（阿司匹林、肝素、两性霉素）、DIC 等均可使血小板破坏或消耗增加，导致血小板输注无效。免疫性原因有同种异体免疫作用(HLA-Ⅰ类抗体、HPA 抗体、ABO 血型抗体)，自身免疫作用(ITP 患者)，药物免疫作用：肝素、奎宁、头孢菌素、苯巴比妥、吲哚美辛、安替比林等。

血小板输血是提高患者(特别是肿瘤和移植患者)血小板计数，防止出血的最快速、有效的方法和手段。然而，血小板输血并不是每次都能达到满意效果，特别是反复多次随机输注血小板的患者，体内极易产生血小板抗体，从而破坏输入的血小板并引起输注无效。文献报道有 20%～50%白血病患者，80%的再生障碍性贫血患者长期随机输注血小板后会出现输注无效状态，导致患者因血小板计数低下而自发出血或出血不止，甚至死亡。我国目前大多数临床单位采用随机输注血小板，导致血小板输注无效频繁发生。患者输注血小板病情得不到改善，病危甚至死亡。浪费财力、物力，浪费宝贵的血小板资源，不利于血站及输血科业务水平的提高。

1. HLA-Ⅰ类抗体　血小板表面存在Ⅰ类抗原，它是血小板膜表面的固有结构成分。另外，血小板表面还有由血浆中吸附的可溶性Ⅰ类抗原。HLA 抗原性较强，输注 HLA 抗原不配合的血小板很容易引起血小板同种免疫和血小板输注无效。血小板表面只有Ⅰ类抗原没有Ⅱ类抗原。而针对 HLA 抗原初次免疫应答是需要Ⅰ类抗原和Ⅱ类抗原同时参与的双信号过程。与 HLA 同种免疫相关的血小板输注无效的主要原因是血小板悬液中混杂了大量的白细胞所致，白细胞中不仅含有丰富的Ⅰ类抗原，同时还含有大量的Ⅱ类抗原。如果在血小板输注时滤出白细胞(使用白细胞滤器可将每单位血小板中混杂的白细胞数降至 5×10^6 以下)能有效地防止或降低同种免疫反应的发生。

2. ABO 血型抗体　血小板膜上也有红细胞血型抗原，其中以 ABO 抗原最为重要。研究资料表明，ABO 主要不合和次要不合对血小板输注都有明显的不良影响。主要不合是指受血者体内的抗 A/抗 B(IgM 或 IgG 抗体)与输注的血小板表面 A/B 抗原相互作用，导致血小板破坏或寿命缩短，而次要不合可能为患者体内的可溶性 ABO 抗原与供者的 ABO 抗体结合形成复合物，之后被血小板膜上的 Fc 和补体受体吸附，继而由网状内皮系统清除，造成血小板输注无效。输注 ABO 血型不合的血小板随着输注次数的增多，血小板输注无效的发生率将逐渐上升。有资料表明，输用 ABO 血型相合的血小板，其回收率为 67%，输用 ABO 血型不相合的血小板，其回收率仅为 19%。

某些药物及代谢产物是半抗原，可与体内的血浆蛋白或血小板膜蛋白结合形成完全抗原，可使受者免疫并形成相应抗体。当再次用药时药物与抗体结合形成复合物，附着于血小板膜上，同时又激活补体，引起血小板破坏。

（二）HPA 配型在临床血小板输注中的应用

血小板减少症者接受血小板悬液输注，有助于减少出血的危险，但有可能被血小板同种免疫致敏。由于血小板输注而产生的抗体，主要是 HLA-Ⅰ类抗体和 HPA 抗体。对于带有 HLA 抗体的患者，可选择 HLA 配合的血小板输注。使用去除白细胞的血小板悬液，可以降低患者产生相应抗体的机会，但是仍有部分患者产生输血小板无效的情况。根据最近一份综合调查报告表明，尽管输注血小板无效涉及因素甚多，但一致认为与血小板抗体密切相关。选择 HLA 配合的血小板，或 HLA 及 HPA 都配合的血小板，是一个减少输注血小板无效的方法之一。因此，已有通过大规模筛选建立已知 HPA 型血小板供者库的报告。目前还缺少检测这些相关抗体和选择 HLA、HPA 配合供者的标准，这将是今后血小板输注领域中的研究重点。

（三）血小板输注中 ABO、Rh 红细胞血型匹配

1. ABO 血型 最好 ABO 血型同型输注，因为血小板膜上有 ABO 抗原。紧急情况下，可以输注 ABO 血型相容的血小板。在没有 ABO 相合的血小板时，输注 ABO 不同型的血小板，也不是绝对不可以的。此时应将浓缩血小板中的血浆大部分移出，仅留下少部分血浆来悬浮血小板。输注 ABO 血型相容的浓缩血小板，输前一般不需要做交叉配血试验。若浓缩血小板内红细胞超过 2～5ml，则须做交叉配血试验。

2. Rh 血型 血小板膜上无 RhD 抗原，单采血小板因混入红细胞极少可不考虑 Rh 血型问题。手工血小板混入红细胞较多，RhD 阳性供者血小板可使 Rh 阴性的受血者致敏，因此不能输给可能妊娠的 RhD 阴性妇女。

附：血小板输注疗效的判定标准

血小板纠正计数指数（CCI）和血小板回收率（PPR）都是评价血小板输注效果的定量标准，数值大，表明输注效果好；数值小，则表明输注效果差甚至输注无效。CCI 以体表面积为指标，PPR 以血容量为指标，一般情况下以体表面积为参数的 CCI 较为准确，但两者差别无显著性。

CCI=（输后血小板计数–输前血小板计数）×体表面积（m^2）/（输入的血小板总数×10^{11}）

体表面积（m^2）=0.006 1×身高（cm）+0.012 8×体重（kg）–0.015 29

CCI：输注后 1 小时>$7.5×10^9$/L，24 小时>$4.5×10^9$/L 为输注有效。

PPR（%）=（输后血小板计数–输前血小板计数/L）×血容量（L）/（输入血小板总量）×2/3

2/3：输入的血小板约有 1/3 进入脾脏血小板储存池。输注后应测定 1 小时和 24 小时的 PPR，如果输后 1 小时>30%，输后 24 小时>20%为输注有效。

小　　结

人类 MHC 称为 HLA 基因复合体或 HLA 基因系统，是调控人体特异性免疫应答的主要基因系统。按编码分子特性的不同，HLA 复合体的基因分为 HLA-Ⅰ、HLA-Ⅱ、HLA-Ⅲ类基因，其编码的产物相应称为 HLA-Ⅰ、HLA-Ⅱ、HLA-Ⅲ类分子。HLA 等位基因及分子的命名均遵循一定的原则。HLA 抗原检测一般采用血清学的方法，常见是补体依赖的微量淋巴细胞毒试验；HLA 抗体检测主要有酶联免疫吸附试验、流式磁珠群体反应性抗体和荧光磁珠技术；HLA 分子生物学分型技术主要包括 PCR 序列特异性引物技术、流式细胞分型技术等；HLA 系统与输血医学、移植医学和法医学均有密切的联系，还与一些疾病有关，如强直性脊柱炎。血小板表面的抗原也非常复杂，对理解血小板减少症的发病机制和输注无效具有临床意义。

（杨春晴　高昆山）

第八章　红细胞血型抗体筛选与鉴定技术

目 的 要 求

1. 掌握配合性输血原则。
2. 熟悉红细胞血型抗体常用检测方法。
3. 了解红细胞同种抗体鉴定方法。

在临床上输血作为一种治疗或辅助治疗的重要手段，一方面，安全、及时、有效的输血可以维护患者身体健康、挽救患者生命；另一方面，不适当的输血也可能造成不良后果，严重的反而可能危及患者的生命，因此根据不同的血型抗原、抗体选择合适的血型血清学检验方法，避免血型抗原、抗体漏检，保证输血前检验结果准确，为患者选择合适的血液或血液成分制品，才能确保输血安全、有效。

第一节　血型血清学常用试验技术

一、患者病史资料与标本采集

（一）病史资料采集

血型抗体的产生与免疫史密切相关，试验前应尽可能的采集患者的有关病史资料，主要包括患者性别、年龄、输血史、妊娠史、药物史、种族、临床诊断等信息，详细的病史资料可以帮助试验人员明确试验方向，有助于试验的顺利进行和结果的准确、及时。

（二）标本采集

血型血清学检验标本首先要保证足够新鲜，符合患者当前的免疫学情况。不同的血清学试验方法、血型抗体、试剂对标本有不同的要求，根据患者病史资料、血型血清学试验方法和使用试剂选择合适的抗凝剂。通常血型血清学试验需要采集两份静脉血，一份使用无抗凝剂的普通管或促凝管，提供血清；另一份使用 EDTA 防凝管，提供红细胞，两管各取 3～5ml。EDTA抗凝剂血浆容易漏检补体依赖性抗体，如果没有血清标本时可使用柠檬酸盐抗凝剂血浆。

收到标本后应对照检验申请单仔细核对患者姓名、性别、标本编号、采集时间、标本量、有无溶血等信息，判断是否符合申请检测项目的要求。如果标本当天处理，可以室温保存；如果当天不能处理则 4℃保存。

二、血　凝　试　验

（一）玻片法

1. 原理　指特异性抗体与有相应抗原的红细胞在液体介质中发生的肉眼可见的凝集反应。

2. 试剂 单克隆或多克隆抗血清(抗 A、抗 B、抗 D、抗 M、抗 N 等)。

3. 方法

(1)在标记好的干净玻片上加抗血清 1 滴。

(2)在抗血清试剂上加 10%的红细胞悬液 1 滴(浓度按不同试剂说明书配制)。

(3)用清洁的搅拌棒将抗血清试剂与红细胞悬液搅拌混匀,均匀涂布于直径 20mm 范围内。

(4)轻轻旋转摇动玻片 2 分钟,观察并记录试验结果。

4. 结果判读 红细胞出现肉眼可见的凝集为阳性反应;在 2 分钟时红细胞仍然均匀悬浮为阴性。

5. 注意事项

(1)玻片法不需要专用设备、操作简便,但存在人为污染的机会,适用于 ABO 血型、Rh 血型初筛,不适用于血清中抗体检验。

(2)玻片法出现可疑凝集反应时,必须使用试管法确认。

(二)试管法

1. 原理 指特异性抗体与有相应抗原的红细胞在液体介质中发生肉眼可见的凝集反应。

2. 试剂 单克隆或多克隆抗血清(抗 A、抗 B、抗 D、抗 M、抗 N 等);2%～5%标准试剂红细胞(ABO 试剂红细胞、筛选细胞、谱细胞等)。

3. 方法

(1)在标记好的干净玻璃试管中加抗血清 1 滴或待检血清 2 滴。

(2)加 2%～5%的待检红细胞或试剂红细胞悬液 1 滴,混匀。

(3)1000g 离心 15 秒。

(4)从离心机取出试管观察有无溶血。

(5)轻轻摇动试管,使细胞扣悬起以观察凝集反应,记录结果。

4. 结果判读 红细胞出现凝集和(或)溶血者为阳性,红细胞不凝集者为阴性,试管法凝集强度判读见表 8-1。

5. 注意事项

(1)试管法可以用于用已知抗血清鉴定血型或用试剂红细胞鉴定抗体,如果血型鉴定使用的抗血清试剂为 IgG 型或者检测待检血清(浆)中的 IgG 抗体,需使用间接抗人球蛋白方法鉴定血型或检测抗体。

(2)用于 ABO 正反定型时,正反定型结果相符才能确定 ABO 血型,正反定型不符或凝集强达不到要求时,可能为 ABO 亚型、抗原抗体减弱或者血清中存在不规则抗体,需进一步分析。

表8-1 试管法凝集强度判读表

试管中红细胞的凝集情况	结果判读
一个结实的凝块	4+
数个结实的凝块,背景清晰	3+
不结实的凝块,背景清晰,振摇后背景混浊	2+
背景混浊,散在的不结实的小凝块,振摇后仍可见凝块	1+
背景混浊,散在的不结实的小凝块,振摇后凝块消失	W+
凝集和不凝集的细胞同时存在	混合视野(mf)
红细胞扣部分或完全消失,红细胞上清液为透明红色	溶血(H)
红细胞从细胞扣细细沙样均匀划落,直至细胞扣完全消失	0

注:W+,弱凝集。

三、抗人球蛋白试验

抗人球蛋白试验 1945 年由 Coombs 首先使用，故又称为 Coombs 试验，是一种检查 IgG 抗体的方法。在盐水介质中，不完全抗体只能致敏具有相应抗原的红细胞，而不能使红细胞出现肉眼可见的凝集，将抗人球蛋白试剂加入已致敏的红细胞盐水悬液中，致敏在红细胞表面的 IgG 抗体与抗人球蛋白发生特异性反应，使红细胞发生凝集。Coombs 试验包括直接抗人球蛋白试验和间接抗人球蛋白试验，直接抗人球蛋白试验检测红细胞是否已被抗体或补体致敏；间接抗人球蛋白试验检测血清或血浆中是否有游离的不完全抗体。

（一）直接抗人球蛋白试验

1. 原理　直接抗人球蛋白试验是检查体内致敏红细胞的一种方法，用于检查红细胞是否已被 IgG 抗体或补体所致敏，如新生儿溶血病（胎儿红细胞被母亲血型抗体致敏）、溶血性输血反应（输入的不相合红细胞被受血者 IgG 抗体致敏）、自身免疫性溶血性贫血（受血者红细胞被自身抗体致敏）及药物诱导产生的自身抗体（由甲基多巴类药物，青霉素等所致）。

2. 试剂　抗人球蛋白试剂（广谱及单价）；阳性对照管：取 D 阳性红细胞，经盐水洗涤后取压积红细胞，加等量 IgG 抗 D 血清，置 37℃水浴致敏 30 分钟取出，以生理盐水洗涤 3 次后，离心除去上清液，再用盐水配成 1%～3%红细胞盐水悬液。阴性对照管：正常人 1%～3% D 阳性红细胞悬液（未致敏），供阴性对照用，除不用抗 D 血清致敏外，按上法配制。

3. 方法

（1）取受检红细胞，以生理盐水洗涤 3 次，末次洗涤后将上层盐水吸尽，将三洗红细胞配成 1%～3%红细胞盐水悬液待用。

（2）取干净小试管 1 支，加入抗人球蛋白试剂 1 滴，再加入 1%～3%受检红细胞盐水悬液 1 滴，混匀。

（3）阳性对照：取干净小试管 1 支，加入抗人球蛋白试剂 1 滴，再加入 IgG 抗 D 血清致敏的 1%～3% D 阳性红细胞悬液 1 滴，混匀。

（4）阴性对照：取干净小试管，加入抗人球蛋白血清 1 滴，再加入正常人 1%～3% D 阳性红细胞悬液 1 滴，混匀。

（5）受检者及阳性、阴性对照管同时 1000g 离心 15 秒，轻轻振摇，观察结果。

4. 结果判定　如阳性对照管凝集，阴性对照管不凝集，受检红细胞凝集者为阳性，不凝集者为阴性。

5. 注意事项

（1）标本采取后立即进行试验，延迟试验或中途停止可使抗体从细胞上放出。

（2）抗人球蛋白血清应按说明书使用最适稀释度，否则可产生前带现象，而误为阴性结果。

（3）受检红细胞一定要用盐水洗涤 3 次，除去红细胞悬液中混杂的血清蛋白，以防止假阴性结果。

（4）欲了解在体内致敏红细胞的免疫球蛋白类型，则可分别以抗 IgG、抗 C3 单价抗人球蛋白血清进行试验。

（5）红细胞上吸附抗体太少，自身免疫性溶血性贫血患者直接抗人球蛋白试验可呈假阴性反应。

（6）直抗阳性红细胞鉴定血型时，可用热盐水洗涤红细胞数次至直抗试验基本阴性后再检测血型。

(二)间接抗人球蛋白试验

1. 原理 用已知抗原红细胞测定受检血清中相应的 IgG 抗体,或用已知抗体的抗血清测定受检红细胞上相应抗原。常用于血型鉴定,抗体的检出和鉴定,输血前交叉配血试验及其他的特殊研究。

2. 试剂与材料 抗人球蛋白血清(广谱及单价);受检血清(或已知抗体血清);2%～5%已知抗原的红细胞悬液(或 2%～5%受检红细胞悬液);IgG 抗 D 血清;2%～5% D 阳性红细胞悬液,2%～5% D 阴性红细胞悬液。

3. 方法

(1)取干净小试管,标明受检管,阳性对照及阴性对照。

(2)在受检管内加入 2 滴血清(已知或受检)及 1 滴 2%～5%红细胞悬液(受检或已知);在阳性对照管中加入 2 滴 IgG 抗 D 血清及 1 滴 2%～5% D 阳性红细胞悬液;在阴性对照管中加入 2 滴 IgG 抗 D 血清及 1 滴 2%～5% D 阴性红细胞悬液,混匀,置 37℃水浴 30 分钟(经典法)。或各管加入 LIM(低离子液)2 滴,置 37℃水浴 10 分钟,或各管加入 LIM(低离子液)10 滴,置 37℃水浴 1～3 分钟。

(3)用生理盐水洗涤 3 次,末次洗涤后,将上清液除尽,并用吸水纸将附着于管口的盐水吸去,每管各留红细胞悬液 1 滴。

(4)每管各加最适稀释度抗人球蛋白血清 1 滴,混匀,1000g 离心 15 秒,观察结果。

4. 结果判定

(1)阳性对照管凝集,阴性对照管不凝集,受检管出现凝集者为阳性,受检管不出现凝集为阴性。

(2)效价滴定:如果受检者血清中检出 IgG 抗体,可将受检者血清以盐水做倍量稀释后,按上法进行测定。

5. 注意事项

(1)红细胞洗涤应迅速,洗涤不应中途停止。洗涤用的盐水要足量并用力冲入管底,使压积于管底的红细胞松离。切勿用手指堵住管口,颠倒混匀,以防污染来自皮肤的蛋白。

(2)如果检查的抗体为补体依赖抗体,则必须加入新鲜 AB 型血清提供补体,抗人球蛋白血清中也应含有抗 C3。

四、微柱凝胶实验

1. 原理 基于生物化学凝胶过滤技术和离心技术及免疫化学抗原抗体特异性反应。在微柱凝胶试验中,用特制的微柱代替普通试管,由于凝胶颗粒具有分子筛作用,特异性抗原抗体反应后的红细胞通过离心经过微柱,未被 IgM 抗体直接凝集的红细胞或无 IgG 抗体结合的红细胞穿过凝胶到达底部,被 IgM 抗体直接凝集的红细胞则因凝集块不能通过凝胶间隙被阻止在凝胶柱上层或中间,而结合了 IgG 抗体的红细胞则因被凝胶中的抗 IgG 拉住,同样被阻止在凝胶柱上层或中间。

2. 标本与试剂

(1)如果待测的血清和血浆是冰冻保存的,血样在使用前需离心,确保没有颗粒物质。

(2)挑选抗 IgG 凝胶卡:检查每 1 个凝胶卡是否干涸、是否完整,做好试验标记,若是抗体筛选可选择 2～3 个微量管，抗体鉴定则需与多个微量管(根据试剂红细胞谱的细胞品种选择微量管数，并注意留有自身与阳性对照)。

(3)使用适用于微柱凝胶的试剂红细胞组，或参照试剂的要求制备红细胞悬液。通常配制 0.8%红细胞悬液。

3. 方法

(1)揭开凝胶卡的铝封，在不同的微量管中，根据试剂使用说明书的要求分别加入一定量的(通常为 50μl)不同的筛选或鉴定试剂红细胞。

(2)根据试剂使用说明书的要求在这些微量管中加入一定量的(通常为 25μl)血清或血浆。

(3)将凝胶卡置于 37℃凝胶孵育箱中 15 分钟；用凝胶试验专用离心机，离心观察结果。

4. 结果判读与解释

(1)出现凝集和(或)溶血结果为阳性，不凝集为阴性。

(2)微柱凝胶法凝集强度判读见表 8-2。

表8-2 微柱凝胶法凝集强度判读表

红细胞在凝胶柱内的反应情况	结果判读
红细胞全部位于胶的顶部表面	4+
大量红细胞位于胶的表面，少量位于胶中上部	3+
大量红细胞位于胶的中部，少量位于胶中上部	2+
红细胞位于胶中近底部	1+
绝大多数红细胞位于管底尖部，极少量位于胶中近底部	W+
红细胞在胶表面和管底尖部同时存在	混合视野(Dcp)
红细胞部分或完全消失，柱内液体为透明红色	溶血(H)
红细胞全部位于管底尖部	0

注：W+，弱凝集。

5. 注意事项

(1)凝胶卡在使用前应离心使全部凝胶位于微柱管底部。

(2)凝胶卡管内如果有气泡或者有干涸现象不可使用。

(3)纤维蛋白可吸附红细胞，加样前应将血样充分离心。

(4)应先加细胞后加血浆。

五、聚凝胺试验

1. 原理 聚凝胺(polybrene)是一种由四个铵聚合而成的高阳离子聚合体。通过使用 LIM (低离子液)降低溶液离子强度，加快 IgG 抗体与红细胞之间的反应速度，聚凝胺作为一种碱性分子可以和红细胞表面的酸性糖分子结合，在离心力的作用下使正常的红细胞聚集，而在加入柠檬酸盐时又可使聚集的红细胞散开。当红细胞上有 IgG 抗体结合时，聚凝胺所造成的凝集是不可逆的。在此实验中，红细胞与血清在低离子介质中孵育，以促进抗体结合到红细胞上。然后加聚凝胺，离心后通过加入柠檬酸盐使聚凝胺形成的凝集驱散。此时，由抗体介导的凝集在加入柠檬酸盐后仍然维持，而无抗体致敏的红细胞凝集则会散开。如果需使用加入柠檬酸盐后散开的红细胞做进一步的抗人球蛋白试验，则散开后的细胞需先经过 3 次洗涤。

2. 试剂 聚凝胺试剂盒：通常包括低离子介质(LIM)、聚凝胺溶液(polybrene)、重悬液；

洗涤液(用于抗人球蛋白试验)；抗人球蛋白试剂；IgG 致敏红细胞。

3. 方法 根据操作步骤的不同可以分为经典聚凝胺试验和改良聚凝胺试验。

(1)经典聚凝胺试验

1)根据需要取小试管数支，分别标记并加入患者血清(血浆)2 滴，然后分别加入试剂红细胞悬液 1 滴。

2)各加 LIM 溶液 0.6ml，混匀，室温孵育 1 分钟。

3)各加 0.1ml 0.05%聚凝胺应用液，混匀。

4)1000g 离心 1 分钟，弃去上清液，悬浮细胞扣，并观察是否已产生凝集，如有凝集则继续操作，如无凝集出现则试验失败，重新试验。

5)在试管中加入 0.1ml 重悬液，轻轻摇动试管，并在 3 分钟内完成结果判读。

(2)改良聚凝胺试验

1)红细胞三洗，用 LIM 溶液配成 2%～3%红细胞 LIM 悬液。

2)根据需要取小试管数支，分别标记并加入患者血清(血浆)2 滴，然后分别加入 2%～3%红细胞 LIM 悬液 1 滴，室温孵育 1 分钟。

3)各加 0.1ml 0.05%聚凝胺应用液，混匀。

4)1000g 离心 1 分钟，弃去上清液，悬浮细胞扣，并观察是否已产生凝集，如有凝集则继续操作，如无凝集出现则试验失败，重新试验。

5)加 0.1ml 重悬液，轻轻摇动试管，并在 3 分钟内完成结果判读。

4. 结果判读 当加入重悬液后，摇动试管 1 分钟内凝集消失为阴性反应，凝集仍存在为阳性反应。

5. 注意事项

(1)当使用低离子聚凝胺技术时，实验需有阴性对照。

(2)如果反应很弱，可用显微镜观察并与阴性对照比较，不可再次离心。

(3)聚凝胺方法对检测 Kell 系统的抗体不理想，所以对阴性结果须进行抗人球蛋白试验，以免漏检。

六、酶 实 验

1. 原理 菠萝酶、木瓜酶、无花果酶能破坏红细胞表面的唾液酸，降低其表面电荷，减少红细胞间的斥力，使得红细胞靠拢，在不完全抗体的作用下，红细胞便出现凝集。蛋白酶可修饰红细胞膜上的抗原，从而促进某些系统(尤其是 Rh、Kidd)的抗原抗体反应；但会改变其他系统(MNSs、Duffy)抗原的构型而破坏其抗原性。

2. 试剂 0.1%菠萝酶溶液；洗涤液(用于抗人球蛋白试验)；抗人球蛋白试剂；IgG 致敏红细胞。

3. 方法

(1)一步酶法

1)取受检者血清 2 滴置于试管中。

2)加入 1 滴 2%～5%试剂红细胞悬液。

3)加入 1 滴菠萝酶溶液，混匀，37℃孵育 30 分钟。

4)1000g 离心 15 秒，将细胞轻轻重新悬浮，并观察凝集反应，记录结果。

5)如需要可进一步三洗做抗人球蛋白试验。

(2)二步酶法

1)在 1 份洗涤过的压积红细胞中加入 1 份 0.1%菠萝酶溶液。

2)在 37℃孵育 15～30 分钟(时间是经过测定的对此酶溶液最适宜的)。

3)用大量盐水将处理的红细胞至少洗 3 次,用盐水将细胞配成 2%～5%的悬液。

4)在标记好的试管内加入 2 滴血清。

5)加 1 滴 2%～5%酶处理的红细胞悬液。

6)混合,37℃孵育 30 分钟;离心,轻轻悬浮红细胞,观察凝集反应。

7)如需要可进一步三洗做抗人球蛋白试验。

4. 结果判读　受检管出现凝集者为阳性,受检管不出现凝集为阴性。

5. 注意事项

(1)酶实验技术可以增强一些血型抗原与抗体反应,其中以 Rh 血型系统和 Kidd 血型系统最为显著;酶实验技术也可以使一些血型抗原的结构发生破坏或变性,其中以 M、N、Fy^a、Fy^b 最为显著。

(2)一步酶法比较方便,二步酶法比较敏感。

(3)实验室自行配制酶试剂时应测定最适稀释度和用于处理红细胞时的最佳孵育时间。

七、聚乙二醇试验

1. 原理　聚乙二醇(polyethylene glycol,PEG)为高分子质量聚合物,在红细胞和血清中加入含有等渗甘氨酸的聚乙二醇低离子溶液,通过争夺红细胞表面的水化膜,达到增强红细胞表面抗原和不完全抗体反应的目的。

2. 试剂　生理盐水,PEG,抗人球蛋白试剂。

3. 方法

(1)在小试管中加入待检血清 2 滴。

(2)加入红细胞悬液 1 滴,PEG 溶液 2～4 滴(参考说明书),混匀。

(3)置于 37℃水浴箱孵育 10 分钟。

(4)用生理盐水洗涤 3 次,末次洗涤后,将上清液除尽,并用吸水纸将附着于管口的盐水吸去,每管各留红细胞悬液 1 滴。

(5)每管各加抗人球蛋白试剂 1 滴,混匀,1000g 离心 15 秒,观察结果。

4. 结果判定　阳性对照管凝集,阴性对照管不凝集,受检管出现凝集者为阳性,受检管不出现凝集为阴性。

5. 注意事项

(1)高蛋白血样会出现蛋白沉淀。

(2)洗涤不彻底残留的 PEG 可能会导致假阳性反应。

八、放　散　试　验

在一定条件下红细胞可以特异性地吸附抗体,可以通过改变条件使用物理或化学方法将吸附到红细胞的抗体解离下来。在 ABO 亚型的鉴定,新生儿溶血病检验和自身免疫性溶血性贫血患者红细胞上致敏抗体的特异性鉴定经常用到放散试验。根据不同抗体的性质和特点可以选择使用的热放散法、乙醚放散法、氯喹放散法等放散方法。

(一) 热放散法

1. 原理 改变抗原抗体反应的温度,使抗体从红细胞上解离下来。

2. 试剂 生理盐水(或 AB 血清或 6%白蛋白)。

3. 方法

(1)待检红细胞用生理盐水洗涤 6 次,最后 1 次吸尽上层生理盐水备用。

(2)取 1 份洗涤过的压积红细胞,加 1 份生理盐水(或 AB 血清或 6%白蛋白)。

(3)充分混匀,置于 56℃水浴中约 10 分钟,并不断摇动使抗体从红细胞上解离下来。

(4)在最短的时间内迅速以 1000g 离心 2 分钟(如果可能,则使用预热过的离心杯)。

(5)立即分离上清液用相应红细胞和方法检测放散液中的抗体。

4. 注意事项

(1)放散时应严格注意温度和时间,温度过高,细胞易溶解,温度过低抗体从红细胞上放散不完全。

(2)在温度降低后放散液中的抗体可以再次与红细胞结合,因此要迅速离心使放散液与红细胞分离。

(3)如果要检测放散后的红细胞血型,最好在 45℃水浴放散,并适当延长放散时间。

(二) 乙醚放散法

1. 原理 乙醚为有机溶剂,通过破坏细胞膜,使 IgG 抗体放散到放散液中。

2. 试剂 乙醚,生理盐水。

3. 方法

(1)待检红细胞用生理盐水洗涤 6 次,最后 1 次吸尽上层生理盐水备用。

(2)取 1 份洗涤过的压积红细胞,加 1 份生理盐水和 2 份乙醚。

(3)用塞子塞紧试管口,用力振动 10 分钟,中间取下塞子数次,以便排出挥发性乙醚。

(4)1000g 离心 10 分钟,离心后即分成 3 层,最上层是乙醚,中间层是红细胞基质,最下层是具有抗体的放散液,呈深红色。

(5)用吸管吸出底层放散液,置于 37℃水浴 10 分钟(或 56℃ 1 分钟),除尽乙醚。

(6)再次 1000g 离心 10 分钟,取上清液即为放散液。

4. 注意事项

(1)乙醚放散液最好用在抗人球蛋白技术中,否则检查凝集反应会因红细胞的凝集与暗红色的放散液颜色相似而使盐水、酶介质反应的结果判读发生困难。

(2)剩余的乙醚会使检验用的细胞发生溶解,如果放散液中还残存少量的乙醚,则在加红细胞之前,可以把 2 滴放散液的试管放在 37℃水浴中孵育 5 分钟。

(3)乙醚放散法主要用于红细胞上的各种 IgG 抗体的检测。

(三) 磷酸氯喹法

1. 原理 当红细胞包被 IgG 抗体,直接抗人球蛋白试验阳性时,可能影响血型鉴定结果,使用二磷酸氯喹可以将 IgG 抗体从红细胞上解离下来,同时保持红细胞膜的完整性和抗原的活性。

2. 试剂 磷酸氯喹(20%磷酸氯喹溶液的配制:20g 二磷酸氯喹溶于 100ml 盐水中,用 1mol/L NaOH 调至 pH 5.1,2～6℃保存),生理盐水,抗人球蛋白试剂,相应抗原杂合子对照红细胞(以证实在处理过程中未丢失抗原)。

3. 方法

(1)取 0.2ml 洗涤压积红细胞加 0.8ml 二磷酸氯喹溶液，同样处理对照细胞。

(2)混匀，置室温孵育 30 分钟。

(3)取 1 滴红细胞悬液用盐水洗涤 4 次，用抗 IgG 检测洗涤红细胞。

(4)若与抗 IgG 不反应，可洗涤全部处理的红细胞做试验用；若仍与抗 IgG 有反应，要重复孵育和检测，但总的孵育时间不要超过 2 小时。

4. 注意事项

(1)此方法不能将补体从红细胞膜上放散下来。

(2)室温孵育时间不要超过 2 小时或 37℃ 孵育都可能引起溶血或者红细胞抗原的丢失。

(3)可引起 Rh 抗原的变性。

(4)直抗强阳性的红细胞往往只能减弱直抗强度，而不能完全从红细胞上去除抗体。

第二节　红细胞血型抗体鉴定

同种抗体的鉴定广泛用于输血反应的诊断与预防和新生儿溶血病的诊断等方面，通常情况下只有红细胞抗原阴性患者输入抗原阳性的血液才会产生相应的抗体。血液中与输血或妊娠有关的血型抗体主要有两类：一类为 IgM 抗体，常见的 IgM 抗体有抗 A、抗 B、抗 M、抗 N、抗 Le^a、抗 Le^b、抗 P、抗 H、抗 I 等；另一类为 IgG 抗体，常见的 IgG 抗体有抗 D、抗 G、抗 C、抗 E、抗 c、抗 e、抗 Jk^a、抗 Jk^b 等。不同类别的抗体需选择最适检出的检测方法检测。IgM 分子质量较大，在介质中能直接相连相应红细胞使之发生肉眼可见的凝集，IgG 在盐水中不凝集而只能致敏相应抗原的红细胞，必须通过其他介质，如酶法、抗人球蛋白法、聚凝胺法、凝胶法等血清学技术才能检出。血型抗体特异性鉴定通常要包括血型、抗体特异性和抗体效价。

一、红细胞血型鉴定

1. ABO 血型鉴定

(1)原理：根据红细胞上有无 A 抗原和(或)B 抗原，将血型分为 A 型、B 型、AB 型和 O 型四种，可利用红细胞凝集试验通过正(血清试验)反(细胞试验)定型准确鉴定 ABO 血型。ABO 血型的鉴定必须用已知抗 A 和抗 B 分型血清来测定红细胞上有无相应的 A 抗原、B 抗原，用已知混合的 A 型红细胞和 B 型红细胞检测血清中有无相应的抗 A、抗 B，这两种试验可以作为相互验证的质量控制方法。

(2)试剂与材料：抗 A 和抗 B 定型试剂；抗 AB 定型血清；A 型、B 型及 O 型试剂红细胞；受检者血清；受检者红细胞盐水悬液或全血。

(3)方法

1)细胞定型(正定型)

A. 取洁净小试管 3 支，分别标明抗 A、抗 B 和抗 AB，用滴管分别加 1 滴抗 A、抗 B 和抗 AB。

B. 在每个试管中各加 1 滴 2%～5% 受检者的红细胞悬液；轻轻混匀，根据试剂使用说明书进行离心。通常的条件是 1000g 离心 15 秒。

C. 轻轻重悬细胞扣，检查凝集；判读结果，与血清定型结果比较。

2）血清定型（反定型）

A. 取洁净小试管 2 支，分别标明 A_1、B 细胞。用滴管分别加入受检者血清 1 滴（注：根据需要可加 A_2 和 O 细胞）。

B. 在标记 A_1 的试管中加 1 滴 A_1 试剂红细胞；在标记 B 的试管中加 1 滴 B 试剂红细胞。

如需要可加 A_2 和 O 细胞；轻轻混匀试管，根据试剂使用说明书进行离心。通常的条件是 $1000g$ 离心 15 秒。

C. 检查上清液有无溶血，轻轻重悬细胞扣，检查凝集；判读结果，与细胞定型结果比较。

（4）结果解释

1）细胞定型试验的凝集及血清试验的溶血或凝集都表示阳性结果。

2）重悬细胞扣后的均匀的红细胞悬液表示阴性结果；ABO 细胞及血清试验的结果和解释见表 8-3。

3）若正反定型结果不符，应进一步试验以确定血型。

表8-3　ABO血型正反定型试验结果

正定型		反定型			结果判读
抗 A	抗 B	A 细胞	B 细胞	O 细胞	（ABO 血型）
−	−	+	+	−	O
+	−	−	+	−	A
−	+	+	−	−	B
+	+	−	−	−	AB

注：+，凝集；−，不凝集。

（5）注意事项：O 型红细胞在 ABO 反定型试验中作为一个对照细胞可检出抗 H（如孟买型）、缗钱状凝集及检查血清中存在的与血型抗原抗体无关却能使细胞发生凝集的某些物质。

2. Rh 表型鉴定

（1）原理：Rh 血型系统目前共有 50 个抗原，其中最常见的主要有 C，c，D，E，e 五种。其可分别用抗 C、抗 c、抗 D、抗 E、抗 e 这五种 Rh 定型试剂通过血凝试验来检查红细胞上是否存在相应抗原。在临床输血中，一般只做 D 抗原的鉴定。凡被检红细胞和抗 D 试剂凝集者为 RhD 阳性，不凝集者为 RhD 阴性。其他 Rh 抗原鉴定和 D 抗原一样，只是加相应的定型试剂即可。根据所选试剂的特性，RhD 血型的鉴定可采用试管直接盐水凝集法、酶技术、抗人球蛋白技术、聚凝胺、微柱凝胶等方法。

（2）试剂与材料：Rh 定型试剂（IgM 型）；受检者红细胞悬液；已知 Rh 抗原阳性和阴性红细胞各 1 份。

（3）方法

1）在 3 支标记的干净试管中分别加入 1 滴 Rh 定型试剂（IgM 型）。

2）在标记好的相应试管中分别加 1 滴 2%～5% 受检者的红细胞悬液、已知 Rh 抗原阳性和阴性红细胞；轻轻混匀，$1000g$ 离心 15 秒。

3）轻轻重新悬浮细胞扣，检查凝集。

（4）结果解释

1）当阳性对照管呈凝集，阴性对照管不凝集，受检者试管出现 2+或 2+以上的凝集是阳性结果。

2）当阳性对照管呈凝集，阴性对照管不凝集，受检者试管凝集强度低于 2+或 1+，在未经进一步试验之前，不能解释为阳性结果。

3）当阳性对照管呈凝集，阴性对照管不凝集，受检者试管不凝集，提示是阴性的试验结果。

4）被检红细胞初筛结果为 RhD 阴性，如受检标本为患者标本按 RhD 阴性对待，如受检标本为献血者标本则需进一步进行 RhD 阴性确证试验排除 D 变异型［不完全 D 和（或）弱 D］。

3. RhD 阴性确认试验

（1）原理：由 D 抗原位点数减少或抗原结构产生变异所产生的一些弱 D 和不完全 D 红细胞，它们虽然有 RhD 抗原，但与常规使用的抗 D 定型试剂不凝集或弱凝集。确定这些红细胞上是否有 D 抗原存在需进一步采用含 IgG 抗 D 抗体的试剂进行抗人球蛋白试验以提高试验灵敏度，达到检测弱 D 的目的，以及采用抗不同 D 表位的抗 D 抗体，测定 37 种 D 表位中的不同 D 表位，达到检测不完全 D 表型的目的。当确定红细胞上无 D 蛋白表达时，才能最终判定被检标本为 RhD 阴性。

（2）试剂：IgG+IgM 型 RhD 定型试剂和（或）人源多克隆 IgG 类抗 D 血清共 3 批；抗人球蛋白试剂；生理盐水。

（3）方法：受检初筛 RhD 阴性红细胞与 3 批 IgG+IgM 型 RhD 定型试剂和（或）人源多克隆 IgG 类抗 D 血清进行抗人球蛋白试验。具体抗人球蛋白试验操作方法见本章第一节。

（4）结果判断：凝集则表明红细胞上检出 D 抗原，为 D 变异型。不凝集则表明在红细胞上未检出 D 抗原，为 RhD 阴性。

二、不规则抗体筛选

在 ABO 血型系统中的抗 A、抗 B 抗体的存在具有一定的规律。当更多的血型系统被发现后，人们发现其他血型系统抗体的存在并不像抗 A、抗 B 抗体一样具有一定的规律，没有规则可循，因此将抗 A、抗 B 以外的抗体称为不规则抗体。A 亚型人血清中的抗 A_1 或 B 亚型人血清中的抗 B 也称为不规则抗体。

抗体筛选所针对的抗体可以是 IgM 抗体，也可以是 IgG 抗体，因此检测抗体的试验方法必须包括盐水介质法和其他特殊介质检测方法，特殊介质检测方法包括抗人球蛋白法、聚凝胺法、酶法、微柱凝胶卡式法等，可以根据需要及不同血型系统抗体的特点选择使用特殊介质检测方法。例如，酶介质可以促进某些系统（尤其是 Rh、Kidd）的抗原抗体反应，但会改变其他系统（MNSs、Duffy）抗原的构型而破坏其抗原性；聚凝胺方法对检测 Kell 系统的抗体不理想。

1. 原理 用已知抗原表型的试剂红细胞组，通过直接凝集试验和间接抗人球蛋白试验，筛选标本中可能存在的血型同种免疫性抗体。避免含有临床意义的血型同种抗体随血液、血液成分制品一同输入。

2. 试剂与材料 用于筛选的试剂红细胞必须来自至少两名无关 O 型供者，要求一种细胞为 R1R1，另一种为 R2R2 表型，且表达下列抗原：M，N，S，s，Mur，Dia，k，Fy^a，Fy^b，Jk^a，Jk^b 和 Le^a。并尽可能多的包含 Duffy，Kidd 血型系统中主要抗原的纯合子及低频率抗原。不可通过混合来自不同供者的细胞获得需要的抗原表达范围。

3. 方法 用于标本抗体筛选试验的技术包括：经典的血型血清学盐水悬浮细胞凝集试验、间接抗人球蛋白试验及各种改良的间接抗人球蛋白试验。不同方法的可靠性存在差异，应根据要求选择相应方法。

（1）盐水悬浮细胞凝集试验：在试管中将 2 滴血清（血浆）与 1 滴 2%～5% 筛选细胞混合，直接离心判读结果，主要用于检测 IgM 抗体。

（2）间接抗人球蛋白试验：在试管中将 2 滴血清（血浆）与 1 滴 2%～5%筛选细胞混合，37℃孵育 30 分钟后，弃去上清，用生理盐水洗涤 3 次红细胞。加抗人球蛋白试剂，离心判读结果。

（3）必须对筛选检测出的抗体进行鉴定，评估其临床意义。不进行抗体鉴定的实验室需将抗体筛选阳性标本送至具有资质的参比实验室进行最后鉴定或确证。

（4）注意事项：其他方法如果已经验证和证明其适用性，可作为间接抗人球蛋白试验的补充（而非替代），如酶处理技术、聚凝胺方法或微柱凝胶卡式法。但对某些临床重要性抗体，间接抗人球蛋白试验优先于其他可选择技术。

4. 选择筛选细胞的要求

（1）由于抗体筛选细胞针对的是不规则抗体，因此要排除抗 A 和抗 B 的影响，所选的细胞必须是 O 型红细胞。

（2）抗体筛选细胞通常是由 2 个或 3 个 O 型红细胞组成的一套试剂红细胞，每套筛选试剂红细胞中至少包括 D、C、E、c、e、M、N、S、s、P、Le^a、Le^b、K、k、Fy^a、Fy^b、Jk^a、Jk^b 等抗原。由于种族差异，对输血产生影响的抗体也有所不同，如抗 K、抗 k 对白种人很重要，但对黄种人就不那么重要；而抗 Dia、抗 Mur 对黄种人相对重要，但对白种人则几乎可以忽略；并且在我国抗 Mur 对南方人更重要一些，抗 Dia 对内蒙古人更重要一些。

三、直接抗人球蛋白试验

1. 目的　检验受检红细胞是否已被抗体致敏。

2. 试剂　抗人球蛋白试剂；生理盐水。

3. 方法　取用生理盐水洗涤 3 次的 1%～3%受检红细胞悬液 1 滴于 1 支小试管内，加抗人球蛋白血清 1 滴，混匀，1000g 离心 15 秒，轻轻混合，观察结果；或取 1 滴 1%受检者红细胞悬液于 Coombs 卡中直接离心观察结果，具体操作方法见本章第一节。

4. 结果判断　受检红细胞凝集为直接抗人球蛋白试验阳性，表明红细胞已被抗体致敏；不凝集则为直接抗人球蛋白试验阴性。

如受检者红细胞直接抗人球蛋白试验阳性，应进一步进行放散实验，鉴定放散液中抗体特异性。

四、放　散　试　验

直接抗人球蛋白试验呈现阳性反应的红细胞，可以通过改变条件使用物理或化学方法将吸附到红细胞的抗体解离下来。在 ABO 亚型的鉴定，新生儿溶血病检验和自身免疫性溶血性贫血患者红细胞上致敏抗体的特异性鉴定经常用到放散试验。根据不同抗体的性质和特点可以选择使用热放散法、乙醚放散法、氯喹放散法等放散方法。通常热放散试验可用于新生儿 ABO 溶血病检验；乙醚放散试验可用于新生儿 Rh 溶血病及自身免疫性溶血性贫血患者红细胞上致敏抗体的特异性鉴定；氯喹放散试验可用于自身抗体吸收。直接抗人球蛋白试验阳性，可能影响血型鉴定结果时可以使用氯喹放散试验将红细胞上的抗体解离后再鉴定血型。具体操作方法见本章第一节。

五、不规则抗体鉴定

当不规则抗体筛选试验阳性时，可以进一步通过抗体鉴定试验确定不规则抗体的特异性。

抗体鉴定用的一组试剂谱细胞十分重要，都要通过严格的筛选确定，试剂谱细胞的功能必须具有能检出常见抗体(如抗 D、抗 C、抗 E、抗 c、抗 e、抗 Jk^a、抗 M 等)及某些稀有抗体。不仅要涵盖常见的具有临床意义的抗原，还要保证这些抗原在一组谱细胞上的分布各具特点，在检测相应抗体时出现各不相同的格局。仅用 1 个红细胞是不能证实抗体特异性的，为了证实单价抗体，使用的相应抗原试剂红细胞应为 1 个以上。因此，每一种血型抗原最好在谱细胞上保持一定的阴性和阳性比例。

当一份待检标本抗筛试验阳性需要做抗体鉴定时，首先要选择合适的介质进行试验，通常抗筛试验在什么介质中呈现阳性反应就使用什么介质进行抗体鉴定试验。

1. 原理 受检血清(血浆)或红细胞放散液在适合的介质中与已知抗原的一组谱细胞反应，观察有无凝集(溶血)，根据其与一组谱细胞的反应格局判断抗体的特异性。

2. 方法 可根据不同特异性抗体的特性选择间接抗人球蛋白法、凝胶法、凝聚胺法、酶法等方法。具体操作方法见本章第一节。

3. 注意事项

(1)试验中，一般需使用 10 个(或以上)细胞组成的细胞谱。

(2)根据抗体性质选择吸收、放散试验。

(3)阴性试验不一定意味着血清中不存在抗体，而只是说明在使用这些技术时，缺乏与鉴定细胞起反应的抗体。

(4)抗体鉴定时，操作人员要进行综合判断以下可能对试验产生影响的因素，如反应温度：4℃、室温、37℃反应性；介质：盐水不凝集，用酶增强，酶法不凝集，用抗人球蛋白增强；细胞反应格局分析等。

4. 结果判读

(1)与谱细胞反应结果明确，从反应格局中可以确定存在某种单一抗体。

(2)与谱细胞反应有明确结果，反应有强弱格局，但无法确定为单一抗体，提示可能存在混合抗体或联合抗体，可以通过吸收放散试验进一步鉴定。

(3)与谱细胞反应呈弱反应，结果不明确。可以使用更灵敏的方法或改变试验方法重复试验。

六、用巯基试剂区分 IgM 抗体和 IgG 抗体

1. 原理 有些血型抗体(如抗 A)在一个体中可有两种存在形式，有 IgG，也有 IgM，IgM分子由 5 个轴射状排列的亚单位组成，亚基间以二硫键相连，亚基间的二硫键比亚基内链间与链内二硫键容易被巯基试剂破坏，经巯基试剂处理后，IgM 失去原来的血清学性质，常用的巯基试剂有二硫苏糖醇(dithiothretol，DTT)和 2-甲基巯基乙醇(2-meicaploethanol，2-Me)。

2. 试剂 0.01mol/L DTT：0.154g DTT 溶解于 pH 7.3 PBS 至 100ml，2~8℃保存。

3. 方法

(1)在两个试管中分别加入待测血清 1ml。

(2)一个试管标记对照管，加 1ml pH 7.3 PBS；另一个试管加入 1ml 0.01mol/L DTT。

(3)混匀，37℃孵育 30~60 分钟。

(4)取实验用量加相应红细胞悬液，用间接抗人球蛋白试验方法与一般测效价方法相同，必须注意的是，血清+DTT 处理时已是 1：2 稀释了，计算效价时要加一个稀释度。

4. 注意事项 如果对照管未见反应，表示抗体被稀释，结果不可信。本试验中也可使用2-Me 处理血清。

七、抗体效价测定

1. 原理 抗体效价测定是一个半定量的方法，用于测定血清中抗体的量，待检血清经过连续倍比稀释后与相应的抗原阳性红细胞进行反应，通常以肉眼可见凝集的最高血清稀释倍数的倒数来表示效价，常用于产前抗体检查和抗体特异性鉴定。

2. 试剂 待测定血清；2%～5%已知抗原的红细胞悬液；抗人球蛋白试剂。

3. 方法

(1)按照血清稀释倍数标记一组试管(如 1，2，4，8，16，……)。

(2)除第 1 管外在其他每支试管中加生理盐水 0.1ml。

(3)在第 1 和第 2 个试管中分别加入待检血清 0.1ml，第 2 管混匀后移出 0.1ml 至第 3 管依次倍比稀释，最后一个试管中取出 0.1ml 保留备用。

(4)每管加入相应 2%～5%抗原阳性试剂红细胞 1 滴，室温放置数分钟，以 1000g 离心 15 秒，轻轻摇动试管，观察有无凝集和溶血，记录结果。凝集红细胞的最高稀释倍数即为 IgM 抗体的效价。

(5)如果红细胞没有凝集，混匀后置于 37℃水浴中 30 分钟。

(6)将未出现凝集的试管用盐水洗涤 3 次，末次去净盐水，再各加抗人球蛋白试剂 1 滴，混匀。

(7)1000g 离心 15 秒，轻轻摇动试管，观察凝集反应，记录结果。凝集红细胞的最高稀释倍数即为 IgG 抗体的效价。

4. 结果判读 肉眼观察凝集为 1+的最高稀释度，则该稀释度即为试验结果。如果最高稀释的血清仍有强于 1+的凝集，则未达到终点，需要做额外稀释和试验。

5. 注意事项

(1)注意吸管是最基本的，每个稀释可以不更换吸管。

(2)孵育的最佳时间及温度和离心时间、离心力必须一致。

(3)试剂细胞的表型、浓度、生产日期将会影响结果，应使用纯合子抗原阳性红细胞。

(4)前带现象可以引起前几管高浓度管中的反应比稀释度更高的反应弱。

小　　结

输血在临床上作为一种治疗或辅助治疗的重要手段，安全、及时、有效的输血可以维护患者身体健康、挽救患者生命，但是不适当的输血也可能造成不良后果，严重的可能危及患者生命。因此，输血前必须对受血者和献血者血液进行包括 ABO 及 RhD 血型鉴定、红细胞不规则抗体筛选与特异性鉴定、交叉配血等一系列必要的血型血清学检查，为患者选择出合适的血液或血液成分制品，使输注的血液或血液成分制品在受血者体内有效的存活，而无不良反应，从而达到安全、有效的输血目的。而血型血清学检验技术作为输血前检验最主要的免疫血液学检验方法，不同的试验方法在检测不同血型抗原或抗体时不可避免的具有一定的局限性。因此，输血技术专业人员应熟悉不同血型抗原、抗体的特点，以及各种血型血清学试验方法的优点和局限性，根据不同的血型抗原、抗体选择合适的血型血清学检验方法，避免血型抗原、抗体漏检，保证输血前检验结果准确，确保输血安全、有效。

(宿　军　刘金英)

第九章 血液安全与经血液传播病原体的检测

📚 **目 的 要 求**

1. 掌握献血者检测项目与检测方法；目前血站血液筛查实验室检测方法的特点；血筛实验室质量控制的方法及作用。
2. 熟悉经血传播的病原体种类及输血风险。
3. 了解安全检测的策略。

尽管近年来，灵敏的检验技术的使用，输血管理更加规范，但是，HBV、HCV、HIV 和梅毒螺旋体等病原体仍对输血安全性构成严重威胁。血站为了保障临床用血的安全和血液制品的质量，加强血液筛查实验室管理，严格对献血者血液及血制品进行经血液传播病原体的筛查，是杜绝以上病原体经输血及使用污染血制品传播的最为关键的一个环节。

第一节 概 述

一、经血液传播的病原体种类

(一)相关概念

1. 输血相关传染病(transfusion transmitted diseases，TTD) 是指受血者通过输入含有病原微生物的血液或血液制品而引起的疾病。

2. 病原体(pathogens) 指可造成人或动植物感染疾病的微生物(包括细菌、病毒、立克次体、寄生虫、真菌)或其他媒介(微生物重组体包括杂交体或突变体)。

(二)输血病原微生物种类及引起的输血传播性疾病

输血病原微生物种类及引起的输血传播性疾病见表 9-1。

表9-1 输血病原微生物种类及引起的输血传播性疾病

病原微生物种类	英文简称	输血传播性疾病
乙型肝炎病毒	HBV	乙型肝炎
丙型肝炎病毒	HCV	丙型肝炎
丁型肝炎病毒	HDV	丁型肝炎
人类免疫缺陷病毒 1 型/2 型	HIV-1/2	艾滋病
人类嗜 T 淋巴细胞病毒 Ⅰ 型/Ⅱ型	HTLV- Ⅰ/Ⅱ	成人 T 淋巴瘤/T 细胞白血病、热带痉挛性下肢瘫(TSP)、HTLV 相关脊髓病(HAM)
西尼罗河病毒	WNV	脑炎、脊髓炎
巨细胞病毒	CMV	巨细胞病毒感染
Epstein-Barr 病毒	EBV	传染性单核细胞增多症、EBV 感染

续表

病原微生物种类	英文简称	输血传播性疾病
人类微小病毒 B_{19}	$HPVB_{19}$	再生障碍性贫血危象，传染性红斑、胎儿肝病
疟原虫	PLD	疟疾
梅毒螺旋体	TP	梅毒
阮病毒	Prp	变异克雅病(vCJC)

二、输血风险

(一)概况

引致输血传播性疾病中，HBV、HCV、HIV 是对输血安全性构成严重威胁的主要病毒，HBV 在我国人群中感染率高达 10.3%。HCV 在我国人群中感染率为 1.0%～3.1%。HIV 的传播途径之一是经血传播，输入了带 HIV 的血液感染 HIV 的可能性估计超过 90%(相反，一次性交的风险为百分之几到小于 1%)，一次输血带入 HIV 病毒量是非常大的，通过这种方式感染后，很快就会发展为 AIDS，平均时间是 3～5 年(儿童约为 2 年)，全球 HIV 感染者中，5%～10%为经血感染。全球每年因输血及使用污染的血制品罹患以上三种病毒性疾病的事件时有发生。严格筛查血源及血制品中的 HBV、HCV、HIV 是杜绝以上三种病毒经输血及使用污染血制品传播的最为关键的一个环节。

(二)相关概念

1. 血液安全 是指血液及血液相关的生物制品在临床应用中的安全问题，由于血液及血液相关的生物制品不但可以治病救人，也可以作为许多传染病的载体，如艾滋病病毒、乙肝病毒、丙肝病毒等引起传染病的流行，可以给个人、家庭和社会带来极大伤害，所以血液及血液相关的生物制品的安全备受关注。

2. 血液筛查 由于通过血液可以传播乙型肝炎、丙型肝炎、艾滋病和梅毒等多种严重的传染病，为了保障临床用血的安全和血液制品的质量，防止供受血之间的交叉感染和采血及血液制品工作者的健康，必须防止上述疾病的感染者进入供血队伍，防止上述疾病病原体阳性血浆直接输入患者体内或用于血液制品生产。为此必须用当前质量最好、最可靠的诊断试剂筛查供血者及其血样。

(三)预防血液和血浆制品传播病原体的三个原则

(1)献血者的管理原则。
(2)献血前检测和血液筛查原则。
(3)病毒灭活去除原则。

(四)输血传染病感染的来源

(1)采集和(或)输注血液过程中的不安全操作。
(2)使用未消毒的输血器材。
(3)被污染的血液，献血者和血液没有被有效和合理地筛查检出。

(五)安全输血或血液筛查的意义

1. 对人群 风险很小，但零风险不存在。

2. 对个体　一旦被感染，风险是 100%。

三、血液安全策略

(一)输血传染性疾病的预防与控制

(1)采集来自低危献血者的血液。
(2)血液安全检测中新项目新技术的应用。
(3)从献血到血液输入患者体内全过程的质量保证。
(4)血液(制品)成分病毒灭活。
(5)严格掌握输血适应证。
(6)血液替代品的研发和使用。

(二)WHO 血液安全战略

(1)在所有的地区建立组织良好的、受国家调控的、具有质量体系的输血服务机构。
(2)仅从低危人群的自愿无偿献血者中采集血液。
(3)对所有捐献的血液进行输血传播传染病的筛查。
(4)血型、相容性试验及成分制备应执行《良好的实验室管理规范》(GLP)。
(5)通过临床上血液的合理使用，减少不必要的输血。

(三)建立《血站实验室质量管理规范》，加强血液筛查

(1)血液检测是安全输血链条中的重要环节，是目前防止输血相关传染病最直接有效的途径。
(2)我国血液检测实验室的质量管理在遵循《血站质量管理规范》相关要求的基础上，建立了独立的管理法规《血站实验室质量管理规范》，并强制实施。
(3)《血站实验室质量管理规范》重点
1)强化实验室的质量管理，建立实验室持续改进的质量管理体系。
2)与当今医学实验室质量管理发展的步伐相适应。
3)提高血液安全性，改进对献血者和受血者的关爱，最大限度发挥检测效能。
(4)血液安全检测面临的挑战
1)不断出现的新的可经输血传播的病原体：HBV、HCV、HIV、HTLV-Ⅰ/Ⅱ、西尼罗河病毒、埃博拉病毒、登革病毒等。
2)检测方法的局限性：测定下限、测定方法简便和测定效能的矛盾，病毒的变异，包被抗原的组成和用量。
3)窗口期的存在。

(四)血液质量保证展望

(1)现有抗原抗体检测方法的完善和补充。
1)改进测定下限。
2)防止 HOOK EFFECT 产生。
3)针对病毒变异，采取必要的检测措施。
4)完善检测标志物。

(2)仪器设备的自动化。

(3)工作程序的标准化。

(4)核酸检测的应用可以缩短检测的窗口期。

1)HBV 56 天 可减至 33 天(PCR)。

2)HCV 82 天 可减至 22 天(PCR)。

3)HIV 22 天 可减至 11 天(PCR)。

(5)新项目和新技术的应用。

1)HIVp24 检测。

2)HTLV 抗体检测。

3)CMV 抗体检测。

4)WNV 抗体检。

第二节 献血者相关传染病检测项目与检测方法

一、献血者相关传染病的检测项目

(1)人类免疫缺陷病毒(HIV)感染标志物包括：①人类免疫缺陷病毒核酸(HIV RNA)；②人类免疫缺陷病毒 1 型抗体(抗 HIV-1)和人类免疫缺陷病毒 2 型抗体(抗 HIV-2)，或者抗 HIV-1、抗 HIV-2 和 p24 抗原(HIV Ag/Ab)。

(2)乙型肝炎病毒(HBV)感染标志物包括：①乙型肝炎病毒核酸(HBV DNA)；②乙型肝炎病毒表面抗原(HBsAg)。

(3)丙型肝炎病毒(HCV)感染标志物包括：①丙型肝炎病毒核酸(HCV RNA)；②丙型肝炎病毒抗体(抗 HCV)，或者 HCV 抗原和抗体(HCV Ag/Ab)。

(4)梅毒螺旋体感染标志物 梅毒螺旋体特异性抗体(抗 TP)。

(5)谷丙转氨酶(ALT)。

(6)国家和省级卫生计生行政部门规定的地方性、时限性输血相关传染病标志物。

二、献血者相关传染病检测

(一)基本原理

1. ELISA 原理

(1)原理：将已知的抗原或抗体吸附在固相载体表面，使酶标记的抗原抗体反应在固相表面进行的技术。该技术可用于检测大分子抗原和特异性抗体等，具有快速、灵敏、简便、载体易于标准化等优点。

(2)方法：双抗体夹心/间接法竞争法/双位点一步法/捕获法测 IgM 抗体/应用生物素和亲和素的 ELISA。

2. 核酸检测原理

(1)原理：一系列直接检测病原体核酸的技术的总称，对靶核酸直接扩增或对其附带的信号扩增，使看不见的极微量的核酸变成直观的光电或可视信号。

(2)实时荧光聚合酶链反应:简称PCR(polymerase chain reaction)是体外酶促合成特异DNA

片段的一种方法，由高温变性、低温退火(复性)及适温延伸等反应组成一个周期，循环进行，使目的 DNA 得以迅速扩增，具有特异性强、灵敏度高等特点。

(二)检测方法

(1)核酸扩增检测技术包括转录介导的核酸扩增检测技术(TMA)、实时荧光聚合酶链反应(PCR)。

(2)血清学检测技术包括酶联免疫吸附试验(ELISA)、化学发光免疫分析试验(CLIA)。

(3)速率法(湿化学法)用于谷丙转氨酶(ALT)的检测。

(三)血液检测的策略

(1)实施核酸检测试剂批签发之前，HIV、HBV 和 HCV 感染标志物应采用 2 遍血清学检测和 1 遍核酸检测，血清学检测应采用 2 个不同生产厂家的试剂;实施核酸检测试剂批签发之后，HIV、HBV 和 HCV 感染标志物应采用核酸和血清学检测 2 种方法各进行 1 次检测。对于酶联免疫法检测阳性的标本可不再进行核酸检测，直接视为该项目检测结果不合格。

(2)梅毒螺旋体感染标志物采用 2 个不同生产厂家的血清学检测试剂进行检测。

(3)ALT 采用速率法(湿化学法)进行 1 次检测。

(四)血液检测试剂

1. 试剂选择

(1)必须选择经国家食品药品监督管理部门批准用于血源筛查的体外诊断试剂。

(2)血站实验室应建立血液检测试剂的评价、选择和确认程序，可自行开展试剂评价，也可充分利用国家或省级专业机构的评价数据。

2. 证照要求

(1)应建立血液检测试剂证照审核程序，在采购前和验收时核实应具备的有效证照文件。

(2)采购药品类检测试剂应索取以下加盖供货单位印章的资料存档：①"药品生产许可证"或者"药品经营许可证"和营业执照复印件；②《药品生产质量管理规范》或者《药品经营质量管理规范》认证证书复印件；③药品的批准证明文件复印件；④供货单位药品销售委托书；⑤销售人员有效身份证明复印件；⑥血源筛查体外诊断试剂的批签发文件；⑦出厂质量检验报告等。

(3)采购医疗器械类检测试剂应索取以下加盖供货单位印章的资料存档：①医疗器械生产许可证、医疗器械经营许可证、第二类医疗器械经营备案凭证、第一类医疗器械生产备案凭证、营业执照复印件；②医疗器械注册证或者第一类医疗器械备案凭证复印件；③供货单位医疗器械销售委托书；④销售人员有效身份证明复印件；⑤出厂质量检验报告等。

3. 进货检查验收 应建立并执行进货检查验收制度，检查验收内容主要有：

(1)验明药品合格证明和其他标识。

(2)外观检查(运输包装箱完整无损，运输冷链符合要求，试剂包装盒完整无损，无液体泄漏)。

(3)到货数量和销售凭证(购货单位、试剂、供货商等名称，规格、批号、数量、价格)。

(4)医疗器械采购、验收、存储、使用管理应符合《医疗器械管理条例》有关规定。

4. 隔离存放 应将通过进货检查验收的试剂进行隔离存放，防止误用。

5. 质量抽检

(1)应建立并执行试剂的质量抽检制度，应对每次购进的试剂进行质量抽检。

(2)应将试剂说明书列入文件控制范围。应对试剂说明书版本和内容进行检查。其操作要求如已变更，实验室的试验操作在试剂启用时应同时变更，严格控制未按试剂说明书进行试验操作的情形发生。

(3)试剂盒组成、组分性状与说明书一致，无泄漏，足量，标识正确。

(4)用于质量抽检的标本：①试剂盒对照；②室内质控品；③实验室自制或商品化的血清盘。前2种为必须，后1种为可选。

(5)质量抽检结果要求：①试剂盒对照品检测结果符合试剂说明书要求；②室内质控品检测结果符合既定要求；③如果适用，实验室自制或商品化的血清盘检测结果符合既定要求。

(6)实验室核酸检测用标本汇集管、核酸提取纯化和扩增检测使用的消耗品原则上应由核酸检测试剂厂商配套提供。

6. 审核批准

(1)应由授权人对采购验收和质量抽检的过程与结果进行审核，批准其用于血液检测。

(2)应建立和保存试剂采购验收、质量抽检和审核批准的记录。

7. 试剂保存和质量监控

(1)应对经批准使用的试剂进行标示和放行。

(2)应按试剂说明书要求的保存条件进行保存，应在有效期内使用。

(3)应对试剂的库存(批号、失效期、库存量等)进行管理，防止试剂过期或者中断。

(4)核酸检测试剂和耗材应保存在试剂耗材储存与准备区。经过质检后的试剂，应将试剂盒内的阳性对照和质控品放置于标本处理区的冰箱内。

(5)在试剂保存和使用过程中应注意试剂性能是否出现衰减，如果试剂盒对照品和室内质控品的检测值呈现连续走低趋势且无法使其回升纠正，应考虑终止使用。

(五)仪器设备使用要求

(1)新的或者经过维修后可能影响检测结果的检测设备在正式投入正常使用之前应经过确认。新设备的确认应包括安装确认、运行确认和性能确认。经过大修的设备根据需要进行适当确认，必要时应进行计量检定或校准。核酸检测系统正式投入使用之前，还应进行分析灵敏度验证。

(2)按照检测设备用户手册要求进行操作，包括使用、校准、维护等工作。

(3)如果使用多台设备检测同一个项目，应对设备之间的性能和差异进行比较。

(4)应定期检查自动化检测设备试验参数的设置，应保存检查记录。

(5)在试验过程中自动化检测设备出现故障需要进行手工操作时，应注意自动化设备操作和手工操作的衔接及其对结果的影响。应记录手工操作步骤和操作者。

(六)实验室信息管理系统

(1)应使用实验室信息管理系统对整个检测过程(从标本接收、试验、结果和结论判定)进行信息化管理。

(2)实验室信息管理系统的功能应包括：①标本接收；②试验项目选择；③试验数据记录与汇总；④试验数据的计算；⑤试验结果的判定；⑥血液检测结论的判定；⑦血液检测结论传输至BMIS并为其所利用。

(3)实验室信息管理系统运行参数的设置应建立权限控制。应保存设置参数的书面记录，并定期将其与实际设置参数对照，确保设置无误，应保存核实记录。

(4)集中化检测实验室和委托其开展核酸检测实验室的信息管理系统宜具备实验室间标本信息传递、检测结果反馈和结果利用的功能。

(七)核酸检测实验室防污染控制

1. 核酸检测实验室分区及功能要求　原则上可以设置 3 个独立的工作区域：试剂耗材储存与准备区、标本处理和标本制备区(核酸纯化)和扩增检测区。各区域空间完全相互独立，不能直接相通。其中，试剂耗材储存与准备区必须独立设置；如果单机检测设备可以实现混样、核酸纯化、扩增检测中的两项或多项功能，相关区域可以根据设备功能进行相应合并。

2. 核酸检测实验室通风系统　实验室实施空气流向控制，扩增前和扩增后区域应具有独立通风系统，扩增后区域保持负压状态，其他区域保持正压或常压状态，防止扩增产物进入扩增前的区域。

3. 核酸检测实验室的清洁、消毒及环境监控　核酸检测实验室应具有清洁、消毒设施，在试验结束后对实验室地面、实验台面和空气实施清洁与消毒。消毒时应使用各区域专用的清洁用具，遵循从清洁区域向污染区域实施消毒的原则，防止交叉污染。

4. 核酸检测实验室污染的控制

(1)单向工作流向制度：标本接收区应与核酸实验室区域分开，防止过多人员进入标本处理区域造成污染。实验室人员和物品的工作流向应为试剂耗材储存与准备区、标本处理和标本制备区(核酸纯化)、扩增检测区，不得逆向流动。

(2)防止实验室核酸扩增产物污染和交叉污染的措施：严格执行实验室分区制度；各区域只用于特定的操作，不得从事其他工作；各区域的试剂、仪器、设备及各种物品包括试验记录、标记笔等均为该区专用，不得交叉使用。

(八)血液检测标本

1. 血液标本的一般要求

(1)标本与血液、献血者一一对应。

(2)标本质量符合检测项目技术要求。

(3)标本信息具有可追溯性。

2. 血液标本采集与送检程序的制订

(1)血站实验室应与血液标本采集和送检部门进行充分沟通与协商，共同制订标本采集和送检程序，质量管理部门应予以审核。

(2)血液集中化检测的委托方和受托方应进行充分沟通与协商，共同制订标本采集和送检程序，双方质量管理部门应予以审核，并经双方法定代表人批准。

(3)标本采集和送检程序的要点有：①标本类型及检测项目、标本量、标本管、标本运输及包装要求；②标本的唯一性标识(条形码)；③标本的质量要求；④标本采集、送检和接收；⑤标本信息和检测报告信息的传输与接收，检测报告时限；⑥如为集中化检测，检测的委托方和受托方的标识与联系方式。

3. 血液标本管的选择　应根据每项试验的技术要求，采用相应类型的真空采血管留取检测标本。试管应无裂痕、无渗漏，容量应满足检测项目要求。核酸检测标本管应使用无菌、无DNA 酶、无 RNA 酶的真空采血管，宜采用含惰性分离胶的乙二胺四乙酸二钾(EDTA-K$_2$)抗凝真空采血管。采血管的保存温度应不高于 25℃。标本因运输或检测频次等原因不能在 72 小时内完成检测时，标本需要进行冷冻保存，冷冻保存的采血管应经过性能验证，包括采血管材质耐低温性能、惰性分离胶耐低温性能。

4. 血液标本的采集与标识

(1)应对血液标本采集前的准备、标本的采集、标识、登记和保存过程实施有效控制,一次只对一袋血液和同源血液标本管贴签,确保标本与血液、献血者一一对应,贴签无误。标本质量符合检测项目技术要求。

(2)检测结果用于血液放行的血液标本,应在采集血袋血液的同时或者从血袋血液中留取。

5. 血液标本采集后的处理

(1)可以电子或书面方式登记标本信息,应进行核对,防止信息录入错误。可通过网络、传真或其他形式传输标本信息。

(2)核酸检测标本采集后,应在 4 小时内离心,分离细胞和血浆。如不能按上述要求处理采集的标本,应对所采集标本的处理方式进行确认,应定期进行质量监控。标本需要冰冻运输或保存的,宜采用水平离心机,以防止二次离心时胶面不平整发生断裂;离心后 24 小时内在 $-40 \sim -18℃$ 冻存。

(3)血液标本在采血现场的临时保存温度为 2~8℃。

6. 血液标本包装与运输

(1)标本应隔离密封包装,包装材料应满足防水、防破损、防外泄、保持温度、易于消毒处理。装箱时应保持标本管口向上。

(2)对于送交集中化检测实验室的标本的包装要求:①可使标本在运输在过程中保持 2~10℃;②外包装有明确标识(放置朝向、易碎、生物危险)和交付接收双方的联系方式。

(3)标本应保持在 2~10℃运输,应对运输过程的冷链效果进行确认并定期监测。冰冻的样本运输温度应在$-40 \sim -10℃$,如果运输时间不超过 8 小时的,可采用 2~10℃运输,标本到达接收实验室后,应在 72 小时内完成检测,不可再次冻融。运输包装应有标本固定的装置,保证标本管在运输过程中不破损。

(4)应对标本运输过程进行记录,其要点有:①启运时间、地点;②运抵时间、地点;③标本箱编号、标本类型、数量;④运输包装有无受损、有无泄漏;⑤运输时间 2 小时以上的应记录箱内温度;⑥标本交送人、承运人;⑦运输过程中发生的可能影响标本质量的意外事件及处理措施。

7. 血液标本的交接

(1)接收时标本应核查:①标本来源、数量、采集时间;②标本采集管使用正确与否;③标本是否满足既定的质量要求;④标本与送检单信息对应性和完整性。

(2)如发现溢漏应立即将尚存留的标本移出,对溢出标本管和原包装箱进行消毒并记录,必要时报告实验室负责人和送检单位。

(3)应拒收标本的情形有:①检测申请关键信息缺失或不符;②标本管上无标识或标识不清、不正确;③标本管选用错误;④标本量不足或被稀释;⑤不符合试剂说明书要求的情形。

(4)标本交接双方应在标本交接记录上签名。

8. 标本接收后的处理及保存

(1)核酸检测标本的开盖应在生物安全柜或正压环境中,或者全自动开盖系统中进行,自动开盖和手工开盖均应有防止标本交叉污染的措施。

(2)核酸检测标本加样(汇集)前和加样(汇集)后转移至 2~8℃中保存。用于血清学检测的标本,应于采样后 1 周内完成检测;用于核酸检测的标本应于采样后 72 小时内完成检测,因特殊情况不能在上述时限内完成检测的标本应在$-20℃$以下冻存。冻存的标本应在 2~8℃或18~25℃条件下复融。完全复融后标本轻轻颠倒混匀 3~5 次,如有纤原析出,应在标本采集时的离心条件下进行再次离心，同时检查标本条码是否破损。

(九)试验操作

(1)按照试剂生产方提供的试剂使用说明书进行操作。

(2)如需对个别试验参数进行修改，应进行确认。

(3)宜采用自动化检测设备进行标本和试剂加样及试验过程。

(4)自动化设备运行参数的设置应建立权限控制。应保存设置参数的书面记录，并定期将其与实际设置参数对照，确保设置无误，应保存核实记录。

(5)应保存自动化检测设备运行记录，并定期对运行状态进行审核。

(6)自动化检测设备运行时，如果需要人工辅助或干预，应对实施人工辅助或干预的人员、人工辅助或干预的时间和内容、与自动化检测设备运行的衔接等进行记录。

(7)如果是采用手工操作进行标本和试剂加样，应完整记录每一加样和操作步骤。

(十)试验性能监控

(1)一般要求

1)在血液检测过程中，应对试验性能持续进行监控，以发现正在发生的任何性能变化，这些变化如果没有得到及时纠正，最终可能导致试验批次的失败，或者弱阳性标本的漏检。

2)选择能够实时反映试验性能变化的参数进行试验性能监控。这些参数包括：①试验对照的检测值；②质控品的检测值。

3)选择能够反映试验系统变化的参数进行试验系统监控。其包括：①血清学检测系统初、复试反应率及两者的比例(复试有反应性标本数/初次试验有反应性标本数)；②核酸检测系统初筛阳性率(混检或联检阳性率)、鉴别阳性率、拆分阳性率等。

4)用于实时监控试验性能的试验对照和质控品若由试剂厂商提供，其检测值应满足试剂说明书的有效性判定标准。在此基础上，实验室应增加使用第三方提供的质控品(外部质控品)实时监控试验性能。

5)外部质控品可用于监控试验的有效性和稳定性。其使用应满足以下要求：①质控品以合适的基质进行稀释。②日常使用前应对质控品的种类、规格、外观、批号和效期进行检查。③应与血液检测标本在相同的检测条件下进行检测。每个检测系统的每批次至少应包括1份(套)外部质控品。④外部质控品应为第三方提供的质控品，与试验对照(试剂盒提供)不可相互替代。⑤ 质控品所含目标检测物的浓度应满足试验要求。血清学检测标志物含量接近检测限(S/CO值为 2~5)；核酸检测标志物(弱阳性质控品)浓度建议为核酸检测系统最低检测限的 2~5 倍(最低检测限是指标本中可能被检出的病毒，通常指在常规的实验室条件下>95%的标本可被检出，一般以 U/ml 表示)。⑥用量值表示样品性质的质控品，其量值应具有溯源性。

(2)实验室可利用质控品的检测数据开展室内质控，监控试验的有效性和稳定性，监测系统的趋势变化。核酸检测质控品的检测结果应与预期检测结果相一致。

(3)实验室应当选择参加国家卫计委指定的血站参比实验室组织的实验室室间质量评价活动，频率每年不少于 2 次。

(十一)试验结果的判定

1. 试验结果判定规则　应制订明确的试验有效性和标本试验结果判定规则，将其编写或设置成为计算机程序，对其编写、设置、修改和启用应进行控制，所有修改均应保存原版本，确保其具有可追溯性。

2. 试验有效的判定

(1)应核查每批试验所使用的试剂、设备、试验过程、有无人工干预或其他非正常工作步骤出现等关键控制点，正确无误后方可对试验有效性进行判定。

(2)试剂盒各种试验对照的检测值符合试剂说明书的要求，是判定试验有效的最低要求。

(3)外部质控品的检测值作为试验有效性的判定依据时，其检测值应符合既定要求。

(4)外部质控品的检测值作为试验稳定性的监控指标时，其检测值应符合既定范围。如果超出既定范围，按既定程序决定试验是否有效。

(5)如果采用人工判定，应详细记录每一判定依据，应双人核查。

(6)如果判定一批试验无效，则该批试验所有标本的检测结果均为无效。

3. 标本试验结果计算和判定　判定试验有效后，按照试剂说明书的要求计算临界值和（或）灰区。根据标本检测值与临界值的比较结果，判定标本检测结论为无反应性、有反应性或不确定。

4. 对基于 PCR 检测原理的核酸检测系统，应观察整体扩增曲线，对结果的有效性进行判定。对非特异扩增曲线，应分析原因，必要时对该标本重新进行检测。

(十二)检测流程及结果判定

1. 血清学检测结果判定　初次试验为有反应性的检测标本的后续处理有两种选择。

方案 1：以同一试验对原血样（或从血袋导管重新取样）做双孔复试，如果双孔复试结果均为无反应性，其初试有反应性可能由于假反应性或技术误差导致，检测结论为无反应性，血液可放行供临床使用；如果双孔复试结果中任何 1 孔为有反应性，则检测结论为有反应性，对应的血液及由其制备的所有成分应隔离并报废，将血液标本转送相关实验室做进一步确证或补充试验（图 9-1）。

方案 2：不做重复试验，初次试验结论即为检测最终结论（图 9-1）。

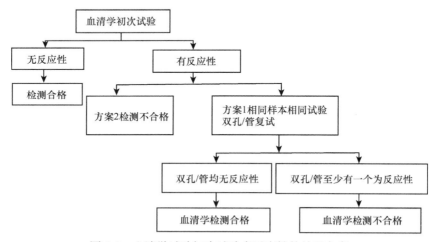

图 9-1　血清学试验初次试验有反应性的处理方案

2. 核酸检测结果判定（图 9-2）

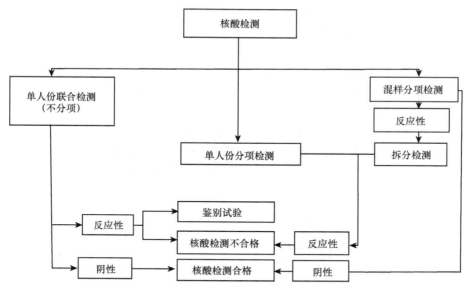

图 9-2　核酸检测结果判定流程

（1）采用单人份标本进行 HBV/HCV/HIV 核酸联合检测。检测结果为无反应性的，判定为核酸检测合格；检测结果为有反应性的，判定为核酸检测不合格。对核酸检测不合格的标本，应进行 HBV、HCV、HIV 鉴别试验。

（2）采用混合标本进行 HBV/HCV/HIV 核酸分项检测。检测结果为无反应性的，判定为核酸检测合格；检测结果为有反应性的，应进行拆分检测。拆分检测为无反应性的，判定为核酸检测合格；拆分检测结果为有反应性的，判定为核酸检测不合格。对核酸检测不合格的标本，应明确给出具体阳性反应的项目。

（3）采用单人份标本进行 HBV/HCV/HIV 核酸分项检测。检测结果为无反应性的，判定为核酸检测合格；检测结果为有反应性的，判定为核酸检测不合格。对核酸检测不合格的标本，应明确给出具体阳性反应的项目。

3. 不同检测模式的结果判定流程　检测结论应将血清学检测结果和核酸检测结果相结合并进行判定（图 9-3）。

4. 血液检测最终结论的判定

（1）血液检测合格判定标准：HIV、HBV、HCV、梅毒感染标志物检测的最终结论均为无反应性，ABO/RhD 血型正确定型，ALT≤50U/L。检测地方性、时限性输血相关传染病标志物时其最终检测结果均为无反应性。

（2）血液检测不合格的判定标准：不符合上述（1）条规定的情形。

（3）应当建立和实施血液检测最终结论的计算机判定程序。如果需要人工判定，应由双人复核。

（十三）血液检测最终结论的报告和利用

（1）血液检测最终结论是血液放行与否的重要依据。只有检测合格的血液方可放行供临床使用，检测不合格的血液不得放行。

（2）血液检测最终结论应以电子数据传输，并为计算机血液放行控制程序直接利用。

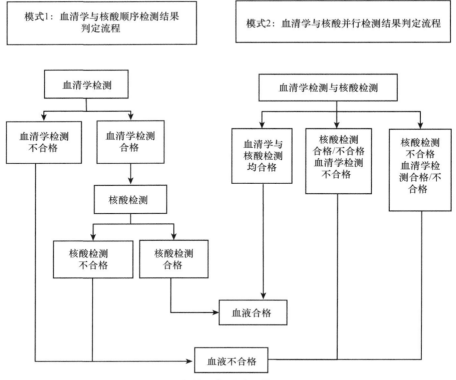

图 9-3　血清学及核酸检测结果判定流程

（3）如果需要人工录入血液检测最终结论，或者需要人工放行，应由双人复核。

（4）血液集中化检测的委托方和受委托方应明确血液检测最终结论的报告和利用方式、职责与分工。

（5）发现血液检测最终结论报告有误，应迅速启动血液检测最终报告收回和血液收回程序。

第三节　血筛实验室质量控制的方法及作用

一、质量控制的方法

（一）室内质控

室内质控（internal quality control，IQC）是各实验室为了监测和评价本室工作质量，以决定常规检验报告能否发出所采取的一系列检查、控制手段。

1. 目的　检测和控制本实验室常规工作的精密度，并检测其准确度的改变，以提高本实验室常规工作中批间和日间标本检测的一致性。

2. 室内质控规则　最广泛采用 Westgard 多规则质控方法，当质量控制血清的检测结果超出 $\pm 3s$ 范围，则判断为失控。

3. 室内质量控制的评价

（1）IQC 是一个集体活动，不光是对实验室一次测定的有效性的判断，也反映了实验室测定趋势的变化。

(2)IQC 的失控不能作为处罚的依据，应建设性的找出失控的原因，针对其采取措施加以改进。

(3)对 IQC 应定期进行评价，每月进行数据分析并形成报告。

(4)IQC 的局限性：IQC 可能测不出的误差的原因包括，①测定前，样本鉴定错误，样本储存中变质；② 测定中，样本吸取错误，试剂加入错误；③测定后，结果记录错误。此类误差的发生率在不同的实验室有所不同，一般要求小于 0.1%，且应均衡地分布于测定前、测定中和测定后的不同阶段。

(二)室间质评

室间质评(external quality assessment，EQA)是多家实验室分析同一标本并由外部独立机构收集和反馈实验室上报的结果以此评价实验室操作的过程。通过实验室间的比对判定实验室的校准、检测能力及监控其持续能力。

1. 目的　为客观比较一实验室的测定结果与靶值的差异，由外单位机构，采取一定的办法，连续、客观地评价实验室的结果，发现误差并校正结果，使各实验室之间的结果具有可比性。这是对实验室操作和实验方法的回顾性评价，而不是用来决定在实时的测定结果的可接受性。当 EQA 用来为执业许可或实验室认证的目的而评价实验室操作时，常描述为实验室能力验证(proficiency testing，PT)。在以前的文献中，EQA 常描述室间质量控制。室间质量评价作为一种质量控制工具可以帮助临床实验室提高检验质量，通过分析实验中存在的问题，采取相应的措施和查出不必要的检测项目，减少实验费用，避免可能出现的医疗纠纷和法律诉讼。

2. EQA 结果反映的信息

(1)各实验室测定成绩。

(2)各样本测定结果与预期结果的差异。

(3)试剂的评价。

(4)方法的评价。

(5)仪器系统的评价。

3. 室间质评的数据分析

(1)根据所在试剂组检测均值与该室检测值确定试剂使用情况。

(2)根据含量相同样本(同一批次或不同批次)检查实验室的精密度。

(3)定期回顾室内质控数据，进行分析，看有无趋势性变化。

(三)质控规则的表达方式

1. 常用质控规则的符号　通常质控规则以符号 A_L 来表示，其中 A 为质控测定中超出质量控制限的测定值的个数，L 为控制限，通常用均值或均值$\pm 1\sim 3s$ 来表示。当质控测定值超出控制限 L 时，即可将该批测定判为失控。常用的 1_{3s} 质控规则，其中 1 为原式中的 A，$3s$ 为原式中的 L，表示均值$\pm 3s$，其确切的含义为：在质控测定值中，如果有一个测定值超出均值$\pm 3s$ 范围，即可将该批测定判为失控。

2. 常用质控规则的定义

(1)1_{2s}：一个质控测定值超出$\pm 2s$ 控制限。

(2)1_{3s}：一个质控测定值超出$\pm 3s$ 控制限。

(3)2_{2s}：两个连续的质控测定值同时超出$+2s$ 或$-2s$ 控制限。

(4) R_{4s}：同一批测定中，两个不同浓度质控物的测定值之间的差值超出 $4s$ 控制限。

(5) 4_{1s}：四个连续的质控测定值同时超出 $+1s$ 或 $-1s$ 控制限。

(6) 7_T：七个连续的质控测定值呈现一个向上或向下的趋势变化。

(7) 10_X：十个连续的质控测定值同时处于均值（X）的同一侧。

3. 质控规则的功能　简单地说就是用于判断测定批的失控还是在控。

二、实验室质量控制的作用

1. 室内质控的作用　可以连续评价实验室工作的可靠程度，监控本实验室常规工作的精密度，提高本实验室常规工作中批内、批间样本检测的一致性，以确定实验结果是否可靠，可否发出报告的一项工作。

2. 室间质量评价的作用

(1) 识别实验室间的差异，评价实验室的检测能力。

(2) 识别问题并采取相应的改进措施。

(3) 改进分析能力和实验方法。

(4) 确定重点投入和培训需求。

(5) 实验室质量的客观证据。

(6) 支持实验室认可。

(7) 增加实验室用户的信心。

(8) 实验室质量保证的外部监督工具。

小　　结

HBV、HCV、HIV 病毒和梅毒螺旋体是对输血安全性构成严重威胁的病原体，可引致输血传播性疾病。严格对献血者血液及血制品进行经血液传播病原体的筛查，是杜绝以上病原体经输血及使用污染血制品传播的最为关键的一个环节。

为了保障临床用血的安全和血液制品的质量，防止供受血之间的交叉感染和采血及血液制品工作者的健康，防止上述疾病病原体阳性血浆直接输注给患者或用于血液制品生产，必须用当前质量最好、最可靠的诊断试剂筛查供血者及其血样。目前，我国采供血机构血液筛查实验室采用酶联免疫吸附试验和病毒核酸检测技术对血液进行严格的筛查，对检验前、检验中、检验后进行严格的质量控制，确保血液检测准确无误，保证临床用血的安全。

（李雪梅　孙　丽）

第十章 血细胞分离技术及实验室管理

📚 目 的 要 求

1. 掌握血细胞分离机的基本原理。
2. 熟悉血细胞分离室的相关管理规程。
3. 了解血细胞分离机的主要应用；血细胞分离机的发展历史；血细胞分离机的分类；血细胞分离机的基本操作。

现代血液分离采集技术开始于 20 世纪初，且在 20 世纪 40～50 年代得到了快速发展。一方面是由于战争中大量伤员需要血液；另一方面是血液分离技术的限制不能满足对各种血液成分的需求。从 Cohn 和 Latham 离心机的问世，再到 IBM 高级工程师 Mr.G.Judson 为了自己患慢性粒细胞白血病的儿子而立志研究血液分离技术的雄心壮志，其中无不充满了全人类对这项技术的憧憬和期盼！正是由于这样的原因，大大加快了在血液制品方面的研究。

第一节 血细胞分离机

一、发 展 历 史

(一)血细胞分离机发展回顾

20 世纪 50 年代初　Dr.Cohn 开发出第一台封闭式间断血液分离机；1962 年，IBM 开发出第一台连续式血细胞分离机；70 年代出现了 Haemonetics M30，相继出现 V50、COBE 2997、CS-3000 等血细胞分离机，使输血工作进入了新的历史里程。

20 世纪 80 年代，COBE 的 Spectra，Baxteer 的 CS-3000 Plus，费森尤斯 AS 104 等功能更加先进和全面的全自动血细胞分离机的相继问世，随着成分输血的不断推广，置换输血的迅速开展，输血逐步成为一门独立的综合性学科。

目前，应用干细胞治疗疾病已被临床所肯定，特别是外周血造血干细胞移植广泛应用于临床，20 世纪 90 年代，相继出现了一系列血细胞分离机。应用范围和适应证已大大超过当初针对恶性血液疾病的范畴，逐渐向免疫治疗、基因治疗及细胞治疗扩展。目前，外周血干细胞已逐渐取代骨髓干细胞成为临床干细胞移植的最主要来源，相关医学技术水平的不断发展，对血细胞分离机性能的要求也越来越高，血细胞分离机应需迅速发展。

(二)当前应用的主要机型

1. 连续式血细胞分离机　此机型有两条血管通路，一条采血管路，一条回输管路，血流在整个分离过程中不间断，体外容量小，安全，效率高。目前代表机型主要有：COBE Spectra，CS-3000 Plus，COM.TEC(图 10-1)。

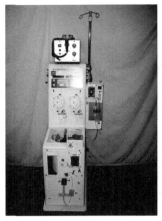
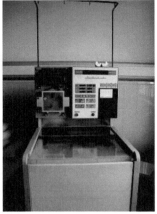

A. V50　　　　　　　　　　　B. CS-3000

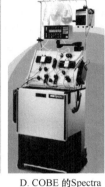
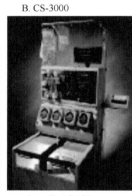

C. CS-3000 Plus　　　D. COBE 的Spectra　　　E. AS 104

图 10-1　连续式血细胞分离机

2. 间断式血细胞分离机　此机型有一个血管通路，采血与回输同一根针，因此采血与回输不能同时进行。其主要代表机型：MCS+，XCF3000（南格尔）。

3. 膜滤式血细胞分离机　此机型为离心式和膜滤式相结合，主要用于单采血浆。优点为分离血浆快，血浆纯度高，体外循环血量少，抗凝剂用量少，不发生溶血。代表机型为美国 Baxter 公司的 Auto-C 血浆分离机（图 10-2）。

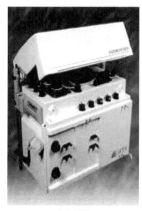

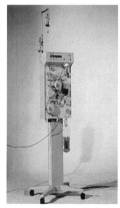
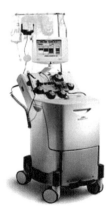
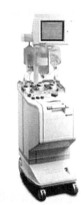

A. MCS+　　　　　　B. AUTO-C　　　　　C. Trima Accel　　　　　D. AMICUS

图 10-2　膜滤式血细胞分离机

4. 双重过滤膜式血浆分离机　这种分离机是先让患者的血液通过一个较大的膜式过滤器，使血浆和血细胞分开，然后再通过一个孔径较小的膜式过滤器，除去血浆中的病理性大分子物质后，把剩余的清洁的血浆回输给患者。代表机型为日本研制的 KM-8500 型和 KM-8800 型血浆分离机。

二、血细胞分离机工作原理

按照机器工作原理血细胞分离机可分为以下几类：

1. 离心式血细胞分离机　连续式血细胞分离机；间断式血细胞分离机。

2. 膜滤式血细胞分离机　只用于血浆置换。

3. 吸附柱式血细胞分离机　只用于血浆置换，通过一个吸附柱，吸附病理性血浆成分，如活性炭吸附柱、DNA 胶体、免疫吸附柱、低密度蛋白吸附柱等，选用不同的吸附柱可以针对性治疗不同的疾病，是血浆置换的发展方向，但目前一些技术上的问题有待改进。

目前临床广泛应用的血细胞分离机主要为离心式血细胞分离机，本节我们以离心式血细胞分离机为例讲解血细胞分离机的工作原理。

离心式血细胞分离机的核心技术是离心技术。离心技术是利用物体高速旋转时产生强大的离心力，使置于旋转体中的悬浮颗粒发生沉降或漂浮，从而使某些颗粒浓缩或与其他颗粒分离。离心机转子高速旋转时，当悬浮颗粒密度大于周围介质密度时，颗粒离开轴心方向移动，发生沉降；如果颗粒密度低于周围介质的密度时，则颗粒朝向轴心方向移动而发生漂浮。由于血液细胞大小和密度不同，在离心力作用下，沉降速率也不同，从而将它们分离。

血细胞分离机通过特制的封闭管路，使被采集者的部分全血通过血细胞分离机进行体外循环，从被采集者的全血中提取相应成分的血细胞，再将剩余血液还输给被采集者。由于采用的是全封闭式一次性管路，同时提取的血细胞量也有严格的控制，因此，对于被采集者来说是十分安全的。

血细胞分离机的工作过程是将特制全密闭管路内的体外循环全血通过离心机进行离心，根据血液各成分的密度差异，利用梯度离心原理将全血分离成不同成分的层面，通过界面探测器识别不同成分的血细胞后，进行对应层面的提取，然后将剩余部分的血液还输给供血者，经过多次的循环后，达到所需要血细胞量后，结束采集。

实验证明影响细胞沉降速率的因素主要有：细胞大小与密度、血浆黏滞度、细胞数、离心力与离心时间、抗凝剂等。

部分血液有型成分的比重及直径见表 10-1。

表10-1　部分血液有型成分的比重及直径

细胞类型	比重	直径(mm)
红细胞	1.100	7.5
嗜中性粒细胞	1.082	14～16
单核细胞	1.062	16～20
淋巴细胞	1.070	8～12
血小板	1.058	1.5～4

三、血液治疗基本操作步骤

（一）治疗前的准备

1. 病例的选择与评估

（1）分离前的患者/供者评估：评估患者一般情况是否能够耐受采集过程，了解患者诊断与病情，评估发生其他并发症的可能性，与主管医师、患者及其家属做好沟通工作，做好液体平衡计划等。

（2）必要的实验室检查：当天的血常规报告，血液病患者和重症患者的凝血功能检测结果。

2. 签署知情同意书 血液治疗前主管医师必须告知患者或其家属可能发生的情况或意外，并与其签署治疗知情同意书，方可进行治疗。

3. 术前会诊

（1）嘱患者/供者分离前注意事项：采集前两餐，特别强调采集当天不宜吃高蛋白（如牛奶、鸡蛋等）、油腻大的食物，避免出现"脂肪血"。但也不要空腹，可吃稀饭、馒头、水果、蔬菜等清淡食物；洗净穿刺部位。

（2）了解血管情况：注意保护好肘部较大静脉（贵要静脉、肘正中静脉），对于血管确实不好的患者，可选择中心静脉置双腔管（股静脉、锁骨下静脉、颈内静脉）。

4. 血管通路选择原则

（1）根据采集具体需要选择穿刺方式，对于仅需单次采集者，可用一次性的穿刺针，如果需要反复多次采集可用静脉留置针，以减轻患者反复穿刺的痛苦。

（2）选择粗大、弹性好、便于穿刺护理、患者体位舒适的部位穿刺。首选肘部较大静脉（如贵要静脉、肘正中静脉），其次选下肢静脉。

（3）由于采血速度快，患者血管必须有较好的弹性和压力才能支持，而回输血管要求不高，只要阻力不太大即可，因此最好的血管要连接采血管路。

5. 各种液体的准备

（1）抗凝剂：常用抗凝剂为血细胞保存液、肝素等。

（2）其他液体：生理盐水，置换液等。

（3）原则：根据不同治疗程序选择抗凝剂与置换液种类，拟定抗凝剂与置换液用量。

6. 穿刺针 16～18G 一次性静脉穿刺针或者同型号的静脉留置针。

7. 药品与抢救器材的准备 葡萄糖酸钙注射液、多巴胺、盐酸肾上腺素、利多卡因、维拉帕米、吸氧设备等。

（二）治疗过程中的操作

1. 操作步骤 严格执行各种操作常规,含耗材安装和分离机操作常规,严格按照相应品牌、相应型号耗材的安装说明操作。

2. 分离过程中的监护与处理

（1）采集中的注意事项：向献血者做好解释工作，医患之间密切配合，消除患者紧张心理，让患者熟知术中可能出现的不适，并将不适及时告知在场医务人员以及时处理。常见不良反应及处理措施见表 10-2。

（2）密切监护，及时处理。

表10-2 常见不良反应处理措施

不良反应	原因	处理	备注
面色苍白、头晕、恶心、血管收缩、血流缓慢、脉搏缓慢、细弱	精神过度紧张,反射性引起迷走神经兴奋	心理护理,做好解释工作,消除心理恐惧	多发生在献血员中,干细胞捐献者少见
手脚、口周麻木、头晕、恶心、呕吐、心悸、抽搐等	柠檬酸盐中毒	细心观察病情,及时发现,早期处理,缓慢静脉注射10%葡萄糖酸钙	预防服用钙剂或对ACD敏感者,可同时静脉滴注葡萄糖酸钙
穿刺局部疼痛、肿胀、淤血、青紫、静脉炎	血管细、穿刺不当,穿刺部位消毒不严	拔针后按压针眼处及上方10分钟止血。青紫数天后消退,24小时后可热敷	熟练掌握操作技术,穿刺应准确、操作轻柔,尽量一针见血
面色苍白、头晕、恶心、血管收缩、血流缓慢、心率加快、血压下降	低血容量综合征	防止空腹或饥饿献血,暂停采集,饮用糖水、吃点心,严重者静脉注射高渗葡萄糖扩容等	少见,但要高度重视
皮肤潮红、发痒、皮疹、呼吸困难,严重者可出现休克	抗凝剂过敏,血浆过敏	地塞米松、苯海拉明、异丙嗪、氯苯那敏、葡萄糖酸钙	及时发现,早期处理,预防性用药、暂停或停止治疗

3. 及时准确完成记录

(1)单采治疗记录:在相应的单采治疗记录单中详细记录治疗过程具体情况及处理方案,以及处理后患者恢复情况。

(2)工作量登记:将工作记录登记于工作量统计表中。

(三)治疗后处理

(1)拔针后应按压至少10分钟止血。针眼处要保持清洁,以免发生感染,有时在针眼周围有些青紫现象,这是因为有少量血液流到血管外的缘故,数天后会消退,必要时可做一下热敷。

(2)中心静脉置双腔管(股静脉,锁骨下静脉,颈内静脉)用肝素液封管(次日采集前将肝素液抽出)。

(3)注意患者交接:采集结束后与主管医师或护士当面交接患者治疗过程的具体情况。

第二节 血细胞分离机的临床治疗应用

外周血干细胞采集适应证广泛,包括血液系统疾病外周血干细胞移植、实体肿瘤、各系统组织损伤坏死性疾病的细胞移植治疗。

一、单个核细胞单采

淋巴细胞采集适应证包括:恶性肿瘤的过继免疫治疗(LAK细胞,树突细胞),不明原因的习惯性流产,高白细胞性白血病等。

体重<30kg者均按儿童处理。

单个核细胞单采的技术特点如下:

(1)在采集开始阶段,先用红细胞充盈管路。

(2)速度:从10ml/min开始,最高不要超过30ml/min。

(3)儿童更易发生抗凝剂反应和容量异常反应,应特别注意观察监护。

二、治疗性血浆置换

血浆置换(TPE)是现代生物医学工程领域中净化血液的重要手段之一。其基本原理是利用血细胞分离机，在体外将患者的血液分离成血浆和血细胞成分(红细胞、白细胞、血小板)。然后弃去含有害致病物质的血浆，用等量的置换液代替，再把血细胞成分和血浆置换液一起回输到患者的体内。血浆置换液一般是正常人的血浆。如果血浆来源紧张，特别是遇突发大规模公共医疗事件需要大量血浆时，可以部分使用 706 代血浆，或者用生理盐水加白蛋白代替血浆，以缓解血浆来源的不足。

(一)血浆置换的目的

减少/去除血浆中的毒性或病理性物质，如生物毒素、免疫球蛋白、脂肪等。

(二)血浆置换的特点

(1)非选择性血浆置换。
(2)对血管要求同"膜滤式"相比较低。
(3)对溶质的分离能力为全部成分。

(三)血浆置换的适应证

(1)广泛用于 100 多种疾病的治疗。
(2)对于致病因子或毒性物质广泛存在于血浆中的各种疾病均适用。
(3)主要针对中毒性、代谢性、自身免疫病及肝脏疾病(尤其是肝衰竭)等。2013 年美国血浆置换学会公布的《血浆置换临床应用指南》中涉及了 6901 种疾病，其中我国常见应用血浆置换治疗的部分疾病见表 10-3。

表10-3　部分适用血浆置换治疗的疾病

疾病类型	TPE 类别
高黏滞综合征	
巨球蛋白血症	①
多发性骨髓瘤	②
自身免疫性疾病	
系统性红斑狼疮	②
系统性血管炎	②
免疫性血小板减少性紫癜	②
血液病和肿瘤	
血栓性血小板减少性紫癜	①
输血后紫癜	①
溶血性尿毒综合征	①
凝血因子抑制物	②
ABO 血型不合的骨髓移植	①
母婴血型不合妊娠	①
代谢性疾病	
多神经炎型遗传性运动失调症(Refsum's disease)	①
中毒(结合蛋白毒素)	①

续表

疾病类型	TPE 类别
家族性高胆固醇血症	②
神经系统疾病	
重症肌无力	①
急性多发性神经根炎(格林-巴利综合征)	①
肾脏疾病	
肺出血肾炎综合征(Goodpasture syndrome)	①
急进性肾小球肾炎	②

注：表中①表示血浆置换作为首选治疗方案，表中②表示血浆置换作为次选治疗方案。

(四)血浆置换的置换次数建议

(1)治疗次数　对于多数疾病来说，尚没有确定的方案。

(2)反复小量置换比一次大量置换效果好，效率高。

(3)常规推荐方案为每周 2~3 次。在某些疾病的急性期，可采用强化方案，每日或隔日一次。

(五)血浆置换的安全性

丢失的不同血液成分恢复速度各不相同。

(1)电解质波动最小。

(2)凝血因子 6~24 小时之内恢复到置换前水平。

(3)纤维蛋白原与补体第 3 成分(C3)需要 3~4 天。

(4)白蛋白需要数星期。

因此，每周一次的血浆置换绝大多数正常血液成分均可恢复，而每日或隔日一次的血浆置换则大多数正常血液成分仍然减少，但大多数情况下并不会有明显的临床不良后果，较为安全。

(六)血浆置换的指导建议

1. 置换量的确定　目前一般认为，一次 1~1.5 个血浆量的置换量较为合理。依据清除动力学得到血浆置换倍数与原血浆剩余量的关系图，见图 10-3。另外，预清除目标物质浓度下降幅度常小于理论值。其原因在于：血浆置换迅速去除血管内目标物质，而血管外的该物质会在治疗过程中弥散进入血管内，同时体内不断生成该物质。

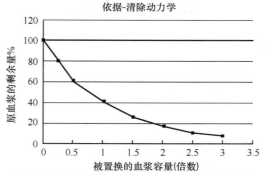

图 10-3　原血浆剩余量与血浆置换倍数关系图

2. 置换液的选择

(1)原则：根据各种置换液的优缺点——缺什么，补什么，同时考虑血浆供应及患者经济能力。

(2)为节省血浆并减少血浆不良反应,可首先采用代血浆、晶体液,但不可过多,然后用血浆进行置换。

(七)不良反应及处理

1. 过敏反应处理

(1)预防:预防性应用抗过敏药。

(2)术中技术处理:降低全血流速或停止分离。

(3)术中医学处理:地塞米松等抗过敏药。

2. 血容量不足　调节液体平衡,入量大于出量。

3. 心功能不全　调节液体平衡,出量大于入量。

三、红细胞治疗方案

1. 红细胞去除(erythrocyte removal)

(1)目的:针对红细胞增多的患者,去除一定数量的红细胞。

(2)适应证:红细胞增多症(polycythemia vera),继发性红细胞增多症(secondary erythrocytosis),血色素沉着(症)(hemochromatosis)。

2. 红细胞置换(erythrocyte exchange)

(1)目的:使用功能正常的细胞置换病理/受病变影响的红细胞。

(2)适应证:镰状细胞病,疟疾,ABO血型不合的(骨髓)干细胞移植受者[incompatible(bone marrow)stem cell recipients]。

3. 去除红细胞的特点

(1)被去除的血细胞比容约为70%。

(2)容量平衡比例范围 50%~150%。

(3)根据患者的实际情况选择菜单参数。

(4)输入患者情况和目标HCT值,自动计算去除的红细胞容量,自动计算剩余病理细胞百分数(RESC)。

四、血小板单采

1. 血小板单采适应证

(1)治疗性血小板单采去除。

(2)血小板增多症(血小板>$1000×10^9$/L)。

(3)自身血小板采集输注。

2. 常见问题

(1)严重聚集

1)原因:抗凝剂用量过少,终产品浓度过高。

2)处理:降低终产品浓度,增加去除次数,增加抗凝剂用量。

(2)去除效果不佳(看浓度、查浓度)

1)原因:聚集,速度过快,机器界面需调整。

2)处理：降低终产品浓度，增加去除次数，增加抗凝剂用量，血流速度不超过 50ml/min，致电售后服务人员。

忠告："An alarm free successful procedure can be done with a careful double checked kit installation and good venipuncture. It is better to take time in the installation and puncturing rather than spend a lot more time in troubleshooting."

一个成功的没报警的采集过程需要再次仔细检查耗材的安装和好的静脉穿刺。花费时间在安装和打针远比花费更多的时间来处理故障(报警)好得多。

第三节　血细胞分离室相关管理规程

随着血细胞分离机的应用日益广泛，也由于成分用血的推广和血液治疗的需要，所治疗病患的情况也越来越复杂，血细胞分离工作的任务也越来越繁重，为确保采集分离工作的安全进行，制订相应的实验室管理规程是必要的。同时操作人员除应熟练掌握所使用机器的操作规程及性能特点外，还应掌握一些特殊情况的紧急抢救的应对措施，以确保我们的采集分离工作顺利进行，病患得到安全的治疗。

一、血细胞分离室人员岗位职责

(1)负责红细胞去除、白细胞去除及血液成分单采等工作。

(2)严格掌握成分单采及各种治疗的检测指标及适应证。

(3)严格查对献血员、患者体格检查表及成分条形码等。

(4)做好血液样本的交接工作。

(5)治疗过程中，应密切观察献血员、患者的生命体征和病情变化，发现异常情况及时报告医师抢救。

(6)危重患者治疗时，采集工作必须在临床主治医师参加监护、指导下进行。

(7)严格执行仪器设备操作规程，不得随意变动仪器操作程序，并定期进行仪器设备的保养、校正，发现故障及时报请专业人员检修。

(8)参加临床用血会诊工作。

(9)做好各种资料的记录、整理、保管等工作，并定期进行总结。

(10)工作完成后，进行彻底地卫生清扫、消毒，保持工作区的清洁。

二、血细胞分离室管理制度

(1)进入血细胞分离室人员，必须穿戴工作衣，治疗中严格执行无菌操作规程，防止交叉感染。按时上下班，不迟到早退。无关人员禁止入内。

建立仪器设备档案，保持资料的完整性；设备使用人员应熟悉使用情况和维修保养，以确保仪器设备的完好性；使用时，严格按操作规程操作，保证治疗和血细胞单采的质量。

(2)室内禁止吸烟，定期消毒，保持清洁、整齐。注意安全，下班前，认真检查水、电及易燃性试剂，防止意外事故的发生。

(3)带教老师认真准备资料，做到耐心、细致，有问必答，取长补短，共同学习。进修实习人员在有一定基础之后，方可在带教老师的指导下进行工作。

(4)献血急救用品要求做到专人管理、定期检查,防止献血急救用品丢失及过期,以防延误抢救时机。

三、档案管理制度

1. 仪器设备资料管理 仪器设备档案包括使用说明、图纸、产品合格证等。做到详细记录设备到货验收、安装调试、精密度鉴定、使用操作维修、检验校正、损坏修理及其他变动情况,并保存与之有关的一切技术资料。

2. 献血员资料管理 认真做好献血资料的管理,并对每次血细胞单采记录单按年、月、日分批保存,定期进行总结。

3. 患者资料管理 妥善保管好患者治疗资料,详细记录每一位患者治疗前的检测指标、病情、诊断情况,并把治疗后的检测指标结果记录完整,分门别类、有序地保存,做到随时可查。

四、安全操作制度

(1)严禁在操作间内进食、饮水、抽烟和化妆,严禁佩带影响安全与卫生的饰物。

(2)工作人员必须始终以安全、负责的方式进行工作。

(3)工作期间必须着装正规,操作时戴口罩、帽子。未经许可,无关人员不得进入工作区域。

(4)工作间必须保持清洁和整齐,且只能放置与所从事的工作有关的物品。

(5)每个工作日结束后,紫外线消毒工作区域,每周更换被服。

(6)每次采集后的耗材均被视为生物污染材料,应放入黄色医用垃圾袋内,统一销毁。不可与非生物污染废物混合。

(7)一切差错或意外事故必须立即汇报,并且采取有效措施,以防止事态进一步扩大。

(8)所有血细胞分离室工作人员,在工作职责和安全方面,必须进行培训。

(9)使用血细胞分离机时操作人员应始终佩戴清洁、干燥的手套,防止电击危险。

(10)操作人员不可私自对机器做任何维修操作。

(11)操作人员在使用装有旋转机械部件的设备工作时应注意采取预防措施,以避免人员接触或其衣服卷入转动部件造成的严重损伤。

(12)操作人员处理血液产品和血液污染材料时必须采取适当的预防措施,保证操作人员及其他可能接触这些材料人员的安全。

五、采血者准备

(1)采血者手指不得戴戒指等装饰物,采血前用肥皂或洗手液清洁双手,流水冲洗。戴口罩、帽子,穿隔离衣。

(2)准备采血器材及物品,采血前应再次检查所需物品是否齐全,有无遗漏,核对患者或供者信息。

(3)操作者在成分采集过程中必须思想集中,仔细严谨,避免事故发生。

(4)操作人员必须是接受过专门仪器使用培训的医护人员。

(5)医护人员必须熟练掌握静脉穿刺技术。

六、仪器设备的管理制度

(1)主要设备建立技术档案，保持资料的完整性。技术档案资料应包括设备的全部资料(使用说明书、图纸、产品合格证等)，并详细记录设备到货验收、安装调试、精密度鉴定、使用操作、维修、检验校正、损坏修理及其他变动情况，并保存与之有关的一切技术资料。

(2)设备使用人员应了解设备使用情况和维修保养条件，做到心中有数。必须定期组织检查，标定日期，以确保仪器完好性。

(3)设备的使用，均应制订技术操作规程，并监督执行，不可随意更改和简化。

(4)每台设备要指定专人负责保管，操作人员要经过学习和培训；精密仪器设备的操作人员，要经过考试，合格后方可上机操作。

(5)对不熟悉设备性能、操作方法的人员，严禁操作使用。

(6)设备仪器的使用，必须严格执行安全操作制度。

(7)设备的安全检查，应包括设备本身的安全性、用电安全和周围环境的安全，以预防电击和漏电而造成火灾及机械失灵等事故发生。

(8)设备在使用过程中，由于不断运转必然会产生一系列的变化因素，定期保养维修设备，是保证设备正常工作的重要措施。设备保养分为三级保养制：

1)日保养：由仪器设备的使用人员负责。保养的内容是进行表面清洁(不用时应罩好)，注意和检查零部件是否完整及紧固易松的螺丝与零部件，检查在使用的过程中工作是否正常等。

2)周保养：由仪器设备使用人员按计划进行，主要进行内部清洁，检查有无异常情况，进行局部的调整和小修。

3)月保养：由仪器设备使用人员会同维修人员共同进行。对设备的主体部分或主要部件进行检查，调整精度、必要时更换磨损部件，做全面的功能和精度检查，以确定是否需要进行修理。以上保养情况应予以登记。

(9)设备的检查一般可分为两种性质的检查：一是功能检查，检查设备的各项功能是否符合技术标准的要求；二是精度的检查，是指对设备的精度进行校验。

(10)设备的检查是对设备的运行情况、工作精度或磨损程度进行检查校验，针对检查的问题，提出改进设备管理工作的措施。

(11)有目的地做好维修准备工作，以缩短维修时间和提高维修质量。

(12)对在使用中及时发现隐患避免了可能发生的事故或损坏者；在使用过程中提出合理化改进意见经采纳后提高使用率或仪器性能者，可根据经济价值效益的大小，给予一定的奖励。

七、治疗性血液成分单采管理制度

(1)进行治疗性血液成分单采，必须先由患者经治医师填写体检表，输血科接到申请单后，必须对患者病情进行必要的了解，如符合进行血液成分单采，应与经治医师共同制订治疗方案。

(2)治疗前必须检测患者的身高、体重、血常规、心电图、血型等项目。

(3)在对患者进行治疗前必须征得患者的同意，并在申请单上签名，如在治疗过程中须用异体血液成分时，还应在"输血治疗同意书"上签名。

(4)进行治疗性血液成分单采，为保证患者的安全，预防意外情况发生，根据《临床输血技术规范》第九条规定，必须由输血科和经治医师负责患者治疗过程的监护。

(5)在进行治疗时，必须严格执行血细胞分离机操作规程，并严格按机器软件指令操作。在治疗过程中如出现低血钙、过敏等不良反应时，应由经治医师进行治疗。

(6)治疗完毕，应将机器运行总时间、所用抗凝剂总量、产品收集量及患者液体出入总量记入病程记录并告知临床医师，将血细胞分离机放置专门位置并按要求做好清洁、保养及消毒工作。

八、成分去除不良反应处理规程

1. 低钙血症

(1)原因：白细胞去除治疗一般选择柠檬酸-柠檬酸钠抗凝剂，该抗凝剂是通过螯合血浆中的钙离子而达到抗凝。若全血处理量大、速度快，常可使血液中的钙离子过低，出现低血钙症。

(2)措施：提前三天口服钙片，防止低血钙的发生。轻度症状时，口周舌尖发麻、肢体发麻痉挛等可口服10%葡萄糖酸钙溶液，一般症状即可消失。重症者可静脉注射10%葡萄糖酸钙溶液，减慢治疗速度，必要时暂停或停止治疗。

2. 感染

(1)原因：白细胞去除治疗引起的感染有两类，一是操作性感染，包括静脉穿刺部位的皮肤感染、静脉炎及操作过程中所致的交叉感染；二是补给液污染造成的感染等。

(2)措施：严格无菌操作，预防感染；加强对补给液制品的质量检测，做好预防工作。

3. 血容量过低症

(1)原因：血容量过低主要见于白细胞去除量大，破坏了机体的动态平衡，从而出现血容量过低症状。

(2)措施：治疗过程中严格计算去除量，出现血容量过低症状时，可给予液体或晶体液补充，严重者可停止采集。

4. 其他

(1)原因：心肌缺血、心搏骤停、肺水肿、肺栓塞、脑出血等，虽然极为少见，但往往是致死性的不良反应，必须特别加以警惕。

(2)措施：去除治疗过程中，密切观察生命体征的变化，备好各类抢救药品和设备，输血科医师和病区主管医师必须在场。

小　结

本章简述了血细胞分离机的发展历史，重点介绍了血细胞分离机的基本工作原理。对于血细胞分离机的分类和基本操作也是简单介绍，由于不同品牌的血细胞分离机的基本工作原理大同小异，操作步骤却是千差万别的，操作人员要了解血细胞分离机的工作原理，在熟练、正确操作的基础上，对血细胞分离机进行有效的日常维护和保养，有利于提高血细胞分离机的机采精度，保护供血者的采血安全。

由于成分用血的推广和血液治疗的需要，血细胞分离机广泛应用于临床和采供血系统。血细胞分离工作的任务也越来越繁重，为确保采集分离工作的安全进行，制订相应的实验室管理规程是必需的。

随着血细胞分离机日益广泛的应用，治疗病患的情况也越来越复杂，这要求操作人员除应熟练掌握所使用机器的操作规程及性能特点外，还应掌握一些特殊情况的紧急抢救的应对措施，以确保我们的采集分离工作顺利、安全的进行。

（王立萍　闫宏伟）

第十一章　细胞治疗技术

目的要求

1. 掌握细胞治疗的概念和造血干细胞移植的分类。
2. 熟悉淋巴细胞输注治疗不明原因复发性流产病例的选择、治疗的操作流程及治疗的不良反应。
3. 了解较常见的几种细胞治疗技术和复发性流产的分类、诊断与治疗。

20 世纪末，对一些常规治疗未取得良好疗效的疾病，临床开始尝试细胞治疗。从广义上讲，成分输血、血细胞单采去除及置换等均属细胞治疗范畴。但至今为止，细胞治疗仅特指干细胞治疗、杀伤细胞治疗和树突状细胞治疗等专项治疗措施。

第一节　同血型的干细胞治疗

细胞治疗主要指通过采集、体外培养、生物工程处理等细胞处理技术，运用某些细胞特有的抗病功能，对特定疾病进行治疗的一类手段。尽管细胞治疗技术进展很快，且部分技术应用较广，但依然存在许多问题和不确定性。

一、干细胞治疗概述

干细胞（stem cell，SC）是一类具有自我复制、高度倍增和多向分化潜能的细胞。根据干细胞的潜能不同，可分为三类，全能干细胞（totipotent stem cell）、多能干细胞（pluripotent stem cell）和单能干细胞（unipotent stem cell）。在细胞治疗中临床应用较多的是造血干细胞（hematopoietic stem cell，HSC）。体内被激活后，干细胞首先自我复制一个归巢，另一个则按特定程序进行倍增、定向分化成若干个组织细胞。例如，以红细胞生长为例，1 个干细胞被激活，先倍增为 2 个干细胞，其中 1 个归巢，另一个向红系方向发育，经数代倍增成 2 个、4 个或更多的红系祖细胞，再依次倍增成原始红细胞、早幼红细胞、中幼红细胞、晚幼红细胞、网织红细胞，释放入循环血中成为红细胞。1 个干细胞通常能生成 64、128 或更多成熟红细胞。

HSC 主要用于造血干细胞移植（hematopoietic stem cells transplantation，HSCT）。根据 HSC 的来源不同可分为：骨髓移植（BMT）、外周血造血干细胞移植（PBSCT）和脐血干细胞移植（UCBT）。HSC 来源于自体的又分为：自体骨髓移植（ABMT）和自体外周血造血干细胞移植（APBSCT）。另外，HSCT 还可根据干细胞的来源分为三类：造血干细胞来自患者自身的为自体 HSCT，来自同卵双生的同胞供者为同基因 HSCT，来自非同卵双生的其他供者为异基因 HSCT。

二、造血干细胞移植的适应证

造血干细胞移植的适应证的含义狭义上指适合接受移植的疾病类型、病期，以及移植与非移植治疗措施利弊的比较与权衡。广义上还包含患者的身体与精神状态评估、供者因素、HLA配型、患者经济状况甚至家庭成员与社会环境的支持等。下面只简述一下造血干细胞移植适应证的疾病类型。

1. 造血干细胞移植治疗恶性血液病　早期造血干细胞移植仅对恶性血液病患者进行同胞HLA全相合的骨髓移植，移植仅被作为白血病的挽救性治疗手段。目前，异基因造血干细胞移植治疗恶性血液病最常见的适应证是急性白血病、骨髓增生异常综合征(MDS)和慢性白血病，约占移植病例总数的70%；其他恶性血液病约占15%，如非霍奇金淋巴瘤、霍奇金淋巴瘤、多发性骨髓瘤(MM)等。处于疾病早期接受移植的患者疗效好于疾病晚期移植者，因此移植时机的选择近年来趋向于在疾病早期进行，而不再将移植作为恶性血液病终末期的挽救措施。

2. 造血干细胞移植治疗非恶性血液病　如再生障碍性贫血(AA)、阵发性睡眠性血红蛋白尿(PNH)、珠蛋白生成障碍性贫血、镰状细胞贫血、范科尼贫血、联合免疫缺陷综合征(SCID)、骨硬化病、贮积病、巨噬细胞疾患等。造血干细胞移植治疗非恶性血液病时供者来源应首选同胞HLA全相合或同基因者。造血干细胞移植治疗再生障碍性贫血时应该避免粒细胞集落刺激因子动员的外周血干细胞作为造血干细胞来源。鉴于血液制品输注造成的组织抗原致敏的影响，建议所有患者应接受经过辐照或滤除白细胞的血液制品。

自体造血干细胞移植治疗恶性血液病时，为降低移植后的复发率，移植之前应进行有效的诱导缓解及巩固化疗，自体造血干细胞采集的骨髓或外周血采集物中微小残留白血病(MRD)监测应为阴性，移植后必须长期随访监测 MRD，以便及时发现可能的病情变化。由于目前尚无有效降低自体造血干细胞移植后恶性血液病复发的措施，因此移植的病例较少。另外，近年来自体造血干细胞移植在治疗自身免疫性疾病、糖尿病、股骨头坏死、某些实体瘤等方面都取得了一定的进展。

三、造血干细胞的动员、采集、冻存、解冻及输注

1. 动员与采集　造血干细胞主要存在于骨髓中，因此直接抽取骨髓即可获得干细胞，但是骨髓采集术由于供者较痛苦、获得的干细胞纯度低、数量少等缺点，目前已较少应用。化疗、集落刺激因子、细胞因子等的应用可以明显提高外周血干细胞的数量，而血细胞单采技术的出现与完善，使外周血干细胞的获取简便易行，粒细胞集落刺激因子(C-CSF)或与化疗联合是最为常用的动员方案。现在外周血干细胞已逐渐取代骨髓成为干细胞的主流来源。外周血干细胞采集是利用血细胞分离机将外周血分离成不同组分，采集其中的单个核细胞层，这层细胞中即富含动员的外周血干细胞(PBSC)。目前常用的血细胞分离机有 COBE Spectre、Fenwall CS3000、费森尤斯等。

2. 冻存　方法一：用血液保存液(CP-1)和20%白蛋白配成冷冻液，白蛋白的终浓度为5%，然后分装于冷冻袋(50ml/支)。方法二：10%二甲基亚砜(DMSO)，6%羟乙基淀粉(HES)和4%人血白蛋白(HSA)作为造血干细胞保护剂。方法三：二甲基亚砜(DMSO)，1640 无菌培养基和血液保存液Ⅰ(ACD Ⅰ)，三者体积比例(9～10)：5：(5～6)。

无菌条件下将冷冻保存液与造血干细胞悬液混合。将混合液平放于冷冻夹中，直接放入−80℃冰箱中保存或经程控冷冻系统降温至−80℃，再投入液氮中(−196℃)储存。

3. 解冻与输注　在 40 ℃的恒温水浴箱中1～3分钟内快速溶解复温，复温后5～10分钟(最长不超过 30 分钟)内快速回输给患者。PBSC 输注可采用中心静脉快速输注或静脉注射，目前以中心静脉快速输注最为常用。

由于受个体差异和患者病情等诸多因素的影响，输注 PBSC 的数量差别较大，但临床上常用的评价标准包括：

(1) 外周血单个核细胞数(MNC)，用血细胞计数仪测定单个核细胞数量，血片瑞氏染色油镜分类，计数单个核细胞的比例。一般需 $(6\sim8)\times10^8$/kg，MNC 是最为方便简单的计量方法，不需特殊仪器，但是由于其中干细胞含量高低不等，有时并不能很好地直接反映植活情况。

(2) 细胞集落形成检测(如 CFU 和 LTCIC 等)，采用琼脂半固体培养，5% CO_2 培养箱培养 10 天，计数集落数量。CFU-GM 一般需 $(15\sim50)\times10^4$/kg，CFU-CEMM 需 $10^4\sim10^6$/kg，但是这些方法由于培养时间长，影响因素多，测定方法差异大，目前已较少应用。

(3) CD_{34}^+ 细胞计数，应用流式细胞仪进行 CD_{34}^+ 细胞的测定。一般需 $(1\sim3)\times10^6$/kg 体重，2×10^6/kg 的标准最为常用，可保证大部分患者获得造血重建。比较理想的 CD_{34}^+ 细胞为数 $(4\sim6)\times10^6$/kg。目前临床上以 CD_{34}^+ 细胞计数最为常用。

第二节　血型不合的造血干细胞移植

目前，ABO 血型不合已经不是 HSCT 的主要障碍，国内外的资料均提示 ABO 血型不合对骨髓植活、GVHD 发生、复发及长期无病存活率均没有影响。与供者 ABO 血型主要不合的患者，红系开始恢复的时间明显延迟，使红细胞输注的需要量增加，部分患者(几乎均为 A 型供 O 型)发生纯红再生障碍性贫血(以下简称纯红再障)。纯红再障的患者持续 7～24 个月，最终都恢复正常。所以，ABO 血型不合时可以进行 HSCT，输注骨髓时可能需要处理以避免急性溶血反应，如果有选择余地，建议尽量避开 ABO 血型主要不合，尤其是 A 型供 O 型。

一、供受者血型不合时的造血干细胞输注

(一)骨髓的输注

供受者 ABO 血型不合时，采集的供者骨髓血直接输注可能发生溶血，所以不能直接输注。为避免溶血，可进行如下处理：

(1) 供者和受者 ABO 血型主要不合时(或大不合，即供者有受者不具备的血型抗原，如供者为 A、B 或者 AB，受者为 O；供者为 AB，受者为 A 或 B)，采集的骨髓血如直接输注则势必导致严重的急性溶血反应。对此，过去一般采用受者血浆置换法，将受者的血浆逐日换掉，但这种方法要浪费大量的血浆，而且有一定的危险性。简单有效的方法是在所采集骨髓中按一定比例(体积比为 4：1)加入 6%羟乙基淀粉(相对分子质量为 450 000)溶液，静置后红细胞会自然沉淀，分离红细胞后所得血浆中应富含骨髓细胞，分离出红细胞回输给供者。

(2) 供者和受者 ABO 血型次要不合时(或小不合，供者具有受者不具备的血型抗体，如供者为 A 型、B 型或 O 型，受者为 AB 型；或供者为 O 型，受者为 A 型或 B 型)，当供者的血型抗体滴度高于 1：256 时，可能导致不同程度的溶血，此时最简便的方法是将采集的骨髓血离心弃去部分血浆。

(3) 供者和受者 ABO 血型双向不合适(如供者为 A，受者为 B；或供者为 B，受者为 A)，按上述两种方法处理。

（二）外周血造血干细胞的输注

外周造血干细胞采集是用血细胞分离机分离外周血中的造血干细胞，采集物中仅有很少红细胞，因终体积仅有 200ml 左右，所含凝集素同样很少，所以无论是供受者主要不合、次要不合还是双向不合，均不会产生严重的急性溶血反应。因此，供受者 ABO 血型不相容时可以直接输注供者的外周造血干细胞采集物。

二、ABO 血型不合的 HSCT 后输血

（一）血型的选择

对 ABO 血型不合的患者移植后输血应区别对待。

（1）血型小不合，HSCT 后可选用与供者血型一致或 O 型红细胞及与受者血型一致的血小板直至血型转为供者血型。

（2）ABO 血型大不合，HSCT 后可选用与受者血型一致的红细胞，或输注与供者血型一致的血小板（应确保血小板内不含供者红细胞），直至血型转换，也可全部输 O 型红细胞及 AB 型血小板。对于混合 ABO 血型不合，可输 O 型红细胞及 AB 型血小板。

需要注意的是，在常规输血中，血小板输注是不进行交叉配 ABO 血型的，O 型悬浮血小板血浆中的高滴度抗 A、抗 B 可以引起患者红细胞溶血。

在实际操作中，ABO 血型不合的 HSCT 输血应遵循如下原则：每周应用血库方法检测受者的血型抗体滴度，根据当时的血型输注同血型，输注红细胞时必须经过交叉配血，如出现凝集反应，可输注压积红细胞或洗涤红细胞。

（二）血源的选择

异基因 HSCT 意向的患者在移植前不应使用有亲属的血液，以免致敏次要组织相容性抗原引起移植后排斥。当移植后出现血小板输注无效或严重感染时，可以输注家庭成员的血小板或粒细胞。巨细胞病毒（CMV）阴性的受者尽可能选用 CMV 阴性的血制品。

临床常用的血制品如全血、红细胞压积、浓缩血小板、新鲜血浆等所含的淋巴细胞数均大于 2×10^9/L，达到了诱发输血相关 GVHD 的条件，因此移植后输注的血制品需经过减少淋巴细胞处理。

输血相关性 GVHD 指免疫缺陷或免疫抑制的患者不能清除输入血中的具有免疫活性的淋巴细胞，使其在受者体内增殖，将受者的组织器官作为靶目标进行免疫攻击、破坏的一种致命性的输血并发症。约 1/3 的输血相关性 GVHD 患者出现由骨髓增生不良引起的全血细胞减少，死亡率可达 90%。为避免输血后 GVHD，所有供者在采集干细胞前两周输注的血制品需放射，除移植骨髓和用于供者淋巴细胞输注（DLI）的淋巴细胞以外，受者在预处理开始后接受的所有血制品必须先进行放射。也可用白细胞过滤器以去除淋巴细胞，使每次输入的白细胞数少于 5×10^6/L，且无慢性 GVHD，输注的血制品可不放射。去除淋巴细胞尚能避免白细胞相关的输血反应及减少巨细胞病毒传播的危险性。

（三）输血指征

HSCT 的患者在经过大剂量放化疗的预处理之后，骨髓被摧毁，全身的皮肤黏膜也有损伤，

凝血功能也会发生变化。同时由于使用免疫抑制剂，免疫力功能极其低下，非常容易感染。一旦发生并发症，病情进展迅速。因此，HSCT 患者的贫血和血小板减少的处理要较其他血液病积极。

1. 红细胞的输注 HSCT 患者贫血的主要原因是药物或移植物抗宿主病(GVHD)引发的骨髓抑制，另外肠道黏膜或膀胱黏膜出血造成失血性贫血，免疫性溶血也可导致贫血。在积极进行病因治疗的同时，可输注浓缩红细胞或洗涤红细胞，保持血红蛋白(Hb)在 80g/L 以上，不仅可以改善贫血症状，同时改善组织供氧，有助于黏膜损伤的修复。

剂量：根据贫血的程度和出血的速度来决定红细胞的剂量，通常给予 1～2U 的红细胞输注。

红细胞的输注可导致血管内血容量的快速扩张。心肺功能储备有限的患者不能耐受，特别是老人和婴儿。通常成人的输液速度在 2～4ml/(kg·h)，对有心脏超负荷危险的患者可降至 1ml/(kg·h)。

2. 血小板的输注 除药物或移植物抗宿主病引发的骨髓抑制外，一些移植相关的特殊并发症可以表现为血小板减少，如肝静脉阻塞病(VOD)、血栓性微血管病(TMA)，又称为血栓性血小板减少性紫癜(TTP)。另外，肠道、膀胱或肺泡的出血也可消耗血小板。VOD 和 TMA 由于输注血小板可加重病情，一般禁忌输注血小板，只有在有致命性出血时才可考虑输注浓缩血小板来止血。除外 VOD 及 TMA 后，只要有活动性出血或有明显出血倾向，应立即输注浓缩血小板。

预防性血小板输注：造血干细胞(骨髓或外周血干细胞)移植由于须使用大剂量预处理方案放化疗，所以黏膜损伤较急性白血病化疗者严重，建议预防性输注，应维持血小板不低于 20×10⁹/L，对有活动性出血或将要进行有创性操作如中心静脉插管、胃肠活检时，血小板应维持在 50×10⁹/L 以上。若患者有发热、脾大或其他致血小板消耗增多的情况，即使血小板大于 20×10⁹/L，也可考虑输注血小板。一般情况下，预防性输注的阈值通常为血小板小于 20×10⁹/L，但目前的少量研究认为血小板小于 10×10⁹/L 为临界值也还是安全的。

目前可用的血小板包括手工分离和机器单采的浓缩血小板悬液。HSCT 受者应选择机器单采的浓缩血小板悬液。

剂量：大多数成年患者，通常都给予 1U 的浓缩血小板。年龄较小的儿童(<20kg)，给予 10～15ml/kg 直至 1 个成人剂量的浓缩血小板；年龄较大的儿童，应当使用 1 个成人剂量的浓缩血小板。如果需要，可以更详细地计算血小板剂量(×10⁹)，即需要的血小板计数增加量(PI)，患者的血液容量(BV)，单位为 L，估计方法为：患者体表面积×2.5，或成人按 70ml/kg 计算)，校正因子(F)0.67(约 33%的血小板进入脾)，计算公式为：剂量=PI×BV×F-1。

当血小板用于治疗活动性出血，可能需要更大剂量。预防性输注血小板时，推荐使用 1U 的成人治疗剂量。血小板输注的剂量和频率取决于个体情况。

输注方法：建议血小板输注的时间应当在 30 分钟以内。在儿科输血中，相当于输血速度为 20～30ml(kg·h)。

(四)输血的评估

输血后，应对患者的临床情况进行再次评估，包括患者的血红蛋白水平、血细胞比容的变化、血小板水平、凝血功能的检查、是否有不稳定出血情况、各种临床贫血、出血症状及组织缺氧的症状与体征有无改善。

1. 红细胞 每输注 1U 的压积红细胞(相当于 450ml 全血的红细胞)可升高血红蛋白 10g/L 或血细胞比容 3%。

(1)有效：血红蛋白浓度在原有基础上提高 10～20g/L 及血细胞比容相应升高，并能持续稳定。

(2)无效：血红蛋白浓度及血细胞比容在原基础上无变化或有下降。

1)无效原因：患者进行红细胞输注治疗后，如临床症状改善不明显，血红蛋白水平和血细胞比容没有提升或提升不明显，依临床情况各不相同，应考虑到是否患者同时存在活动性出血、溶血、并发症未得到有效纠正等红细胞破坏增加的情况，应及时给予相应检查并进行处理。

2)红细胞输注无效的处理：如果严重贫血症状持续，可考虑再予相同剂量的浓缩红细胞进行输注。输血间隔时间应是临诊医师根据病情决定。

2. 血小板 临床评价血小板输注效果主要观察是否控制了出血。评价血小板输注疗效的指标主要用血小板校正增加值(CCI 值)。CCI 值计算方法如下：

CCI=(输注血小板后计数−输注血小板前计数)×体表面积(m^2)

输入血小板数(10^{11})

血小板输注后 1 小时 CCI<10×10^9/L 和输注后 24 小时 CCI<7.5×10^9/L 为血小板输注无效。输后 1 小时血小板计数可了解输入的血小板数是否足量，协助了解并检测有无效果，如同种免疫，而 24 小时后计数可了解血小板的存活期，让医师决定血小板输注的频率。

如果不出现血小板输注无效，1U 的浓缩血小板将使体内血小板水平增加 20×10^9/L。

血小板输注无效的处理：HSCT 后血小板输注无效时，应考虑以下原因。药物引起骨髓抑制或血小板破坏增加，如抗病毒药物更昔洛韦及抗真菌药物两性霉素 B 等；移植物抗宿主病，通常伴有皮肤、肝脏、肠道 GVHD 的表现；特殊的移植相关并发症，如 VOD、DIC、TMA 等；存在脾功能亢进、黏膜活动性出血、感染或发热；存在输血相关的 GVHD。

(1)药物引起的血小板减少症：应立即停用相关药物，血小板计数在 1～3 周后恢复。

(2)移植物抗宿主病：由于存在 GVHD，输注的血小板很快被破坏，至输注效果差或输注无效，主要治疗是使用免疫抑制剂。

(3)血栓性血小板减少性紫癜(TIP)：TIP 有血小板减少，可以合并出血，但输注血小板会促进微血管血栓形成，加重微血管堵塞而使病情进展，不建议输注。

(4)输血后血小板减少性紫癜(PTP)：首先选用大剂量静脉免疫球蛋白治疗[2g/(kg·d)，2～5 天]，有效率约 85%，血小板数量迅速上升。使用糖皮质激素也有一定作用。因 PTP 常由血小板 PLAI 抗原复合物所致，而 95%供者为 PLAI 阳性，导致输入的血小板被破坏，不能提升血小板数量，甚至有形成凝块的危险。

(5)脾功能亢进和菌血症所致血小板减少：血小板多被滞留于脾脏或很快破坏，无活动性出血，不建议输注血小板。

如果出现血小板输注无效，应根据原因进行相应处理。剂量不足的可增加输注的血小板数量，有 DIC 者应酌情输注血小板和凝血因子，并给予抗凝治疗。如果是由于免疫性血小板输注无效者，应进行血小板交叉配合试验，寻找血小板相合的供者，进行血小板输注。同时可输注丙种免疫球蛋白，并给予免疫抑制剂。

(五)其他几种常见的细胞治疗

1. 间充质干细胞治疗 MSC 是一类非造血干细胞，即存在于骨髓内，也存在于其他组织中，取材来源更广，经分离、体外培养、扩增传代，生物特性稳定，不仅对 HSCT 有重要协同作用，而且能诱导分化成多种组织细胞，如成骨细胞、软骨细胞、肌细胞、神经细胞等。

2. 杀伤细胞治疗 健康人体内常有少量细胞癌变，因自身存在清除癌变细胞的能力，通常不会产生肿瘤性疾病。自然杀伤细胞(natural killer，NK)就具备这种清除自身癌变细胞的能力。杀伤细胞治疗是通过体外培养、扩增、激活具有杀伤肿瘤细胞特性的细胞用于抗肿瘤治疗，如采用淋巴因子激活的杀伤细胞(lymphokin-activted killer，LAK)和采用磁暴因子诱导的杀伤细胞(cytokine-induced killer，CIK)。

LAK 细胞治疗是通过采集、分离患者自体循环血液中的单个核细胞(MNC)，进行体外培养、扩增后，再用白细胞介素(IL)等细胞因子进行激活，制备成具有杀伤肿瘤细胞特性的 LAK 细胞悬液，回输给患者进行抗肿瘤治疗。20 世纪末，LAK 细胞备受关注，后因实际疗效存在不确定性备受争议，目前临床应用渐少。

21 世纪兴起的 CIK 细胞治疗是通过采集、分离 MNC，再经体外培养、扩增，用单克隆抗体 CD_3、干扰素(INF)、白细胞介素 2(IL-2)等多种细胞因子进行激活，获取 CD_3、CD_{56} 表达阳性为主的免疫效应细胞用于抗肿瘤等过继免疫治疗。CIK 细胞具有 T 细胞杀瘤活性和 NK 细胞非 MHC 限制性的优点。

3. 树突状细胞的治疗　树突状细胞(dendritic cell，DC)是一类功能特殊的抗原提呈细胞，可激活初始 I 细胞增生，诱导初次免疫应答，在细胞免疫抗肿瘤中起到关键作用。备受关注的是 DC 肿瘤疫苗的研制。

DC 肿瘤细胞的治疗和应用：是通过采集、分离患者的 MNC，再经流式细胞分离技术筛选出 CD_{34}^+ 造血干细胞，经体外培养成 DC 细胞后，负载肿瘤抗原，制备成 DC 肿瘤疫苗后，注入患者体内，诱导激发自身特异性抗肿瘤细胞免疫应答，产生杀瘤效应，杀伤肿瘤细胞，并产生免疫记忆，起到肿瘤免疫的作用。部分 DC 肿瘤疫苗的研究，已进入临床 I 期或 II 期的研究阶段。DC 细胞，也被用于与 CIK 联合培养，制备杀瘤活性更强的 DC-CIK 细胞。

自身免疫性疾病的发病与 B 细胞的成熟和自身抗体的分泌密切相关，而 DC 细胞对维持 B 细胞成熟和分泌免疫球蛋白有重要作用，因此 DC 细胞也被用于自身免疫性疾病的细胞治疗研究。

在器官移植中，免疫排斥、移植物抗宿主病(GVHD)和免疫耐受问题是移植能否成功的关键。成熟的 DC 细胞启动免疫排斥反应的移植物抗宿主病(GVHD)，可能导致移植失败。未成熟的 DC 细胞及淋巴样 DC 细胞，可诱导免疫耐受，提高移植成功率。DC 细胞诱导免疫耐受的机制是：抗原呈递时，耐受性 DC 细胞不提供刺激因子或提供抑制性刺激因子，导致 T 细胞免疫应答或激活调节性 T 细胞对免疫应答进行负调控。

第三节　输注淋巴细胞治疗原因不明复发性流产

一、复发性流产免疫学诊断和治疗简介

(一)相关概念

1. 早期流产　流产发生于妊娠 12 周之前者称为早期流产。

2. 复发性流产　妊娠 28 周之前连续发生 3 次或 3 次以上(注：有的文献≥2 次)自然流产，称为复发性流产或习惯性流产。

3. 自然流产　通常是指妊娠过程失败、胚胎死亡和胚胎及附属物排出，排出物或胚胎及附属物<1000g，孕周<28 周。

(二)复发性流产的分类和诊断

根据病因和发病机制,复发性流产可分为非免疫类复发性流产和免疫类复发性流产两种类型,具体分为六型。

1. 非免疫类复发性流产

(1)染色体异常型:指夫妻双方或一方或胚胎染色体异常所致流产。

(2)生殖道解剖异常型:指子宫解剖异常所致流产,子宫解剖异常包括先天性发育异常和(或)后天性子宫疾病所致解剖异常。

(3)内分泌异常型:主要指由于内分泌功能失调所致流产。

(4)生殖道感染型:主要指弓形虫、巨细胞病毒、单纯疱疹病毒等感染所致流产。

2. 免疫性复发性流产

(1)自身免疫型:主要指抗磷脂抗体所致的流产,实际上属于抗磷脂抗体综合征范畴。抗磷脂抗体综合征的诊断标准至少有以下一项临床症状:复发性流产或血栓栓塞和一项抗磷脂抗体阳性实验室指标。目前常用的抗磷脂抗体检测指标为:抗心磷脂抗体(ACA);抗 B2GP-1 抗体;狼疮抗凝因子(LAC)。阳性诊断标准是指出现 2 次以上抗磷脂抗体阳性,其间隔时间为 6 周或以上。

(2)同种免疫型:该型流产的诊断是排除性诊断,即排除染色体、解剖、内分泌、感染及自身免疫等方面的病因,未能发现其他导致流产的原因,称之为同种免疫型,也可称为原因不明复发性流产。

(三)免疫型复发性流产的治疗

1. 自身免疫型　采用小剂量、短疗程、个体化免疫抑制和抗凝疗法,具体用法如下。

(1)免疫抑制疗法:采用小剂量泼尼松,指征为抗磷脂抗体持续阳性或呈中、高水平。药物剂量 5mg/d;用药时间自确定妊娠开始;用药疗程长短根据抗磷脂抗体水平变化;频繁出现阳性或持续阳性者用药至妊娠结束;用药期间抗体水平转阴 1~2 个月可考虑停药。合并系统性红斑狼疮(SLE)者,泼尼松用药剂量及用法根据 SLE 治疗方案。

(2)抗凝疗法:采用小剂量阿司匹林和(或)低分子量肝素。阿司匹林适用于血小板激活状态者[血小板聚集试验和(或)A-颗粒膜蛋白(GMP-140)水平升高];用药时间从确定妊娠开始至产前 3 天;药物起始剂量为 25mg/d,后继用量根据控制血小板聚集试验在 35%~75%/ml 所需要的剂量调节,一般用量在 25~75mg/d。低分子量肝素适用于 D-二聚体水平≥1.0μg/ml 的高凝状态者;用药时间从确定妊娠开始至产前 3 天;妊娠期间密切检测 D-二聚体水平变化,药物起始剂量为 5000U/d,后继剂量为根据 D-二聚体水平维持在 0.2~0.4μg/ml,进行剂量调整,一般用量为 5000 U/d,每 8 小时一次,皮下注射。

(3)具体方案:①抗心磷脂抗体呈偶发阳性和(或)伴有血小板聚集性升高时应用阿司匹林;②抗心磷脂抗体呈偶发阳性伴有高凝状态时应用低分子量肝素;③抗心磷脂抗体呈偶发阳性伴有血小板聚集性升高和高凝状态时应用阿司匹林和低分子量肝素;④抗心磷脂抗体呈频繁出现阳性或持续阳性,不伴有血小板聚集性升高和高凝状态时应用泼尼松;⑤抗心磷脂抗体呈频繁出现阳性或持续阳性并伴有血小板聚集性升高时应用泼尼松和阿司匹林;⑥抗心磷脂抗体呈频繁出现阳性或持续阳性伴有高凝状态时应用泼尼松和低分子量肝素;⑦抗心磷脂抗体呈频繁出现阳性或持续阳性并伴有血小板聚集性升高和高凝状态时应用泼尼松、阿司匹林和低分子量肝素。

2. 同种免疫型

(1)采用小剂量淋巴细胞主动免疫疗法：免疫原可为患者丈夫或无关第三个体淋巴细胞(男性或女性均可使用)，疗程从孕前开始，孕前主动免疫 2～3 次为一个疗程，孕后再主动免疫 1～2 次。每次免疫淋巴细胞总数为 $(20～60)×10^6$，皮内或皮下注射，间隔 3 周。第 1 个疗程结束后，鼓励患者在 3 个月内妊娠，如获妊娠则再进行 1 个疗程。如未妊娠则在排除不育症的情况下，重新进行 1 个疗程免疫。同种免疫型患者应该检测是否有血小板激活状态及高凝状态。如有，则应在主动免疫基础上联合抗凝治疗方案，阿司匹林和(或)低分子量肝素用法同上。

(2)具体方案：①同种免疫型不伴有血小板聚集性升高和高凝状态时应用主动免疫；②同种免疫型伴有血小板聚集性升高时应用主动免疫和阿司匹林；③同种免疫型伴有高凝状态时应用主动免疫和低分子量肝素；④同种免疫型伴有血小板聚集性升高和高凝状态时应用主动免疫、阿司匹林和低分子量肝素。

(四)复发性流产的病因筛查注意事项

病因筛查是临床分类和分型及指导临床治疗的关键，要有系统、按程序进行，为此要注意以下方面。

1. 染色体核型分析　不仅要包括夫妇双方，还要注意对每一例妊娠排出物标本的染色体核型分析。

2. 子宫附件解剖畸形　首先要采用无创的检查方法，主要是 B 超检查，在 B 超检查不能确定的情况下，可考虑做宫腔镜和子宫输卵管造影(HSG)。

3. 宫颈功能检查　于妊娠 12 周和 20 周分别进行超声检查，阴道内放置水囊 200ml，观察宫颈管形态学改变，若宫颈长小于 2.6cm，颈管内径大于 0.5 cm，则可确诊宫颈功能不全，并行宫颈环扎术。

4. 内分泌异常型筛查　要注意排除黄体功能不全、多囊卵巢综合征(PCOS)、高泌乳素血症、甲状腺功能紊乱和糖尿病。

5. 感染性疾病筛查　主要筛查巨细胞病毒、弓形虫和单纯疱疹病毒等。

二、淋巴细胞输注治疗不明原因复发性流产

复发性流产是指与同一性伴侣连续自然流产 2 次或 2 次以上者，排除常见的遗传、解剖、内分泌、感染和自身免疫等因素异常外，仍有近 50%患者原因不明，临床上称为不明原因复发性流产。随着生殖免疫学研究进展，逐步认识到妊娠是成功的半同种移植，胚胎携带一半不同于母体的基因，但不被母体免疫系统排斥是依赖于母胎之间的免疫耐受关系。一旦这种免疫耐受格局被打破，将导致复发性流产的发生，也称之为同种免疫型不明原因复发性流产。淋巴细胞输注可诱导母胎间的免疫耐受关系，是不明原因复发性流产行之有效的治疗方法。

淋巴细胞输注治疗不明原因复发性流产的操作流程如下。

1. 资质申请　医疗机构应向上级卫生主管部门提出预开展免疫细胞治疗技术的申请，取得资质后方可进行。

2. 受血者筛选　排除遗传、解剖结构、内分泌、感染、自身免疫性疾病等因素所引起的早期流产患者。具体检查项目包括：受血者夫妇双方染色体、ABO 血型及 RhD 血型检查；受血者子宫及附件超声检查，孕酮等与生殖有关的激素检查，TORCH 检查，抗心磷脂抗体、抗核抗体、抗精子抗体、抗子宫内膜抗体等自身抗体检查。

3. 供血者选择 首先选择受血者丈夫,检测丈夫经输血传染病毒血清学标志物指标和RhD因子,传染性指标无异常和 RhD 因子与受血者相同时可作为供者。其次选择无关供者,若丈夫的检测指标其中一项有异常则选择其他供者,此个体应与受血者无近亲血缘关系,检测同样指标,无异常时可作为供血者(若受血者为 RhD 阴性,供血者应相同)。

4. 签署知情同意书 向受血者夫妇双方详细介绍此治疗的目的、方法、效果及可能出现的不良反应,取得双方知情同意,并在"淋巴细胞输注治疗不明原因复发性流产知情同意书"(表11-1)上签名。

表11-1 淋巴细胞输注治疗不明原因复发性流产知情同意书

妻子姓名: 年龄: 病案号: 科别:

丈夫(供者)姓名: 年龄: 妻子输血史:有/无; 孕: 产:

输注前供者经输血传染性标志物指标检查:

HBsAg: Anti-HBs: HBeAg: Anti-HBe: Anti-HBc:

Anti-HCV: Anti-HIV-1/2: TP:

输注淋巴细胞是临床治疗不明原因复发性流产行之有效的手段。但存在一定风险,可能发生输血反应及感染经血传播性疾病。虽然我们对供者已按卫计委有关规定进行了检测,但由于当前医学水平的限制,输注淋巴细胞仍有某些不能预测或不能防止的输血反应和输血传染病。输注时或者输注后可能发生的主要反应如下:

(1)过敏反应。

(2)发热反应。

(3)感染输血传染病(乙型肝炎、丙型肝炎、艾滋病、梅毒等)。

(4)输血引起的其他疾病。

(5)给受者以后治疗某些疾病带来困难(如器官移植,骨髓移植)等。

在您及家属了解上述可能发生的情况后,如同意采用此方法治疗,请在下面签字。

妻子签字: 年 月 日

丈夫签字: 年 月 日

5. 输注前的准备工作

(1)治疗前一天,采用高压灭菌法对治疗所用器具进行消毒。所用器具包括 50ml 玻璃瓶 1个,8ml 带帽玻璃试管 10 只,1ml 玻璃吸管 2 只。

(2)治疗前将无菌操作台紫外线灯打开照射消毒 1 小时。

(3)详细记录受血者的流产史、输血史、民族、通信号码及所检测的基础资料。

6. 具体方法 以下操作须严格在无菌条件下进行,防止污染。除抽静脉血外其余都在无菌操作台内操作。

(1)采血:戴一次性无菌手套,取已消毒的 50ml 玻璃瓶,加 200U/ml 无菌肝素钠抗凝剂。抽取供血者静脉血 20ml,注入玻璃瓶内,轻轻混匀抗凝。加生理盐水 20ml 稀释,轻轻混匀。

(2)采用密度梯度离心法常规分离淋巴细胞:取 8ml 带帽玻璃试管 8 只,取下试管帽,每管加淋巴细胞分离液 2ml,用无菌玻璃吸管沿试管壁慢慢加入已稀释的血液 5ml,使血液与淋巴细胞分离液分层。戴上试管帽,水平离心机 1600r/min,离心 20 分钟。

(3)洗涤:用另一只无菌玻璃吸管慢慢吸取淋巴细胞层,分别注入剩余的两支 8ml 试管内。每管加用生理盐水 6ml,混匀,水平离心机 1000r/min,离心 10 分钟,取下试管帽迅速倒立试管倒掉生理盐水,注意避免试管晃动将淋巴细胞倒出,洗涤 1 次。用相同方法 800r/min,离心 8 分钟,洗涤第 2 次。

(4)配淋巴细胞悬液:用生理盐水配成淋巴细胞悬液 1.2ml,含淋巴细胞(20~60)×10^6 个。

(5)注射：在受血者前臂内侧皮肤消毒后分 6 点皮内（皮下）注射，每点 0.2ml。

7. 治疗时机 在受血者计划妊娠前 2 个月开始治疗，孕前采取避孕措施，间隔 3 周治疗一次，治疗 2～3 次后可实施妊娠，4 次为 1 个疗程。1 个疗程为 9 周，治疗结束后 4 周内未孕者在发现妊娠后追加治疗 1～2 次。

8. 受血者治疗后表现及处理 淋巴细胞输注后 24～72 小时内受血者可发生迟发型变态反应的表现。注射部位出现轻度的红、肿、痒现象，属正常反应。若发生较严重其他部位荨麻疹时，可服用抗组胺及激素类抗过敏药物，症状随之消失。此类受者一般有输血过敏史，在第 2 次治疗时提前 30 分钟服用抗过敏药物，可明显减轻甚至阻止较严重过敏反应的发生。

9. 注意事项

(1)输注后嘱其注意保护注射部位以防感染，发生不明原因的发热或全身不适应及时就医。

(2)输注后在观察区等候观察 30 分钟，无异常方可离去。约定下次治疗时间。

(3)用 84 消毒剂对无菌操作台及治疗室进行擦拭消毒。打开操作台及治疗室内紫外线灯照射 1 小时，并记录。

10. 受血者效果回访 定期对受血者进行回访，及时了解治疗效果，对治疗做出正确、及时的评价。

小　结

细胞治疗是当今医学研究的一个热点，尽管细胞治疗技术进展很快，且部分技术应用较广，但依然存在许多问题和不确定性。

目前除造血干细胞移植外，其他类型的干细胞治疗仍处于早期（Ⅰ～Ⅱ期）临床试验阶段，如用干细胞治疗糖尿病（胰岛干细胞移植）、心肌梗死、脑瘫、肝硬化等都仅限于严格设计的Ⅰ～Ⅱ期临床试验阶段，其确切的疗效和安全性有待验证，尚不能在临床上广泛应用。通过本章节的学习，应掌握细胞治疗和造血干细胞移植的概念，了解造血干细胞的采集、冻存、解冻与输注，掌握造血干细胞移植时常用的检测指标及移植前后对输血的要求。

文献报道，淋巴细胞输注治疗一些妊娠早期不明原因的复发性流产是有效的，目前很多医疗机构都开展该项工作，但是其确切的治疗机制尚不确定，对该部分内容的学习应掌握病例的选择、治疗的操作流程及治疗的不良反应。

（李廷孝）

第十二章 自体血液回输技术

目 的 要 求

1. 掌握自体血液回输机的基本原理。
2. 熟悉自体血液回输机的主要应用。
3. 了解自体血液回输的相关管理规程；自体血液回输机的发展历史；自体血液回输机的分类；自体血液回输机的基本操作。

由于近年来临床用血日益增多，血源日趋紧张，尤其是稀有血型的供血困难，异体输血费用升高，加之异体输血可能带来不良反应和传染性疾病的传播，使异体输血不再成为提供血源的唯一途径。自体血回输由于简便、安全、有效，可以减少或避免异体输血反应及并发症，节约血源，越来越受到医学界的重视。目前，自体输血已普遍用于临床治疗，是今后输血工作发展的方向之一。

自体血回输(autologous blood transfusion)是将患者术中、术后出血或体腔积血经回收、过滤、离心、洗涤后再回输给患者。

一、发 展 历 史

自体血液回输机：1818 年始于英国，第一次世界大战中，德国应用广泛。1970 年，美国生产了第一台 ATS100 自体输血机。1974 年，美国研发的血液回收机 Cell Ssver 问世。

20 世纪 80 年代以来，发达国家在临床手术中逐步采用自体输血技术取代异体输血(allogeneic transfusion technique)，澳大利亚择期手术患者 60%接受了自体输血。近年来，自体输血技术在我国手术中应用也逐渐增多，并被普遍关注和接受。例如，心血管手术、颅内肿瘤切除手术、颅内动静脉畸形手术、骨科择期手术等患者越来越多地使用自体输血。

二、自体血液回输原理

自体血液回输的原理是做手术时，充分利用自身的血液；用自己的血，给自己做手术。

其方法主要有以下三种：

(1)预存式自体输血：在手术进行前两周，在医师安排下，进行血液采集、回收以及再利用，并保存在合适的环境下，在手术中适当的时间进行输血。这主要针对身体状况良好，血型配对困难以及有严重的输血反应病史的患者。

(2)稀释性自身输血：在患者麻醉后采集一定的血液，同时向患者体内输入晶体以及胶体溶液，使患者身体的血液稀释，而维持患者的正常的血容量，手术中流失的是稀释血液而已。

(3)回收性自身输血：用血液回收机等设备将患者手术中流失的血液收集、过滤、分离、清洗、净化后，再输入患者体内。

自体血液回输机基本操作步骤

(1)打开电源，打开负压源，安装一次性耗品连接管路。注：管路必须可靠地置于气泡检测器中。

(2)在将负压源管路接上储血罐之前，堵住压管路几，用负压调节器限制其负压不于150mmHg。

(3)打开抗凝管路夹，用 200ml 抗凝液预冲吸引管路和储血罐。术中回收血液时的抗凝剂用量为：每 100ml 血液使用 15ml 抗凝液。

(4)开放清洗盐水管路夹，开放集血袋入口管路夹，开放储血罐出口管路夹；夹闭集血袋出口管路夹，关闭废液袋排液夹。

(5)按压[Go]绿色确认键多次，直至显示：STOP 0ml。此时进入停止模式。此时再按压[Go]绿色确认键，显示 Machine Ready 0ml。此时进入自动模式。自动模式下，储血罐内液体超过800ml 时，机器将自动开始血液处理循环；停止模式下，机器不会对储血罐液体重复做出反应。当预计出血量较大而且出血较快时，请务必在自动模式下工作。

在自动模式下，再按压[Go]绿色确认键，显示"Final Cycle? No"，此时可以人为启动血液处理循环，用[+]键选择回答 Yes，并再压[Go]绿色确认键即可。

(6)Autolog 可以经由自动与人为两种方式进入血液处理循环。一个血液处理循环包括以下几个步骤。

1)冲注：血液由泵头带动，从储血罐进入高速旋转的离心碗中，其成分被分离，红细胞留在碗中，其他成分被舍弃。当 Autolog 探测到红细胞已注满离心碗时将结束冲注，转入下一步。

2)清洗：约 250ml 清洗盐水由泵头带动，以脉冲式的间断冲洗法对离心碗中的红细胞进行冲洗。

3)排空：泵头反转，将离心碗中浸于清洁盐水中的红细胞排入集血袋中。排空结束后，Autolog 将自动开始下一个血液处理循环。当连续的循环次数到达 7 次后，Autolog 将进入停止模式。此时用户有机会将快要注满的集血袋中的血液转移出去。

(7)结束全过程：全部的血液处理完毕后，机器显示"PROCESSING　COMPLETE REMOVE　AIR→FCT"，提示用户对集血袋进行排气。操作者应当将集血袋从挂钩上取下，接口向上持于手中，继续按压[Go]绿色确认键以排气。松开该键结束排气。

(8)手动控制功能。

1)按压[STOP]停止键，Autolog 将进入停止模式，显示 STOP　××ml。此时，按压[FUN]功能键，将提供三种手动控制液体流向的方式。

2)按一次[FUN]功能键，显示"Empty Cent>>Reservoir"。此时若持续按压[Go]绿色确认键将能把血液从离心碗中排入储血罐中，松开按键即停止。

3)按两次[FUN]功能键，显示"Empty Cent>> Holding　Bag"此时若持续按压[Go]绿色确认键将能把血液从离心碗中排入集血袋中，松开按键即停止。

4)按三次[FUN]功能键，显示"Remove Air Holding　Bag"。此时将集血袋从挂钩取下，接口向上持于手中，持续按压[Go]绿色确认键排气。松开该键将结束排气。

三、自体血回输的不良反应

1. 出血倾向　因为洗涤回收的血液中不含有血小板、凝血因子、纤维蛋白原等，所以如果将这些处理血液大量回输，则会导致凝血障碍、蛋白质丢失、水和电解质紊乱等。多数情况是必须要给予新鲜血或其他的成分输血，特别是血小板、新鲜冰冻血浆。因此，为了能不输同种异体血液，目前认为最适宜术中使用的病例是估计出血量在 500～2000ml 的手术。如果出血量在 3000 ml 以上，必须要给予输注血小板、新鲜冰冻血浆、新鲜全血。必要时补充冷沉淀凝血因子或凝血因子制品。

2. 血红蛋白血症、肾功能不全　回收式自体输血的血液虽是经低压吸引器回收的，但回收血液中仍存在血浆游离血红蛋白，吸引头不当、与导管和塑料表面相互作用、离心率过高、滚动泵都可以造成溶血。一般的洗涤式处理血(HCT 为 0.5)的游离血红蛋白在 15g/L 以下几乎不发生问题。而非洗涤式回收血(HCT 为 0.10～0.40)的游离血红蛋白一般是在 20～50g/L，将这些血液回输后，可能会出现血红蛋白血症和血红蛋白尿症。因此，对术前已有肾功能障碍的患者，必须应用洗涤式回收自体输血。

3. 肺功能障碍　在肺部如果发生微小血栓症，就会引起肺功能障碍，而现在的血液回收系统在回收时使用 40～120μm 微滤器，当回输血液时还要使用 20～40μm 的输血过滤网，因此很少发生问题。但非洗涤式时，有发生急性支气管麻痹的现象，这可能是由于回收的血液中含有作用于支气管平滑肌的物质(特别是某些肽类物质)。

4. 弥散性血管内凝血(DIC)　长时间存留在体腔内的血液，如果同时有组织挫伤，在其中就会含有大量的凝血因子Ⅲ。一旦将这些血液回输就是将微小血栓注入，再加上细菌感染则会引起 DIC。

5. 细菌感染、败血症　外伤后细菌污染血液后的回收导致败血症的可能性很大。在一般的术中、术后使用时，完全无菌也是不可能的。

四、注意事项

(1)术中回收处理的血液不得转让给其他患者使用。

(2)术中常规回收处理的血液因经洗涤操作，其血小板、凝血因子、血浆蛋白等基本丢失，故应根据回收血量补充血小板和凝血因子。

(3)如术中快速回收处理的血液因未做洗涤处理，含有大量抗凝剂，故应根据抗凝剂使用剂量给予相应的拮抗剂。

(4)行术中回收式自体输血的患者术后应常规使用抗生素，对回收处理的血液回输时必须使用输血器。

五、自体血回输的主要优点

(1)使用自体输血可避免异体输血造成的血源性感染，如肝炎、巨细胞病毒感染、艾滋病等。

(2)可以节约费用和血源，同时减少血液库存。

(3)解决稀有血型和有免疫抗体的患者围术期用血的需要。

(4)无须检验血型及交叉配血，可解决急需输血而血源短缺的困难，即节省血液，又可以减轻个人的经济负担，同时杜绝了输血差错，有利于抢救紧急、危重的患者。

(5)无红细胞破坏溶血等现象，红细胞运氧能力强，且避免了大量输库存血由于柠檬酸钠的作用导致钙离子浓度降低而引起毛细血管张力减弱、影响血管壁收缩的现象，术中输还的自体血，红细胞新鲜，携氧功能较库存血佳，且不产生对血液成分的免疫反应。

(6)有利于消除患者输异体血的恐惧心理，尤其适合于宗教人士。

六、自体血回输的适应证

凡估计体腔积血和术中失血量超过 1000ml 者，可采用自体血回输。一般认为胸腔心血管外伤出血、脾破裂、导位妊娠、肠系膜血管破裂等腹腔出血，均可回输。对于择期手术且预计术中出血量大的患者，采用自体血回输法，可明显改善患者的全身情况，有利于患者的愈后。自体血回输主要适用于预计术中出血较多的各类手术：①骨科大手术，如脊柱手术、全髋置换术等；②心血管手术，如心脏不停跳冠状动脉旁路移植术；③急症手术，如肝、脾破裂，导位妊娠大失血；④器官移植手术；⑤脑外科手术，如脑动脉瘤手术；⑥术后无污染的引流血；⑦不愿输异体血的患者，如有宗教信仰者。

七、自体血回输禁忌证

(1)败血症和血液已被污染。术中先探查有无胃肠损伤，特别是结肠损伤应禁止回输。

(2)恶性肿瘤患者，血液可能混有癌细胞，一般禁止回输。

(3)回收血液超过规定时间。如开放性创伤(超过 4 小时以上者)和心、肝、肾功能严重不全者。

八、自体血回输注意事项

(1)负压吸引不可过高，一般不超过 6.5kPa，以减少对红细胞的破坏。回输血液时，应严密观察血压、脉搏、体温、尿量的变化，遇有血压改变、发热、寒战等反应时立即停输；及时检测输血后 1 天与 1 周的 Hb、HCT、RBC、PLT、MAP、HR、PT、APTT 及 FBG 等。回输血液时应强调无菌操作，防止污染。

(2)为防止和减少并发症，术中、术后每回输 1000ml 血，给予常规补充钙剂 1g、5%碳酸氢钠 60~80ml，术后出现血红蛋白尿时再输入 5%碳酸氢钠 200ml，碱化尿液，并用呋塞米 20mg 以保护肾功能。伤后至自体血回输的时间原则上以 24 小时之内为宜，据文献报道：26~44 小时自体血回输无明显不良反应，但超过 48 小时应谨慎。如回输血液呈暗红不透明，或穿透伤、开放伤已有寒战发热者，应禁止回输。

九、自体血回输的并发症

(1)血液有形成分的变化。

(2)凝血功能障碍。

(3)微血栓。

(4)血液污染。

小　　结

本章简述了自体血液回输机的发展历史，重点介绍了自体血液回输机的基本工作原理。对于自体血液回输的分类和基本操作也有简单介绍，由于不同品牌的自体血液回输机的基本工作原理大同小异，操作步骤却是千差万别的，操作人员要了解自体血液回输机的工作原理，在熟练、正确操作的基础上，对自体血液回输机进行有效的日常维护和保养，有利于提高自体血液回输机的机采精度，保护患者的采血安全。

自体血回输由于简便、安全、有效，可以减少或避免异体输血反应及并发症，节约血源，越来越受到医学界的重视，自体血液回输机广泛应用于临床和采供血系统。血细胞分离工作的任务也越来越繁重，为确保采集分离工作的安全进行，制订相应的实验室管理规程是必需的。

随着自体血液回输机日益广泛的应用，所治疗病患的情况也越来越复杂，这要求操作人员除应熟练掌握所使用机器的操作规程及性能特点外，还应掌握一些特殊情况的紧急抢救的应对措施，以确保我们的自体输血工作顺利、安全的进行。

（闫宏伟　李　猛）

第十三章 输血护理

📚 目的要求

1. 掌握各种血液成分的输注方法。
2. 熟悉临床输血过程中的护理内容。
3. 了解常见输血不良反应及主要处理措施。

输血治疗需要由临床医师、护理人员、输血科工作人员共同协作完成，我国卫计委制订的输血政策法规要求临床输血工作人员要具备输血、检验、医疗、护理等专业知识。输血治疗过程中任何一个环节有差错直接影响医疗安全。护理是临床输血工作过程中诸多环节之一，是最后的执行者。临床输血护理包括受血者的心理护理、血液标本采集、血液标本运送、血液领取、血液输注、受血者输血过程中的护理，输血后不良反应的处理、输血护理记录等多个环节。

第一节　输血过程护理

临床输血过程护理包括输血前受血者心理护理（psychological nursing）和输血过程的护理。

一、心理护理的意义

输血治疗对受血者是一种较强的紧张刺激，患者普遍认为输血即表示病情非常严重从而精神紧张，以至不配合治疗。医护人员应对患者进行输血前的心理指导，告诉受血者及亲属血液制品质量是安全可靠的，帮助受血者做好充分心理准备，以减轻对输血治疗的担忧和恐惧感，积极配合治疗、提高康复的信心、增强患者的安全感。

二、输血前受血者心理护理的程序

1. 估计　收集主、客观资料，整理分析资料和列出心理护理诊断。

2. 计划　在列出心理护理诊断或护理问题后，制订心理护理目标；根据目标做出解决存在的心理问题的决策，即心理护理计划。护士应针对每一位患者的不同心理需求，指定输血前心理护理计划，使患者保持平稳、安定的情绪，共同完成输血。

3. 执行　指将心理护理计划的具体措施付诸实施。患者接受输血前心理状况各不相同，要根据各患者特点进行心理分析，对症护理。

4. 评价　即检验预期效果是否达到，列出执行措施后出现的反应。再将反应与原来制订的护理目标进行比较，以观察是否达到要求，在评价的基础上对心理反应重新估计。

三、输血过程护理

(一)标本采集

1. 输血标本采集前准备 采集输血标本前仔细核对医嘱,检查输血申请单,核对患者姓名、性别、年龄、床号、病区、住院号、血液成分、血型等项目,核对条形码内容后将条形码贴在试管上。

2. 输血标本采集 确定输血后,患者所在科室医护人员持"临床输血申请单"和贴好条形码标签的试管当面核对患者姓名、性别、年龄、床号、病区、住院号、血型等信息,若患者意识不清,通过询问患者的亲属确认患者身份,核对无误后方可采集血样,不得将其他血液标本作为输血标本。抽取患者静脉血 2～3ml,注入带有该患者信息的试管中,轻轻颠倒混匀 4～5次,并再次确认,无误后采血者在血样管条形码标签和申请单上签名。

3. 注意事项

(1)采集血标本之前应认真核对受血者身份,防止找错人;防止血标本张冠李戴的最有效方法是给每一位患者配戴腕带(腕带上有患者重要信息);采集血标本之前需仔细核对"临床输血申请单"与患者腕带资料是否一致,两者有不符合处不得采集血标本;采血后必须在离开床边之前在试管上贴上标签。

(2)一位医护人员最好不要同时采集两位以上患者血标本,因为存在将血样注入错误试管中的风险。

(3)不要从输液管中直接获取血标本,因为标本被严重稀释会导致错误的检测结果。因故需要从输液管中获取血标本时应以生理盐水冲注,并将先抽取的 5ml 血弃去,再取血标本。

(4)用右旋糖酐等大分子物质治疗后采集的血标本应做标记说明,否则将干扰配血;用肝素治疗的患者血标本要用鱼精蛋白对抗使之凝结再送检。

(5)配血用的血标本应不抗凝或用 EDTA 抗凝,不得少于 3ml。

(6)受血者血标本必须是输血前 3 天之内的,或者能代表患者当前的免疫学状态;如果患者最近的红细胞输注发生于 24 小时之前,现在又要输注红细胞,最好重新采集一份血标本进行交叉配血试验;重新采集血标本的原因是患者接受供者红细胞后受到免疫刺激,可迅速产生针对供者红细胞的抗体。

因此,为确保患者始终接受配合的血液,新鲜的血标本非常必要;患者需要反复输血可不必每天采集血标本,但输血科(血库)应每隔 3 天进行一次抗体筛选,随时了解是否有新的不规则抗体产生。

(二)取血

输血科工作人员接到医护人员送来的备血标本和临床输血申请单后,备好血液及其成分通知护士领取。护士领取时需注意以下方面。

(1)熟悉血液及其成分的质量要求和质量鉴定方法。

(2)严格检查血液及其成分的质量和血袋有无破损。

(3)取血与发血的双方必须共同查对患者姓名、性别、病案号、门急诊/病室、床号、血型、血液有效期及配血试验结果,以及保存血的外观等,确保准确无误,双方共同签字后方可取血。

(4)根据血液及其成分特性运用保温箱及时无误领取患者所需血液成分。

(三)输血

(1)输血前，由两名医护人员核对交叉配血报告单及血袋标签各项内容，检查血袋有无破损、渗漏，血液颜色是否正常。准确无误后方可输血。

(2)输血时，由两名医护人员带病历共同到患者床旁核对患者姓名、性别、年龄、病案号、门急诊/病室、床号、血型等，确认与配血报告相符，再次核对血液后，用符合标准的输血器进行输血。如果患者处于昏迷、意识模糊或语言障碍时，输血申请单不能认证患者，就需要在患者入院时将写有患者姓名和住院号的标签系在患者的手腕上，保留至出院为止。

(3)注意事项

1)取回的血应尽快输用，不得自行储血。

2)输血前将血袋内的成分轻轻混匀，避免剧烈振荡。

3)血液内不得加入其他药物，如需稀释只能用静脉注射生理盐水。输血前后用静脉注射生理盐水冲洗输血管道。

4)连续输用不同供血者的血液时，前一袋血输尽后，用静脉注射生理盐水冲洗输血器，再接下一袋血继续输注。

5)输血时要遵循先慢后快的原则，输血开始前15分钟要慢(每分钟约2ml)，并严密观察病情变化，若无不良反应，再根据病情和年龄需要调整速度。

6)严密观察受血者有无输血不良反应，一旦出现异常情况应立即减慢或停止输血，用静脉注射生理盐水维持静脉通路，及时向医师报告，做好记录。

7)患者体温高于38.5℃或在输注抗生素时要暂缓输血。

8)输血前后一般不宜使用高浓度药物，因血液浓度高，输血速度相对较慢，高浓度药物可造成对血管的损伤。

(四)输血后护理

(1)输血后对患者的关心和询问非常重要，有助于及时发现因输血引起的异常情况，也有益于患者提高对输血的正确认识，增强战胜疾病的信心。

(2)输血结束后，认真检查静脉穿刺部位有无血肿或渗血现象并做相应处理。

(3)若有输血不良反应，应及时汇报医师，做好相应处理；并同时记录反应情况，并将原袋余血妥善保管，直至查明原因。

(4)输血完毕后，医护人员将输血记录单(交叉配血报告单)贴在病历中，并将血袋送回输血科(血库)至少保存1天；护士还应将输血有关检验单存入病历，尤其是交叉配血单及输血同意书，要放入病历中做永久保存。

第二节　输血过程护理管理

患者在血液及其成分输注过程中的护理管理是输血护理不可或缺的关键环节，包括严格选择标准输血器具及输血通道，严格执行输血操作规范，同时还应寻求患者的积极配合。

一、输血用品及其通道

(一)输血用品选择

1. 输血用品管理标准　输血用品为一次性使用无菌医疗用品,医疗用品的管理应达到以下要求。

(1)必须由设备部门统一集中采购,使用科室不得自行购入。

(2)必须从取得省级以上药品监督管理部门颁发"医疗器械生产企业许可证""工业产品生产许可证""医疗器械产品注册证"的经营企业购进合格产品。

(3)必须进行质量验收,并查验产品的检验合格证、生产日期、消毒或灭菌日期、失效期、出厂日期、卫生许可证号、供需双方经办人姓名等。

(4)必须存放于阴凉、干燥、通风良好的物架上,距地面≥20cm,据墙壁≥5cm,不得将包装破损、失效、霉变的产品发放至使用科室。

(5)使用前应检查小包装有无破损、失效、产品有无不洁净等。

(6)使用时若发生热原反应、感染或其他异常情况时,必须及时留取样本送检,按规定详细记录,报告医院感染管理办公室等部门。

(7)发现不合格产品或质量可疑产品时,应立即停止使用,并及时报告当地药品监督管理部门,不得自行做退、换货处理。

(8)一次性使用无菌医疗用品使用后,必须进行消毒、毁形,并按当地卫生行政部门的规定进行无害化处理,禁止重复使用和回流市场。

(9)医院感染管理办公室必须履行对一次性使用无菌医疗用品的采购、管理和回收处理的监督检查职责。

2. 输血用品具体选择

(1)输血器的质量要求:输血器经环氧乙烷灭菌,清洁无污染、无菌、无毒、无致热原。采用医用高分子材料制造,导管塑化均匀,弹性好,透明度高,抗曲折,抗缠绕。当有气泡通过时,可发现水和空气的分界面。直口和螺口圆锥接头均为国际标准,可以和多种规格的静脉输液针连用。

配有孔径约为 170μm 的滤器网,可以滤除血液及其成分中可能存在的微聚颗粒。药液过滤器对药液中 15μm 以上的微粒滤出率>95%,空气过滤器对空气中 0.5μm 以上微粒的滤出率>99%。标准状态下,30 分钟内能够输出≥1000ml 的血液,加压情况下,2 分钟内能够输出≥500ml 的血液。

(2)输血器使用的注意事项

1)过期产品不能使用;小包装有破损,护帽脱落的产品不能使用;输血前用生理盐水冲洗管道时发现漏液的产品不能使用。

2)同一输血器在连续使用 5 小时以上或每输 4U 血液,部分血液成分残渣在过滤网上黏着沉淀,不仅影响滴速,还可繁殖细菌及诱发 DIC,故需更换新输液器。如温度很高,其更换频率应该更高。

输液器应储藏于相对湿度不超过 80%、无腐蚀性气体、通风良好、洁净的环境内。

(3)输血针头及其他用品

1)成人一般使用 18 号针头,小儿一般使用 24 号针头。

2)与输血配套的其他用品有:注射盘、止血带、小垫枕、胶布、无菌敷贴、棉签、开瓶器、输液架等。

(二)输血通道选择

1. 静脉输血通道 一般选四肢表浅、粗大易见、弹性较好的静脉穿刺,首选是前臂的贵要静脉和内踝上方的大隐静脉。外伤或手术大出血时,宜建立两条静脉通道行静脉穿刺,首选颈内静脉或锁骨下静脉穿刺,必要时行静脉切开术,以便短时间内输入大量血液。但盆腔、腹腔大出血不宜选择下肢静脉通道。

2. 动脉输血通道 休克患者静脉输血无效时,可用高于收缩压的压力,将血液注入动脉内,一般用桡动脉或股动脉通道。

3. 加压输血通道 紧急大量出血抢救时,应采用多条静脉通道,直接挤压血压器或静脉输血加压器快速输注,必要时也可使用大一号的针头输注。

4. 换血通道 新生儿溶血病和血管内严重溶血的患者,往往需要换血治疗。由单臂静脉通道的肘静脉先采血 200~400ml,然后由同一肘静脉输入等量血液,如此反复采血、输血;或由双臂肘静脉通道,一侧采血,另一侧输血,量和速度大致相同,一般以双臂法为佳。例如,血浆置换患者,采集患者全血后,分离血浆弃之,同时回输患者的红细胞及一定量血浆置换液,以去除患者血浆中所含的有害致病物质或致病性抗体。

二、输血操作规范

(一)常规输血方法

1. 输血前准备 首先输血前护士通知患者做好输血准备,并协助患者完成大、小便排空等工作,然后护士洗手、戴手套、戴口罩,严格执行无菌操作,避免交叉感染。

2. 输血过程

(1)两名护士核对交叉配血报告单及血袋标签各项内容,检查血袋有无破损渗漏,血液颜色是否正常,准确无误后连同输血卡和输血用品携至患者床旁,双人核对患者姓名、性别、年龄、科室、床号、病案号、血型等,确定无误后签名。

(2)将注射用生理盐水瓶(或袋)倒挂在输液架上,选择易穿刺血管,用 2%碘酊和 75%乙醇溶液消毒皮肤,以 15°~30°角进针,见回血后平推 0.2cm,以胶布固定针头,其上覆盖无菌敷贴。

(3)用注射用生理盐水冲洗管道,按静脉输液程序将生理盐水输入静脉,并以缓慢的速度维持静脉滴注,观察滴入情况,以待接血。

(4)将血袋内的血液成分轻轻混匀,打开储血袋封口,常规消毒开口处塑料管,与接生理盐水瓶(或袋)针衔接,替换下生理盐水瓶(或袋)。

(5)待血液进入血管后,护士于床边守候片刻调整需要的滴速,并在全部的输血过程中随时注意观察。

3. 输血完毕 继续输入生理盐水,将血液全部输入静脉后,再拔出针头,以无菌敷料局部压迫固定。

(二)输血速度选择

输血开始速度应稍慢,观察 15 分钟后,若无输血不良反应再视患者年龄、体质、心肺功能状况调节滴速。因为输血过多过快，除容易导致循环超负荷输血反应、充血性心力衰竭与肺气肿外，还可导致出血倾向、柠檬酸盐中毒、低钙血症、低体温、血管微栓塞、酸碱失衡、低血钾症等输血反应。

故输血速度掌握要视输血种类和受血者体质而定，开始宜稍慢，待观察受血者无不良反应，再根据需要调速；一般情况下输血速度为每分钟 5～10ml，一般成人 40～60 滴/分，儿童酌减，婴幼儿输血速度宜慢，每分钟为 1～2ml，为 10～20 滴/分，新生儿不得超过 8～10 滴/分，伴有心力衰竭、肺炎或早产儿以 4～5 滴/分为宜。

年老体弱、有心肺功能障碍者、重度慢性贫血患者，输血量及速度要限制，尤其重度贫血白血病患者更应当严格控制滴速，以 10～20 滴/分为宜，以防出现肺水肿。如若大量失血或发生失血性休克，则需遵医嘱快速输入，输血速度可达每分钟 50～100 ml，必要时加压快速输血。

(三)血液成分的输注时限

血液成分的输注时限应根据输注不同的血液成分而定。

1. 全血或红细胞 要求在离开 4～6℃的储存温度后 30 分钟内开始输注，一袋血要求 4 小时内输注完毕(如室温温度过高，则应适当缩短时间)。一袋血 4 小时内未输注完毕应废弃。

2. 单采少白细胞血小板及机采血小板 收到后尽快输注，要求以患者可以耐受的较快速度输入，每袋血小板应在 20 分钟内输注完毕。

3. 新鲜冰冻血浆及冷沉淀 融化后应尽快输注，要求以患者可以耐受的较快速度输入。对成年患者来说，200ml 新鲜冰冻血浆应在 20 分钟内输完，一个单位的冷沉淀应在 10 分钟内输完。

(四)同时输注多种血液成分时的输血顺序

在必须同时需输注红细胞、血小板、新鲜冰冻血浆和冷沉淀多品种的血液成分时，应按照冷沉淀凝血因子、血小板、红细胞、新鲜冰冻血浆的顺序进行输注。对血小板和冷沉淀凝血因子，应以受血者可以耐受的速度尽快输注。

(五)输血过程护理注意事项

(1)血液及其成分不宜过早从输血科(血库)取回于室温中，做到随用随取。

(2)输血全过程，必须严格遵守无菌操作，减少血液污染的机会。

(3)输注前将血袋内的血液轻轻混匀，避免剧烈振荡，宜用旋转式摇晃，避免产生大量气泡。

(4)在输注所有血液及其成分时，都禁止向血液中添加任何药物。除了生理盐水外，不可向血液内加入任何药物，原因是：①药物加入血液，不仅可改变血液中的 pH、离子浓度或渗透压，而使血液中的成分变性甚至发生溶血，而且药物本身也可能发生化学反应导致药物失效；②某些药物(如地塞米松)加入血液滴注会掩盖溶血性输血反应和细菌污染反应被及时发现；③由于输血的速度慢，药物进入机体的速度也慢，故不易迅速达到有效的血药浓度而及时发挥疗效；④把药物加入血液的过程中，增加了血液被污染的机会。如需稀释血液，只能用静脉注射生理盐水。

(5)连续输用两个单位以上不同供血者的血液时，在每一单位血液输尽时，应以少量注射用生理盐水冲洗输血器后，再输下一袋血液。

(6)输血过程中要加强巡视，严格观察病情变化，注意有无输血不良反应。如果出现输血不良反应，必须立即停止输血，采取相应的护理措施，并报告主管医师及时诊治，同时通知输血科(血库)做必要的原因调查。

(7)一般情况下，血液输注前不必加温，但对有冷凝集现象的患者输血前，必须将血液制品预先放在 37℃环境中，当接近体温时再输注；大剂量输血、新生儿换血治疗可提前将血液放置室温 15～20 分钟，适当升温后再输注。

(8)患者体温高于 38.5℃或正在输注抗生素时要暂缓输血。输血前后一般不宜使用高浓度药物，因血液浓度高，输血速度相对较慢，高浓度的药物可造成对血管的损伤。

三、不同血液成分输注的注意事项

(一)红细胞加温注意事项

(1)多数输血不需加温，如输血量较大，可加温输血的肢体以消除静脉痉挛，一般情况下也不必加温。

(2)如有特殊情况，如快速输血或加压输血超过 5 袋(2000ml 以上)、新生儿溶血病需要换血，则可遵医嘱给血液加温，可提前将血液放置室温 15～20 分钟，适当升温后再输注。

(3)大剂量输血、新生儿换血治疗需要专人负责操作并严密观察；温度不得超过 32℃，以免造成红细胞损伤或破坏而引起急性溶血反应。

(4)加温过的血液要尽快输注，因故未能输注不得再入冰箱保存；有条件用血液加温器尽量选择血液加温器给血液加温。

(5)对有冷凝集现象的患者输血前，必须将血液制品预先存放在 37℃环境中，当接近体温时再输注。

(二)血小板输注注意事项

(1)输注前要轻轻摇动血袋使血小板悬起，切忌粗鲁摇动，以防血小板受到损伤；摇匀时出现云雾状说明有足够数量的血小板，无云雾状可能血小板数量不足，疗效差；如发现血袋内有细小凝块，可用手指隔袋捏散，再轻轻摇匀。

(2)血小板应尽快输用，因故未能及时输用，则应在室温下放置，每隔 10～15 分钟轻轻摇动血袋，不能放 4℃冰箱暂存；最好采用双头输血器，以患者可以耐受的最快速度输入，一般每分钟 80～100 滴，以便迅速达到一个止血水平。

(三)新鲜冰冻血浆(FFP)输注注意事项

(1)输注前肉眼观察应为淡黄色的半透明液体，如发现颜色异常或有凝块或较多气泡不能输用。

(2)融化后的 FFP 应尽快输入，因故融化后未输的 FFP，可在 4℃冰箱暂时保存，但不得超过 24 小时，更不可再冰冻保存。

(3)血浆应在 37℃水融箱中融化，最好用特制的血浆融化器融化，不可在室温下放置使之自然融化，不可在自来水中融化，如有纤维蛋白析出往往会影响疗效，还易阻塞针头。

(4)因含有全部凝血因子，主要用于先天性或获得性凝血功能障碍的患者，特别是肝病患者获得性凝血功能障碍。

(5)常用剂量为每千克体重 10～15ml，要求输注速度快一些(以患者可以耐受为准)，以便迅速达到一个止血水平。

（四）冷沉淀输注注意事项

（1）融化后的冷沉淀不仅要尽快输用，而且要用输血器以患者可以耐受的速度快速输入，常用剂量为每 10 千克体重 1～1.5U。

（2）因故未能及时输用的冷沉淀不宜在室温下放置太久，不宜放 4℃冰箱，也不宜再冻存，因为因子Ⅷ最不稳定，很容易丧失活性。

（3）融化后的冷沉淀可以一袋一袋的快速滴注（最好用双头输血器），也可将数袋冷沉淀逐一汇总，并通过冷沉淀袋的出口部位加入少量生理盐水加以稀释后滴注，还可一袋一袋的由静脉注射，最好在注射器内加入少量柠檬酸钠溶液，以免注射时发生凝集而阻塞针头。

第三节　输血不良反应的护理

输血不良反应（adverse transfusion reaction）是指在输血过程中或输血之后，受血者发生了与输血有关的不能用原来的疾病解释的新的症状或体征。根据输血不良反应发生的缓急和临床表现，将输血不良反应分为急性输血反应和迟发性输血反应两种类型。医护人员在输血过程中严密观察受血者有无输血不良反应，一旦出现异常情况应立即减慢或停止输血，维持静脉通路，并报告上级医师。

一、急性输血反应

1. 急性溶血反应

（1）溶血反应仅占输血反应的 0.1%，然而一旦发生，病死率高达 70% 以上。溶血反应是输血中最严重的反应，输血中或输血后患者出现畏寒、发热、腰背痛、贫血、黄疸、尿色深（尿呈酱油样或葡萄酒色）；全身麻醉下，手术野过度渗血或出血不止，出现原因不明的血压下降均应考虑急性溶血反应的可能。

（2）护士应加强工作责任心，严格执行查对制度及输血操作规程，杜绝差错事故的发生。严格执行血液保存规则，不可使用变质血液制剂。避免血液制剂震荡，以免红细胞被破坏引起溶血。

（3）密切留意患者病情变化，应加强对 DIC 的观察，出现症状应立即停止输血，维持静脉通路，并报告医师及时抢救。

（4）保持患者呼吸道通畅，去枕平卧，将其头部偏向一侧，及时清理口鼻分泌物，给予 4L/min 浓度氧气吸入，适时测量血氧饱和度，维持血氧饱和度在 90% 以上。迅速建立两条静脉通道，一条用于补充血容量，快速补液，碱化尿液，利尿，促进排泄；另一条给予血管活性药物和抗凝剂。两条静脉通道时刻保持通畅，需要时遵医嘱给予药物，保证各项治疗及时。

（5）严密观察患者生命体征，准确记录出入量，并控制入水量，纠正水、电解质紊乱，必要时实施腹膜透析和血液透析治疗。

（6）加强对肾脏的保护，准确及时采集各项实验室检查标本。采集后及时送检，及时询问检查结果。

2. 细菌污染血输血反应

（1）输入少量血（10～20ml）后患者立即出现寒战、高热、低血压甚至休克，皮肤黏膜充血、干燥（有人称之为"暖休克"），应高度怀疑细菌污染血输血反应，其严重程度与细菌污染的种类、细菌毒性、细菌数量、患者的原发病及机体免疫功能有密切关系。此时，应立即停止输血，维持静脉通路，向医师报告并及时抢救。

（2）轻症者应注意与发热反应鉴别：前者，血压下降，对症处理无效；后者，血压一般无变化，对症处理有效。重症者应与急性溶血反应鉴别，共同症状为寒战、高热、低血压或休克；急性溶血尚有黄疸，血红蛋白尿等血管内溶血征象。

（3）对疑为细菌污染引起的输血反应患者，在积极治疗抢救患者的同时，需核对用血申请单、血袋标签、交叉配血试验记录等与配血相关的各项信息。抽取血液制剂袋中的血液送检做细菌学检查，判断引起感染的细菌的类型，以供采取抢救措施时参考。

（4）严密观察病情变化，以利于早期发现休克的先兆，预防 DIC 和急性肾衰竭。遵医嘱给予抗感染治疗，尽早联合应用大剂量、强效、广谱抗生素，致病菌一旦明确，应根据药物敏感试验结果，改用最为敏感的抗菌药物。

（5）患者出现高热，应给予物理降温，必要时给予留置导尿并记录出入液量。同时，加强支持疗法，对于体质较差、免疫功能低的患者，须静脉注射大剂量的免疫球蛋白。

3. 迟发性溶血性输血反应　在输血 24 小时后，多半发生在输血后 3～7 天，出现无法解释的发热及血红蛋白下降应高度重视。此多由 Rh 系统内的抗体如抗 D、抗 C 和抗 E 造成，以 D 抗原与其相应抗体所致血管外溶血反应多见。释放出的游离血红蛋白转化为胆红素，循环至肝脏后迅速分解，通过消化道排出体外。如有黄疸、血红蛋白尿、血浆游离血红蛋白升高、血片出现大量球形红细胞、直接抗人球蛋白试验阳性便可确诊。发生溶血的原因是 ABO 系统之外的不规则抗体引起，其溶血程度与抗体效价和输入的红细胞量成正比。对此种患者应查明原因，确诊后，尽量避免再次输血。

4. 非溶血性发热性输血反应　是最为常见也最容易治疗的一种输血不良反应，占输血总反应率的 52.1%。病因与多次输入 HLA 不相合的白细胞和血小板而引起的抗原抗体反应有关。只要在输血期间或输血后 1～2 小时内体温升高 1℃以上，并以寒战和发热为主要临床表现，血压多为正常，无其他原因可以解释的发热应考虑非溶血性发热性输血反应。

一旦怀疑这种输血不良反应应立即停止输血，密切观察患者病情，维持静脉通路，报告医师做对症处理。注意受血者保暖，每 15～30 分钟测量体温一次，嘱患者多饮水。

5. 输血过敏反应　应预防输血过敏反应的发生。献血员在献血前用过可致敏的药物或食物，使输入血液中含致敏物质，要预防因此引发的输血过敏反应，勿选用有过敏史的献血员。献血员在采血前 4 小时内不能吃含高脂肪、高蛋白的食物，可以少量食用清淡饮食或饮少量糖水。

过敏反应有轻度和重度之分，轻度者占绝大多数，表现为皮肤瘙痒伴潮红，皮肤出现荨麻疹或血管神经性水肿（面部居多）；重度者极为少见，表现为支气管痉挛、喉头黏膜水肿甚至过敏性休克。

一旦怀疑过敏性输血反应，要停止输血，口服或肌内注射抗组胺药物，必要时静脉注射地塞米松。重度过敏反应要及时组织抢救。对呼吸困难给予氧气吸入，对严重喉头水肿者护士应配合医师行气管插管或气管切开，以免窒息；循环衰竭者立即进行抗休克治疗。再次输血时应选用洗涤红细胞，避免输注血浆及其成分（过敏反应多为对血浆蛋白过敏）。

6. 循环超负荷　在输血过程中或输血后 1 小时内，患者突然感到胸闷、呼吸困难、被迫坐起、咳嗽、咯大量血性泡沫样痰、烦躁不安、发绀、颈静脉怒张、两肺布满湿啰音。抢救不及时，患者可迅速死亡。这是由于短时间内输入大量血液或输血速度过快，超过患者心脏的负荷能力，导致充血性心力衰竭和肺水肿。

一旦诊断输血引起的循环超负荷，应立即停止输血，让患者半坐位、双下肢下垂，吸氧。四肢轮流结扎止血带，以减少静脉回流，静脉注射毛花苷C及速效利尿药。如上述措施无效则可考虑放血，放血量相当于输入的全部或部分血液。

对于年老体弱、婴幼儿及原有心肺疾患的患者及所有慢性贫血患者一定要控制输血速度，认真调整每分钟流量，全程输血量要均匀分配，切不可忽快忽慢。

7. 输血相关性肺损伤　通常由于供者血浆中含有针对受血者白细胞的抗体，几乎都发生于供血者是多次生育的经产妇。一般在输血开始后 1～4 小时发病，表现为快速的呼吸衰竭，肺部 X 线检查见弥漫性阴影。临床处置上无特定方法，主要进行呼吸支持治疗。

二、迟发性输血反应

输血后数日至 2 周内有出现迟发性溶血反应的可能，护士应注意观察患者的全身情况，生命体征的变化、血常规和尿的颜色有否异常等，以便早期发现及时治疗。对于出院的受血者，应做好出院指导，嘱患者如有不良反应及时与医院联系。

1. 输血后紫癜　是一种输血后的同种免疫反应，可以是 HLA 同种免疫反应或 HPA（人类血小板抗原）同种免疫反应破坏血小板所致，比较罕见但有潜在致死危险。其多见于女性患者，在输注红细胞或血小板后 5～10 天发生急性血小板减少，PLT<100×10^9/L。皮肤黏膜出现紫癜及出血。

2. 输血相关的移植物抗宿主病　是一种致死性的输血并发症。一般发生于输血后 10～12 天。过去普遍发生于骨髓移植等免疫缺陷患者，但近年来非免疫缺陷受血者发生 TA-GVHD 已被公认，由亲属供血者引发者居多。发热、皮疹、腹泻（可为稀便、水样便或血水便，腹泻多伴有腹痛）、肝功能损伤（肝区不适或疼痛，肝大，黄疸，ALT、AST、LDH 等不同程度升高）及血象三系减少，本病预后很差。

三、输血反应临床处理原则

（1）发现有输血反应征兆时，应立即停止输血，并维持静脉通路，以备急救，通知医师进行对症处理。

（2）再次核查所有输血数据，确定患者血型、血液品种等准确无误。

（3）填写"输血反应回馈表"并详细记录。重新抽取血液标本，连同血袋（包括已输和未输）及输器器送回输血科。

（4）鉴别输血反应类型，疑为溶血性输血反应时，除了需将输血后重采的标本、所有血袋（包括已输和未输）及输器器送回输血科外，还需采集受血者输血后尿液标本送检验科。

（5）遵医嘱对症处理，继续密切监测受血者生命体征，尿量及颜色变化，并详细记录在病历中。

四、输血记录的保存

输血记录是输血过程的原始记录，是患者输血安全的保障，也是解决输血纠纷的有力证据。输血结束后护士要将输血全过程的详细记录随病历妥善安全地保存。这些记录要注意到真实性和完整性。这样既能对患者、单位和护理人员进行有效的保护，又能使输血纠纷得到公正地解决。

五、输血相关医疗废物处理

1. 输血袋 输血后的血袋用双层黄色胶带包好，并用红色笔注明姓名、床号、日期、输血时间、袋数等，血袋必须送回输血科冰箱内保存 24 小时，以备出现输血不良反应及其他意外情况时核查。24 小时后，由专门部门严格按照污染性医疗废物处理，并保留处理记录。

2. 输血器 一次性输血器使用后先剪下针头部分，放入利器盒中，其余部分只要分离金属的瓶塞穿刺器后，放入专用收集袋，再由指定人员回收焚烧处理。

小　结

护理是临床输血工作过程中诸多环节之一，是最后的执行者。临床输血护理包括受血者的心理护理、血液标本采集、血液标本运送、血液领取、血液输注、受血者输血过程中的临床观察，输血后不良反应的处理、输血的护理记录等多个环节。

输血前护理是患者接受血液及其成分输注之前，医护人员对患者的心理护理及输血流程的规范过程。输血前了解患者的心理状况，制订心理护理计划使患者保持平稳、安定的情绪，是输血成功、安全的保障。同时医务人员还要按照输血护理规范领取血液及其成分。患者在血液及其成分输注过程中的护理是输血护理的关键环节。医护人员要求严格选择标准输血器具及输血通道，严格执行输血操作规范。输完血后，医护人员要继续观察患者的症状及体征，做好护理病历的书写、输血文书的保存、输血感染及耗品的处理等。

患者接受血液输注的品种不同，输血护理的方式亦不同。医护人员要严格掌握各种血液及其成分的特点，制订不同的输血护理方案，保证临床输血最后的安全、有效。输血不良反应是指在输血过程中或输血后，受血者发生了不能用原来的疾病解释的新症状或体征。输血不良反应发生后应及时确定输血不良反应的性质和种类，并对症护理和治疗。

（李新菊　温志红）

参 考 文 献

陈竺，2012. 医疗机构临床用血管理办法中国医药科学，02(12)：6-8

胡丽华，2013. 临床输血学检验.北京：人民卫生出版社，241-258

黄晓军，2014. 实用造血干细胞移植.北京：人民卫生出版社

兰炯采，负中桥，陈静娴，2011. 输血免疫血液学实验技术. 北京：人民卫生出版社

李勇，马学严，2006. 实用血液免疫学：血型理论和实验技术. 北京：科学出版社

李勇，杨贵贞，1999. 人类红细胞血型学实用理论与实验技术. 北京：中国科学技术出版社

李志强，2010. 简明临床输血理论与实践. 上海：世界图书出版社

林其德，2008. 复发性流产免疫学诊断和治疗共识. 生殖医学杂志，17(1)：4-5

临床输血临床规范流程协作组，2012. 淋巴细胞输注治疗不明原因复发性流产操作流程. 中国输血杂志，25(9)：826-827

山东省医院输血科(血库)基本标准(2011年版). 鲁卫医字〔2011〕128号.2011-10-26

王治国，2013. 临床检验质量控制技术. 第2版. 北京：人民卫生出版社，275-338

卫生部，2000. 临床输血技术规范中国医院，(6)：1-11

吴思梦，段小晶，张晋，等.2015. 血细胞分离机在肿瘤患者生物治疗中的应用.中国输血杂志，28(5)：546-548

夏琳，姜傥，2013. 临床输血学检验.武汉：华中科技大学出版社，327-365

殷国美，沈卓岚，秦斐，等.2013.3种血细胞分离机采集外周血造血干细胞的安全性与有效性研究.中国输血杂志，26(7)：639-642

中华人民共和国卫生部医政司.2006. 全国临床检验操作规程(第3版). 南京：东南大学出版社，74-113

中英文名词对照

A

艾滋病　AIDS

B

白蛋白　albumin
白细胞去除　leukocyte removal
保养液　preservative solution
表位　epitope
冰冻红细胞　frozen red blood cells，FRBC
冰冻红细胞　frozen red blood cells
冰冻解冻去甘油红细胞　frozen thawed deglycerolized red blood cells，F-TDRB
丙型肝炎病毒　hepatitis C virus，HCV
补体依赖的淋巴细胞毒方法　complement dependent cytotoxicity，CDC
不完全抗体　incomplete antibody
不完全型 D　partal D

C

储存式自身输血　preoperative autologous blood donation
参比链介导的构象分析　HLA typing with reference strand mediated conformation analysis，RSCA
成分输血　blood component therapy
迟发性溶血性输血反应　Delayed hemolytic transfusion reaction，DHTR
持续改进　continue improvement
纯合分型细胞　homozygote typing cell，HTC
促红细胞生成素　erythropoietin，EPO

D

DNA 序判分析法　DNA sequencing
大量输血　massive transfusion
单采血小板　apheresis platelets
单采粒细胞制品　apheresis granulocytes
单个供者浓缩血小板　single-donor platelet concentrates，SDPC
单个核细胞　mononuclear cell，MNC
单核苷酸多态性　single nucleotide polymorphisms，SNP
单克隆抗体粒细胞抗原捕获试验　monoclonal antibody immobilization of granulocyte antigen，MAIGA
单克隆抗体特异的血小板抗原固定试验　monoclonal antibody-specific immobilization of platelet antigens assay，MAIPA
定性试验　qualitative assay

E

二甲基亚砜　dimethyl sulphoxide，DMSO

F

发热性非溶血性输血反应　febrile non-hemolytic transfusion reaction，FNHTR
反定型　reverse grouping
辐照红细胞　irradiant red blood cells，IRBC
辐照血小板　irradiated platelets
辐照红细胞　irradiated red blood cells，IRBC

G

改进的抗原捕获酶联免疫吸附试验　modified antigen capture ELISA，MACE
干细胞　stem cell，SC
肝素诱导性血小板减少症　heparin-induced　thrombocytopenia，HIT
过程　process
过程控制　process control

H

HLA 同种免疫　HLA alloimmunization
含铁血黄素沉着症　hemosiderosis
红细胞输注　red cell transfusion
混合视野凝集　mixed　field，mf
混合细胞培养方法　mixed　lymphocyte　culture，MLC
获得性免疫缺陷综合征　acquired　immunodeficiency　syndrome，AIDS

J

急性等容性稀释式自身输血　acute normovolemic hemodilution，ANH
急性淋巴细胞白血病　acute lymphoid　leukemia，ALL
急性溶血性输血反应　acute hemolytic transfusion reaction，AHTR
急性髓细胞白血病　acute myeloid leukemia，AML
间接抗人球蛋白试验　indirect antiglobulin test，IAT
简易致敏红细胞血小板血清学技术　simplified sensitized erythrocyte platelet serology assay，SEPSA
静脉注射免疫球蛋白　intravenous immunoglobulin，IVIG
巨细胞病毒　cytomegalovirus，CMV
聚合酶链反应限制性片段长度多态性　PCR-polymerase chain reaction restriction fragment length polymorphism，PCR-RFLP
聚凝胺　polybrene

K

抗凝血酶　antithrombin，AT
抗体　antibody，Ab
抗原　antigen，Ag

L

冷沉淀　cryoprecipitate，Cryo
粒细胞集落刺激因子　granulocyte colony stimulating factor，G-CSF
粒细胞巨噬细胞集落刺激因子　granulocyte-macrophage colony stimulating factor，GM-CSF
粒细胞免疫荧光试验　granulocyte　immuneofluorescence　test，GIFT
粒细胞凝集试验　granulocyte　agglutination　test，GAT
粒细胞输注　granulocyte transfusion

淋巴因子激活的杀伤细胞　lymphokin-activated　killer，LAK

流式细胞仪　flow　cytometry，FCM

M

慢性髓细胞白血病　chronic　myeloid　leukemia，CML

梅毒　syphilis

梅毒螺旋体　treponema pallidum

弥散性血管内凝血　disseminated　intravascular　coagulation，DIC

免疫球蛋白　immunoglobulin，Ig

N

内部质量审核　internal quality audits

年轻红细胞　young red blood cells，YRBC

凝血酶原复合物　prothrombin　complex　concentrate，PCC

凝血因子Ⅷ浓缩剂　coagulation factor Ⅷ concentrate

凝血因子Ⅸ浓缩剂　coagulation factorⅨ concentrate

浓缩红细胞　concentrated red blood cells，CRBC

浓缩少白细胞红细胞　concentrated leukocyte reduced red blood　cells，CLRBC

浓缩血小板　platelets concentrate，PC

疟疾　malaria

P

PCR-RDB　PCR-reverse dot blot

PCR-RFLP　PCR-restriction fragment length　polymorphism

PCR-SSCP　PCR-single strand conformation polymorphism

PCR-SSOP　PCR-sequence specific oligonucleotide probes

PCR-SSP　PCR-sequence specific primer

PCR-等位基因特异性寡核苷酸探针法　PCR-allele specific oligonucleotide probes PCR- ASO

PCR 核苷酸序列测定法　PCR sequence based-typing，PCR-SBT

PCR-限制性内切酶片段长度多态性　PCR-restriction fragment length polymorphism，PCR-RFLP

PCR-序列特异性寡核苷酸探针技术　PCR-sequence　specific oligonucleotide probes，PCR-SSO

PCR-序列特异性引物法　PCR-sequence　specific primer，PCR-SSP

普通冰冻血浆　frozen plasma，FP

谱红细胞　panel red cell

Q

脐带血　umbilical cord blood，UCB

嵌合体　chimerism

全血　whole blood，WB

R

Rh 血型系统　Rh blood groups system

人类 T 淋巴细胞病毒　human T-cell　lymphotropic virus，HTLV

人类白细胞抗原　human leukocyte antigen，HLA

人类免疫缺陷病毒　human immunodeficiency virus，HIV

人类血小板抗原　human platelet antigen，HPA

溶血尿毒综合征　hemolytic uremic syndrome，HUS

溶血性输血反应　hemolytic transfusion reaction，HTR

弱 D　weak D

S

少白细胞红细胞　leukocyte-reduced red blood cells
少白细胞血小板　leukocyte-reduced platelets
生物安全防护等级　biological safety level，BSL
室间质量评价　external quality assessment EQA
输血后紫癜　post-transfusion purpura，PTP
输血相关性急性肺损伤　transfusion related acute lung injury，TRALI
输血相关性移植物抗宿主病　transfusion-associated graft versus host disease，TA-GVHD
输血医学　transfusion medicine
术中回收式自身输血　intraoperative autotransfusion
树突状细胞　dendritic cell，DC
顺式 AB　cisAB

T

特发性血小板减少性紫癜　idiopathic thrombocytopenic purpura
添加液　additive solution
同基因造血干细胞移植　syngeneic HSCT，Syn-HSCT
同种抗体　alloaniibody

W

外周血造血干细胞　peripheral blood stem cells，PBSC
完全抗体　complete antibody
微量淋巴细胞毒试验或微量补体依赖的细胞毒试验　complement dependent microlymphocytotoxic technique
微柱凝集试验　microcolumn gel assay
微柱凝胶血小板定型试验　microcolumn gel test for platelet typing
温抗体型自身免疫性溶血性贫血　warm autoimmune haemolytic anaemia，WAIHA

X

西尼罗病毒　West Nile virus，WNV
洗涤红细胞　washed red blood cells，WRBC
洗涤血小板　washed platelets
细胞因子诱导的杀伤细胞　cytokine-induced killer，CIK
细胞治疗　cellular therapies
纤维蛋白胶　fibrin sealant，FS
纤维蛋白原　fibrinogen，Fg
纤维结合蛋白　fibronectin，Fn
校正的血小板上升数　corrected count increment，CCI
新生儿溶血病　hemolytic disease of the newborn，HDN
新生儿同种免疫性血小板减少性紫癜　neonatal alloimmune thrombocytopenia，NAITP
新鲜冰冻血浆　fresh frozen plasma，FFP
悬浮红细胞　suspended red blood cells，SRBC
悬浮少白细胞红细胞　suspended leukocyte reduced red blood cells，SLRBC
血管性血友病　von Willebrand disease，vWD
血管性血友病因子　von Willebrand factor，vWF
血栓性血小板减少性紫癜　thrombotic thrombocytopenic purpura，TTP
血小板免疫荧光试验　platelet immunofluorescence test，PIFT

血小板膜糖蛋白　glycoprotein，GP

血小板输注　platelet transfusion

血小板输注无效　platelet transfusion refractoriness，PTR

血小板相关抗原　platelet-associated antigen

血型物质　blood-group substance

血液保护　blood conservation

血液病毒灭活　virus inactivation in blood products

血液麻醉　blood anesthesia

血液预警系统　haemovigilance system

血友病 A　hemophilia A

循证输血医学　evidence-based transfusion medicine，EBTM

循证医学　evidence-based　medicine，EBM

Y

严重联合免疫缺陷　severe combined immunodeficiency disease，SCID

移除大部分血浆的血小板　plasr：r urreduced platelets

移植物抗白血病　graft-versus-leukemin，GVL

移植物抗肿瘤效应　graft- versus-tumor，GVT

乙型肝炎病毒　hepatitis B virus，HBV

异基因骨髓移植　allogeneic bone marrowtransplantation，Allo-BMT

异基因造血干细胞移植　allogeneic HSCT，Allo-HSCT

意外抗体　unexpected antibody

预防性血小板输注　prophylactic platelet transfusion

预致敏淋巴细胞试验　primed lymphocyte test，PLT

Z

造血干细胞　hemopoietic stem cells，HSC

造血干细胞移植　hemopoietic stem cell transplantation，HSCT

正定型　forwsrd grouping

直接抗人球蛋白试验　direct antiglobulin test，DAT

质量手册　quality manual

质量管理体系文件　quality system documents

治疗性白细胞去除术　therapeutic leukocytes apheresis，TLA

治疗性红细胞去除术　therapeutic erythrocytes apheresis，TEA

治疗性红细胞置换术　therapeutic erythrocytes exchange，TEE

治疗性血浆置换术　therapeutic plasma exchange，TPE

治疗性血小板输注　therapeutic platelet transfusion

治疗性血小板去除术　therapeutic thrombocytes apheresis，TTA

治疗性血液成分去除术　therapeutic cytapheresis，TCA

主要组织相容性复合体　major histocompatibility complex，MHC

自然杀伤细胞　natural killer，NK

自身免疫性溶血性贫血　autoimmune hemolytic anemia，AIHA

自身免疫性血小板减少症　autoimmune thrombocytopenia，AITP

自身输血　autologous transfusion，AT

自体骨髓移植　autologous bone marrow transplantat，ABMT

自体造血干细胞移植　autologous hemopoietic stem cell transplantation，Auto-HSCT